Martina Hiemetzberger, Irene Messner, Michaela Dorfmeister

Ethik, Geschichte und Berufskunde
für Pflegeberufe

5., überarbeitete Auflage

facultas

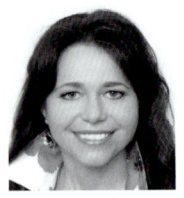

Martina Hiemetzberger,
Mag.ª Dr.ⁱⁿ phil., DGKP, akad. Lehrerin Gesundheits- und Krankenpflegeschule am Sozialmedizinischen Zentrum Ost, FH-Studienstandort Campus Wien, Lektorin im Hochschulbereich und Weiterbildungssektor, Fachbuchautorin.

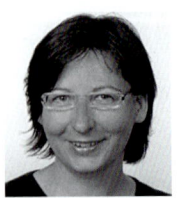

Irene Messner,
Mag.ª, DGKP, DKKP, akad. Lehrerin für Gesundheits- und Krankenpflege an den Schulen für Gesundheits- und Krankenpflege AKH Wien, Standort Floridotower.

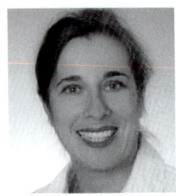

Michaela Dorfmeister,
MBA, DGKP, Direktorin der Schule für allgemeine Gesundheits- und Kranken-pflege am Sozialmedizinischen Zentrum Ost, Standort-Studiengangsleiterin FH-Studienstandort SZO, Wien.

Historische Fotos in Teil 2 mit freundlicher Genehmigung der Schule für Kinder- und Jugendlichen-pflege des AKH Wien.

Trotz großer Bemühungen ist es nicht gelungen, alle Rechteinhaber der in diesem Buch dargestell-ten Abbildungen zu eruieren. Sollten Ansprüche gestellt werden, bitten wir Sie, diese dem Verlag mitzuteilen.

Bibliografische Information der Deutschen Bibliothek

Die Deutsche Nationalbibliothek verzeichnet diese Publikation in der Deutschen Nationalbibliografie; detaillierte bibliografische Daten sind im Internet über http://dnb.d-nb.de abrufbar.

Alle Angaben in diesem Fachbuch erfolgen trotz sorgfältiger Bearbeitung ohne Gewähr, eine Haftung der Autorinnen oder des Verlages ist ausgeschlossen.

5. Auflage 2019
Copyright © 2007 Facultas Verlags- und Buchhandels AG, Wien
Facultas Universitätsverlag, Stolberggasse 26, A-1050 Wien
Grafik, Satz, Abbildungen & Symbole: Florian Spielauer, Wien
Lektorat: Katharina Schindl, Wien
Druck: Ferdinand Berger & Söhne, Horn
Printed in Austria
ISBN 978-3-7089-1872-3

Inhalt

Hinweise zum Gebrauch des Buches

Am Beginn jedes Kapitels sind **Lernziele** formuliert.

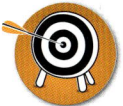

Wichtige Worte und Textpassagen sind **fett** gedruckt.

Im Text verwendete und den Lesern vielleicht unbekannte Begriffe sind farbig gesetzt und in der Randspalte erklärt.

Unbekannte Begriffe werden in der Randspalte erklärt.

In der Randspalte sind weiters Erläuterungen angeführt, die wichtig sind oder das Verstehen des Textes erleichtern, jedoch den fortlaufenden Haupttext zu sehr belasten würden.

Kernaussagen
sowie **Beispiele** sind orange hinterlegt.

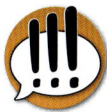

Am Ende eines jeden Teils finden sich wichtige Begriffe **„Zum Wiederholen"**,

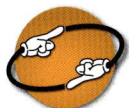

Fragen **„Zum Üben"**

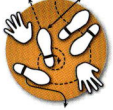

sowie Literaturtipps **„Zum Nachlesen"**.

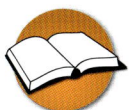

Teil I
Allgemeine Ethik

von Martina Hiemetzberger

Einleitung

Pflege ist durch die Nähe zum Menschen seit jeher ein wichtiges Thema mit normativ-ethischen Bezugspunkten. Krankheit und Pflegebedürftigkeit führen zu Einschränkungen der individuellen Handlungsautonomie und bringen betroffene Menschen in eine verstärkte Abhängigkeit und Verletzlichkeit. Phänomene wie Verlust, Scham, Ekel, Angst, Leid, Trauer und Hoffnung betreffen und berühren Pflegende in ihrem Pflegealltag. Meist ist die Sorge um pflegebedürftige Menschen durch eine asymmetrische Beziehungsstruktur gekennzeichnet, die einen verantwortungsvollen und professionellen Umgang erfordert.

Der gesellschaftliche Wertepluralismus und der Wandel bestehender Werte und Normen (z. B. Verständnis von Gesundheit und Krankheit, Sinnvorstellungen des Lebens) beeinflussen die Pflege als Dienst am Menschen. Auch die Verantwortungsbereiche der Pflege haben sich mit dem Gesundheits- und Krankenpflegegesetz (1997, 2016) erweitert. Die Medizin befindet sich fortwährend in wissenschaftlichem und technischem Fortschritt, mit dessen Auswirkungen die Pflege Schritt halten muss. Pflegende sind mit interdisziplinären Betreuungsfragen ebenso beschäftigt wie mit immer wiederkehrenden Problemen der Betreuungs- und Beziehungsgestaltung bei körperlich und kognitiv eingeschränkten Menschen (z. B. Umgang mit herausforderndem Verhalten von Menschen mit demenziellen Erkrankungen, Ablehnung der Körperpflege und Nahrungsaufnahme, Einsatz von technisierten Assistenzsystemen). Es stellt sich dann die Frage: Was sollen wir tun?

In derartigen Fällen kann das eigene Gewissen nicht mehr als alleinige Instanz für Entscheidungen zwischen Gut und Schlecht dienen. Zudem gibt es in unserer multikulturellen Gesellschaft mit pluralen Wert- bzw. Moralvorstellungen nicht *die* Ethik, sondern vielfältige ethische Ansätze.

Um diesen wachsenden Anforderungen gerecht zu werden, ist eine hohe fachliche wie auch ethische Kompetenz Voraussetzung. Nicht immer ist das medizinisch und pflegerisch Machbare auch erstrebenswert für betroffene Patient*innen.

Professionelle Pflege erfordert neben fachlichem Wissen auch die Reflexion des eigenen Pflegeverständnisses sowie Sensibilität, um ethische Probleme in komplexen Situationen der Langzeitpflege ebenso wie der Akutpflege zu erkennen, zu kommunizieren und diese im multiprofessionellen Entscheidungsprozess ethisch fundiert argumentieren zu können.

Hierfür kann die Ethik zwar keine Handlungsanweisungen für konkrete Situationen erteilen, doch kann sie Instrumente zur Reflexion und Urteilsbildung ethisch brisanter Fragen bereitstellen. In moralischen Konfliktsituationen kann man nicht nach einem Rezept vorgehen, sondern jede/r muss selbst die ethische Kompetenz erwerben, die die Wahrnehmungs-, Reflexions- und Diskursfähigkeit schärft.

Der Ethikteil in diesem Buch soll im ersten und zweiten Kapitel einen Überblick über grundlegende ethische Themen geben. Das dritte Kapitel widmet sich der Pflegeethik und Berufsethik der Gesundheits- und Krankenpflege, insbesondere der Reflexion des zugrunde liegenden Pflegeverständnisses und der Klärung pflegeethischer Werthaltungen zur Entwicklung einer eigenen Berufsidentität. Das vierte Kapitel stellt etablierte Instrumente zur Unterstützung und Förderung von Entscheidungsprozessen und Güterabwägungen in der beruflichen Alltagspraxis – individualethisch und ebenso für den multidisziplinären Diskurs – dar. Die Aneignung der dafür erforderlichen ethischen Kompetenzen kann durch die Einübung von Reflexions- und Entscheidungsprozessen anhand von Fallbeispielen entwickelt und verfestigt werden.

Ein ethisches Grundwissen ist für alle Pflegenden wichtig, um einerseits Haltung und Entscheidungen argumentativ absichern zu können und andererseits, um Diskurse im multiprofessionellen Team ethisch kompetent mitzugestalten oder sich bei unbefriedigend gelösten ethischen Konflikten Gehör zu verschaffen.

In erster Linie ist diese Abhandlung für die Grundausbildung der Gesundheits- und Krankenpflege gedacht, sie soll aber auch für praktisch tätige Pflegepersonen einen nützlichen Beitrag bei der Beantwortung ethischer Fragen leisten.

1   Allgemeine Ethik – Begriffsklärungen

Kann man Ethik lernen? Womit beschäftigt sich die Ethik? Welche Rolle spielen dabei Moral, Werte, Normen, Prinzipien und Tugenden und wie lassen sich diese auf das Handlungsfeld der Pflege übersetzen? Besteht ein Unterschied zwischen den Begriffen Ethik und Moral? Welche Position nimmt das Recht in diesem Kontext ein?

Die Begriffe *Ethik* und *Moral* bzw. *ethisch* und *moralisch* werden in der Alltagssprache häufig synonym verwendet. In der Ethik als praktische Philosophie gilt jedoch eine klare inhaltliche Differenzierung.

Voraussetzung für eine eingehendere Beschäftigung mit praxisbezogenen ethischen Problemfeldern ist die Klärung wesentlicher Begriffe in diesem Zusammenhang. Daher soll dieses Kapitel nach Klärung grundlegender Begrifflichkeiten einen Einblick in die Ethik als wissenschaftliche Disziplin geben.

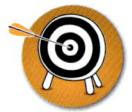

> **In diesem Kapitel geht es darum, ...**
>
> ... die Begriffe Ethik, Moral und Recht zu differenzieren.
>
> ... die Bedeutung von Tugenden, Prinzipien, Normen und Werten zu diskutieren sowie eigene und fremde Werte zu reflektieren.
>
> ... die Bedeutung des Gewissens aufzuzeigen.
>
> ... Ziele und Aufgaben der Ethik zu benennen.
>
> ... die unterschiedlichen Ebenen der Ethik darzustellen.

1.1   Moral

Das lateinische Wort *mos* (Plural: *mores*) bedeutet Moral, Sitte. Es entstammt der Übersetzung des griechischen Alltagsbegriffes *êthos,* der in der Antike in zwei Schreibversionen mit unterschiedlicher Bedeutung vorkommt: zum einen als ἔθος für Gewohnheit, Sitte, Brauch, das das Handeln nach den geltenden Normen der antiken Polis bezeichnet. Zum anderen gilt ἦθος als Charakter, Haltung, Tugend und konstituiert sich durch die zur Gewohnheit gewordene Einsicht in das Gute. Damit entspricht letztere Schreibweise von *êthos* eher dem abstrakten Begriff Moralität/Sittlichkeit (vgl. Pieper [6]2007, S. 26f.).

lat. *norma* = Richtschnur, Regel, Maßstab

Sie bezeichnet die **gelebte, praktizierte moralische/sittliche Überzeugung einer Gruppe, Gesellschaft oder Epoche.** Unter dem Begriff „Moral" werden Handlungs- und Verhaltensregeln, Wertmaßstäbe oder Sinnvorstellungen zusammengefasst, denen normative Geltung für das Verhalten des Menschen zu sich selbst, zu anderen Menschen und zur Welt zugesprochen wird. Moralisches Verhalten und Handeln ist erlernbar und wird bereits in frühester Kindheit durch Erziehung, Bildung und das soziale Umfeld vermittelt und vorgelebt. Die beim heranwachsenden Menschen verinnerlichten Moralvorstellungen formen die Gewissensbildung als Verhaltensmaßstab. Sind diese von menschlichen Werten wie Ehrlichkeit, Fairness, Solidarität, Achtung und gegenseitigem Respekt geprägt, befähigen sie zu gutem Handeln. Allerdings handeln wir dadurch nicht automatisch gut, sondern sollen uns stets in kritischer Prüfung immer wieder von Neuem für das Gute entscheiden.

Moralvorstellungen bilden die Grundlage der gesellschaftlichen Ordnung und vermitteln Sicherheit. Sie können sich im Laufe der Zeit ändern und differieren in unterschiedlichen Kulturkreisen (z. B. Umgang mit unterschiedlicher sexueller Orientierung, Behinderung, Alter und Krankheit). Demnach existieren verschiedene Moralen, die historisch gewachsen und durch kulturelle und traditionelle Wurzeln einer Gruppe geprägt sind.

Unter Moral sind Werte und Normen für gutes und richtiges Handeln zu verstehen, die eine Gruppe durch gemeinsame Anerkennung als verbindlich gesetzt hat. Ihr Appell drückt sich in Form von **Geboten** (Du sollst anderen gegenüber hilfsbereit sein ...) oder **Verboten** (Du sollst nicht töten ...) aus (vgl. Pieper [6]2007, S. 32).

> Unter **Moral** versteht man die gelebten Werte und Normen, die eine Gesellschaft für sich als verbindlich anerkennt. Sie bleibt meist unreflektiert.

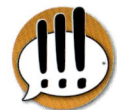

Als Mitglieder einer Gesellschaft sind wir aufgefordert, unser Handeln nach den jeweils gültigen moralischen Vorschriften auszurichten. Innerhalb der Gesamtmoral eines Kulturkreises haben sich auch besondere Moralen herausgebildet, deren Regeln nur für einen bestimmten Teil der Mitglieder gelten. So sind Angehörige bestimmter Berufe (z. B. Pflegepersonen, Ärzt*innen, Jurist*innen, Lehrer*innen u. a.) einer Berufsmoral bzw. einem Berufs- und Standesethos verpflichtet.

Das Ethos der Pflege gibt ethische Normen vor, nach denen Pflegende ihr Handeln ausrichten sollen. Es drückt sich in der verinnerlichten moralischen Grundhaltung aus und wird im Verantwortungsbewusstsein und der würdevollen Förderung und Unterstützung gegenüber den anvertrauten Patient*innen im Krankheits- und Genesungsprozess wirksam. Die hierfür geltenden Verhaltensregeln sind überwiegend mündlich tradiert und informell.

Verstöße moralischer Art sind vor Gericht nicht einklagbar, dennoch sind wir aufgefordert, unser Handeln zu rechtfertigen. Für die **Begründung moralischer Handlungen** werden in der Alltagspraxis vom/von der Einzelnen „gute" Gründe herangezogen, die seinem moralischen Urteil standhalten sollen. Pieper ([6]2007, S. 189–204) nennt sechs Klassen von Begründungsstrategien:

▶ **Bezugnahme auf ein Faktum:** Menschen zu helfen, wenn sie blind, behindert, hilflos, verfolgt oder in Not geraten sind. Moralisch nicht gerechtfertigt sind Vorurteile, mangelnde Wertschätzung und Diskriminierung anderer Menschen (z. B. Farbige, Obdachlose, Homosexuelle, alte demente Menschen).

▶ **Bezugnahme auf Gefühle:** Gefühle sind meist für die Begründung einer moralischen Handlung nicht ausreichend (z. B. Sympathie als Grund für moralisch gutes Handeln).

▶ **Bezugnahme auf mögliche Folgen,** deren Bewertung unterschiedlich ausfallen kann, z. B. „Der Zweck heiligt die Mittel". Dies kann als Rechtfertigung dann nicht genügen, wenn beispielsweise zwar Leid vermieden wird, die Mittel dafür aber einen niedrigen moralischen Wert darstellen.

▶ **Bezugnahme auf einen Moralkodex** einer Gruppe (z. B. Berufskodex, Gelübde, Eid u. a.): Die in einem Moralkodex anerkannten Normen und Regelkataloge sind für moralische Begründungen einer Handlung nicht immer ausreichend und müssen hinterfragt werden, besonders dann, wenn Angehörige unterschiedlicher Kulturen oder mehrerer Generationen aufeinandertreffen. Normen und Werte beanspruchen keine universelle Gültigkeit.

▶ **Bezugnahme auf moralische Kompetenz:** Der Bezug auf als Autorität anerkannte Personen oder Instanzen (Arzt/Ärztin, Oberschwester, Lehrer*in, Vorgesetzte/r, Oberster Gerichtshof, geltende Normen u. a.) muss kritisch hinterfragt werden. In moralischen Angelegenheiten kann sich niemand seiner persönlichen Verantwortung entziehen, indem er sich auf andere beruft. Ebenso gilt es auch, die eigene moralische Kompetenz kritisch zu hinterfragen, bevor strikte Anordnungen erteilt werden.

▶ **Bezugnahme auf das Gewissen:** „Weil es mir mein Gewissen so befiehlt" gilt als eine generell anerkannte Form der Begründung, denn „(n)iemand kann uns moralisch zu etwas verpflichten, wenn wir uns nicht selbst dazu verpflichtet wissen" (Anzenbacher [7]1999, S. 279). Es fordert uns also auf, dem Urteil der eigenen Vernunft zu folgen und das Gute zu tun, d. h. eine Handlung auszuführen oder zu unterlassen. Doch kann auch das Gewissen irren – besonders dann, wenn das Gewissen bloß Autoritäten oder unreflektierten tradierten gesellschaftlichen Konventionen und deren Geboten und Verboten folgt, die durch die Erziehung eingeübt wurden. Rechenschaft für moralisches Handeln abzulegen kann nicht bloß aus einem subjektiven Gefühl heraus erfolgen, sondern muss auf vernünftige Argumente gestützt sein. Wir sind daher verpflichtet, unser Gewissen zu bilden, zu informieren und zu kultivieren, und zwar ein Leben lang. Die Gewissensbildung erfolgt zu einem großen Teil bereits in der Kindheit durch Erziehungsprozesse und wird historisch und soziokulturell mitbedingt. Ab dem Erwachsenenalter trägt jeder Mensch für die weitere Gewissensbildung selbst die Verantwortung. Dieser Prozess kann als Zeichen der persönlichen Reife gesehen werden. Dabei spielt das jeweils

universal, universell
allgemein, vielseitig, global, gesamt

Kompetenz
Fähigkeit, Können, Sachverstand, Zuständigkeit

geltende Normen- und Wertesystem eine wesentliche Rolle. Das Nicht-befolgen moralischer Verpflichtungen verursacht bei Betroffenen ein „schlechtes" Gewissen durch das Spannungsfeld zwischen subjektivem Gewissen und vorgegebenen Normen (vgl. ebd., S. 281). Körtner ([2]2012, S. 17) spricht von der „Kluft zwischen Sein und Sollen".

Im Wort Gewissen steckt die Vokabel *Wissen* – es bezeichnet ein spezifisches Wissen um die Regeln und Grundsätze für die geltende Moral. In einer Gesellschaft können bestimmte Werte so verbreitet sein, dass kaum jemand auf die Idee kommt, diese infrage zu stellen (vgl. Zsifkovits 2004, S. 59). Deshalb hat ein Mensch, der außerhalb dieser Gesellschaft steht, keine „Gewissensbisse", wenn er geltende Normen und Werte verletzt. Daraus folgt, dass jemand, der unreflektiert seinem Gewissen folgt, nicht schon automatisch gut handelt. Solange Gewissensurteile nicht auf rational begründbaren Prinzipien mit allgemeiner Gültigkeit basieren, bleiben es subjektive Bewertungen, die nicht überprüfbar und daher nicht verallgemeinerbar sind.

In der alltäglichen Praxis werden die genannten Argumentationsstrategien meist vermischt, um vollzogene Handlungen überzeugend zu rechtfertigen. In moralischen Fragen ist nicht immer ein Konsens erreichbar. Ein Grund dafür kann z. B. ein Mangel an allgemeiner Gültigkeit, Diskriminierung oder Ungerechtigkeit sein. Um komplexe Entscheidungen im zwischenmenschlichen Bereich argumentativ zu vertreten, reichen subjektive Beweggründe oft nicht aus, sondern es bedarf einer bewussten Auseinandersetzung mit den Werten, Normen und Prinzipien, die als Grundlage für die Argumente dienen. Diese Bewusstseinsbildung drückt sich in der Qualität der handelnden Person als *personale Moral* (Marschütz 2009, S. 5) oder *Moralität* aus.

Unter **Moralität (Sittlichkeit)** versteht man das Handeln nach seinem eigenen Ethos (griechisch: Charakter), weil man sich diesem gegenüber selber verpflichtet weiß. Durch Erziehung, Bildung und das soziale Umfeld verinnerlicht der einzelne Mensch das ihm Vorgegebene in jeweils eigener Weise. Er konstituiert eine Grundhaltung zu sich, seinen Mitmenschen, zur Natur und den Kulturprodukten und beurteilt aus dieser Grundhaltung heraus das ihm Vorgegebene (vgl. Heffels 2003, S. 111f.).

Eine Person, die aus dieser Grundhaltung heraus gut handelt, besitzt **moralische Kompetenz**. Sie kann ihr Handeln gegenüber sich selbst wie auch gegenüber den Mitmenschen verantworten (vgl. Pieper [6]2007, S. 45).

Moralität beschreibt die Charaktereigenschaft einer Person, die zu moralisch gutem Handeln befähigt.

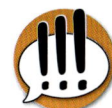

1.2   Ethik

Die philosophische Ethik ist eine Wissenschaft, die sich mit der Moral, mit Werten und Normen beschäftigt. Sie hat ihren Ursprung in der griechischen **Antike**. **Aristoteles** begründete den Begriff „Ethik" als Teilgebiet der Philosophie. Er unterschied zwischen theoretischer (Logik, Mathematik, Physik und Metaphysik) und praktischer Philosophie (Politik, Ökonomie und Ethik). Während sich die theoretische Disziplin der Philosophie mit Fragen des Erkennens und Seins beschäftigt, geht es in der praktischen Philosophie um menschliche Handlungsweisen (vgl. Pieper [6]2007, S. 24).

Mit *êthikês theôrias* bezeichnete Aristoteles die wissenschaftliche Beschäftigung mit Gewohnheiten, Sitten und Gebräuchen (*êthos*). Er vertrat die Überzeugung, dass der Mensch die Fähigkeit besitzt, sein sittliches Handeln kritisch zu hinterfragen und zu begründen (vgl. Düwell/Hübenthal/Werner [3]2011, S. 1). Sein Anliegen bestand darin, die vorherrschenden Sitten und Gebräuche auf ihren vernünftigen Sinn hin zu überprüfen. Dafür entwickelte er eine Theorie über ein gutes und gelingendes Leben. Seine zentrale Frage „Wie kann ich ein gutes Leben führen?" zielte nicht auf theoretischen Erkenntnisgewinn ab, sondern reflektierte die bestehende Moral der griechischen **Polis**. Sein wohl bedeutendstes Werk der Ethik ist die *Nikomachische Ethik*. Diese beinhaltet eine umfassende Theorie des Handelns, die für den Schüler der Ethik eine Hilfestellung zu einem guten und glücklichen Leben darstellen soll.

Gegenstand der Ethik ist für Aristoteles der gesamte Bereich menschlichen Handelns samt dessen personalen Bedingungen. Dieser Gegenstand soll mit philosophischen Mitteln einer normativen Beurteilung unterzogen werden und zur Anleitung für moralisches Verhalten dienen. Der Begriff *Ethik*, wie wir ihn heute gebrauchen, wird daher auch als *Moralphilosophie* bezeichnet (vgl. ebd.).

Gegenstand der Ethik ist die Moral als Gesamtheit zugrunde liegender Werte und Normen. Moral ohne eine fortlaufende systematische Reflexion der Ethik wird auf die Dauer blind für Veränderungen und damit möglicherweise zu einem ungerechtfertigten Zwang (vgl. Steinkamp/Gordijn [3]2010, S. 54).

Demgegenüber unternimmt die Ethik aus einer gewissen Distanz eine **methodisch-kritische Reflexion auf das menschliche Handeln**, um zu argumentativ begründeten Aussagen zu gelangen. Durch die Reflexion der Moral versucht sie, das moralisch Gute und Richtige zu ermitteln und zu begründen sowie bestehende Normen auf ihre Gültigkeit kritisch zu hinterfragen. Dabei erhebt sie nicht den Anspruch zu bestimmen, wie in der konkreten Situation zu handeln ist. Jedoch kann sie zur Klärung der Situation beitragen, indem sie hilft, ethische Konflikte und Probleme aufzudecken, d. h. explizit zu machen. Welche Werte sind im Spiel und gefährdet? Meist kollidieren mindestens zwei fundamentale Werte miteinander.

Antike
Epoche des Altertums im Mittelmeerraum

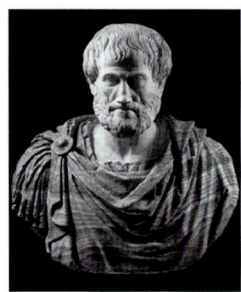

Aristoteles
(384–322 v. Chr.), einer der einflussreichsten Philosophen der Antike. In seinem Werk „Nikomachische Ethik" begründete er seine Tugendlehre auf vernunftgeleiteter Freiwilligkeit.

Polis
antiker griechischer Stadtstaat

Gemäß diesem Aufgabenbereich definiert Pieper ([6]2007, S. 17) Ethik „als Wissenschaft vom moralischen Handeln".

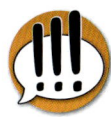

Ethik als eine praktische Wissenschaft beschäftigt sich mit Werten und Normen, mit dem Sein-Sollenden des moralischen Handelns. Sie ist universell gültig und widerspruchsfrei.

1.2.1 Ziele und Aufgaben der Ethik

Häufig wird Ethik nur als etwas Theoretisches, Praxisfernes gesehen. Tatsächlich aber verfügt nach Kant jeder Mensch immer schon über Moralität, nur sind ihm deren Grundbegriffe oft nicht bewusst, da er nicht gewohnt ist, über sie zu reflektieren. Ethische Reflexion wird notwendig, wenn in der Alltagspraxis Konflikte und Probleme auftreten und sich das bisher Selbstverständliche infrage stellt (vgl. Rabe 2009, S. 85). Beispiele: das Zurücktreten der Religionen als verbindliche moralische Autoritäten, Wertekonflikt durch kulturelle Vermischung, der Wandel von tradierten Sozialformen, die Veränderung der demografischen Entwicklung durch höheren Lebensstandard und medizinischen Fortschritt. Im Zentrum steht die Frage „Wie soll ich handeln?" bzw. „Was soll ich tun?".

Ziel und Aufgabe der Ethik besteht nun darin, den Menschen argumentative Unterstützung bei der Klärung moralischer Fragen anzubieten. Sie versucht aufzuzeigen, was moralisch gut oder schlecht, richtig oder falsch, geboten oder verboten bzw. gerecht oder ungerecht ist. Insbesondere versucht sie dort Orientierung zu bieten, wo unsere moralischen Alltagsüberzeugungen unsicher oder widersprüchlich sind (vgl. Marckmann 2013, S. 4; Wiesing [4]2012, S. 23).

Reinhard Lay ([2]2012, S. 40ff.) beschreibt sieben Einzelaufgaben der Ethik:

▶ **Aufklären, Transparenz herstellen:** Historisch gewachsene Normen und Werte einer Kultur oder Gesellschaft werden von den zugehörigen Menschen meist unbewusst im Laufe des Lebens verinnerlicht. Der Mensch ist aber in der Lage, sich diese bewusst zu machen, sie zu reflektieren und gegebenenfalls zu modifizieren.

▶ **Moral legitimieren:** Ethik versucht die Moral, auf die das Handeln gründet, zu begründen und zu rechtfertigen.

▶ **Bestehende Normen überprüfen:** Eine weitere Aufgabe der Ethik besteht in der kritisch-distanzierten Reflexion bestehender Normen und Werte.

▶ **Prinzipien und Normen zur Verfügung stellen:** Die Aufgabe der Ethik besteht darin, Grundprinzipien für menschliches Handeln bereitzustellen und zu begründen. Sie dienen als Maßstab zur Beurteilung formaler Normen (z. B. stets die Wahrheit zu sagen). Die kritische Beurteilung in konkreten Situationen bleibt die Aufgabe des/der Einzelnen.

▶ **Handlungen auf ihre Sittlichkeit überprüfen:** Die Ethik fungiert auch als Instrument, welches eine Orientierung für menschliches Handeln bereitstellt, ohne konkrete Handlungsanweisungen vorzugeben.

▶ **Korrektiv für die Praxis sein:** Die Ethik als wissenschaftliche Disziplin dient der Überprüfung und Korrektur moralischer Praxis. Sie verfolgt das Ziel:

    ▶ der Sensibilisierung des/der Handelnden, damit er/sie moralische Konflikte und Probleme in der Praxis klar erkennen kann,

    ▶ Lösungsvorschläge zu entwickeln und zu begründen, unter Berücksichtigung moralischer Konsequenzen,

    ▶ selbstständige und überlegte Entscheidungen für das moralisch richtige Handeln zu treffen.

▶ **Zur moralischen Kompetenz anleiten:** Der/die Handelnde soll die Fähigkeit erwerben, nicht bloß Konventionen zu folgen, sondern durch selbstständiges Urteilsvermögen und Einsicht moralische Kompetenz zu erwerben.

Konvention
Regel des Umgangs und des sozialen Verhaltens, die für die Gesellschaft als Verhaltensnorm gilt

In der Pflege ergeben sich fortwährend Situationen, die ethische Kompetenz erfordern, wobei die beschriebenen Ziele und Aufgaben zum Tragen kommen.

1.2.2 Ebenen der Ethik

Entsprechend der Grundfrage und der Methodik sind unterschiedliche Ebenen der Ethik zu unterscheiden: deskriptive Ethik, normative Ethik und Metaethik.

Deskriptive Ethik

lat. *describere* = beschreiben, schildern, abschreiben, zeichnen

Die deskriptive Ethik beschreibt bestehende Werte- und Normensysteme bestimmter Kulturen, Gruppen oder Gesellschaften. Sie wird von diversen Einzelwissenschaften wie der Soziologie, Psychologie, Pädagogik, Geschichte, Politologie etc. geleistet. Die deskriptive Ethik versucht das menschliche Miteinander in Beziehung zu anderen Fakten und Erscheinungen (historische, politische, soziologische, religiöse, kulturelle, geografische etc.) zu klären und den darin innewohnenden Moralkodex zu ermitteln sowie Aufschlüsse über einen Wertewandel zu liefern. Sie fällt keine moralischen Urteile.

Die deskriptive Ethik beschäftigt sich mit Fragen wie: Welche moralischen Urteile und Normen wurden und werden anerkannt? Welche Moralvorstellungen hat dieser oder jener Mensch? Welche Werte und Normen bildeten und bilden die Basis der Pflegeausbildung?

Für die Entwicklung einer Pflegeethik sind die Erkenntnisse der deskriptiven Ethik bedeutsam, weil geltende Werte und Erwartungen einer Gesellschaft in historischem und kulturellem Zusammenhang stehen. Ein adäquates Verhalten den Patient*innen gegenüber setzt die Kenntnis und das Verstehen ihres jeweiligen soziokulturellen Lebenshintergrundes voraus.

> Die **deskriptive Ethik** beschreibt moralische Haltungen und Überzeugungen von Individuen, Gruppen oder Gesellschaften. Sie ist rein beschreibend und nicht wertend.

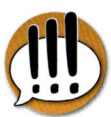

Normative Ethik

„Die Normative Ethik begibt sich auf die Suche nach der richtigen Moral."
(Düwell/Hühenthal/Werner ³2011, S. 25)

Die normative oder präskriptive (vorschreibende) Ethik, gelegentlich auch als Sollensethik bezeichnet, untersucht nicht, wie jemand tatsächlich handelt, sondern wie jemand handeln soll.

Die zentrale Aufgabe der normativen Ethik besteht in der Prüfung, ob die Normen und Werte, die dem Handeln zugrunde liegen, zu rechtfertigen sind. Sie versucht Kriterien zu entwickeln, die moralische Beurteilungen von Handlungen ermöglichen, ohne sie bereits vorwegzunehmen, d. h. sie bietet keine direkten Handlungsanweisungen wie: „In Situation X musst du Y tun!" Vielmehr will sie eine Orientierung sein. Sie versucht Lebensregeln allgemein zu formulieren und auch rational zu begründen (argumentative Begründungen für eine Diskussion). Normative Ethik beschäftigt sich mit Grundfragen wie: Was soll ich tun? Wie sollen wir uns unseren Mitmenschen gegenüber verhalten? Nach welchen Zielen und Werten soll ich mein Handeln ausrichten?

Die normative Ethik besinnt sich auf die ethische Qualität menschlichen Handelns unter dem Aspekt von moralisch richtig und moralisch falsch bzw. gut und schlecht (böse) in Form von allgemeinen Geboten und Verboten (Gebot der Hilfsbereitschaft, Tötungsverbot etc.).

Dieser normative Theorieansatz ist für die Pflege, in deren Mittelpunkt der pflegebedürftige Mensch mit seinem persönlichen Wertebewusstsein steht, von zentraler Bedeutung.

normativ
wertend, normbegründend

> **Normative Ethik** formuliert Werturteile und Prinzipien über menschliches Handeln. Sie befasst sich mit der Begründung moralischer Urteile.

Metaethik

Die Aufgabe der Metaethik besteht in der Klärung moralischer Grundbegriffe, wie *gut*, *böse*, *Freiheit* etc. Sie versucht die sprachlichen Elemente und Formen moralischer Aussagen kritisch zu analysieren und Methoden zu ihrer Rechtfertigung und Anwendung zu entwickeln. Die Metaethik kann auch als die Wissenschaftstheorie der Ethik bezeichnet werden und ist Wissenschaftler*innen vorbehalten.

Wie die Ausführungen zeigen, sind für die Pflege die deskriptive und die normative Ethik von praktischer Relevanz.

Metaethik
sprachanalytische Ethik;
meta = nach, hinter der normativen Ethik, z. B. Frage nach der Bedeutung von ‚gut'

1.3   Werte

„Wie ich werte, so bin ich und so werde ich." (Karl Jaspers)

Ein Wert bezeichnet einen wünschenswerten Maßstab für eine Qualität. Damit kann ein moralischer wie ein nicht moralischer Wert gemeint sein. Nicht moralische Werte wie beispielsweise Fragen der Ästhetik eines Gemäldes oder Autos stellen kein Kriterium für mitmenschliches Verhalten dar und sind daher in diesem Zusammenhang nicht von Bedeutung.

Moralische Werte sind Lebensinhalte, Handlungsziele, Ideale, die Individuen und Gruppen für gut und erstrebenswert erachten. Sie gelten als bewusste oder unbewusste Orientierungsmaßstäbe für das im Allgemeinen Gute und Richtige. Als Motive und Ziele leiten Werte unser (moralisches) Handeln und prägen den Charakter eines Menschen. Dieser wiederum drückt sich im Verhalten und Handeln aus. Werte sind Bestandteil jeder Moral und beziehen sich auf die Frage: Was ist das Gute? Sie werden von Menschen gesetzt und variieren von Person zu Person, von Kultur zu Kultur, von Land zu Land etc. Zudem ändert sich ihr Inhalt im Verlauf kultureller, politischer, sozioökonomischer, religiöser, technischer und anderer Entwicklungen dem sich verändernden menschlichen Selbstverständnis entsprechend (z. B. Umgang mit Tod und Sterben).

Zu den moralischen Werten zählen unter anderem:

Abbildung 1
Moralische Werte

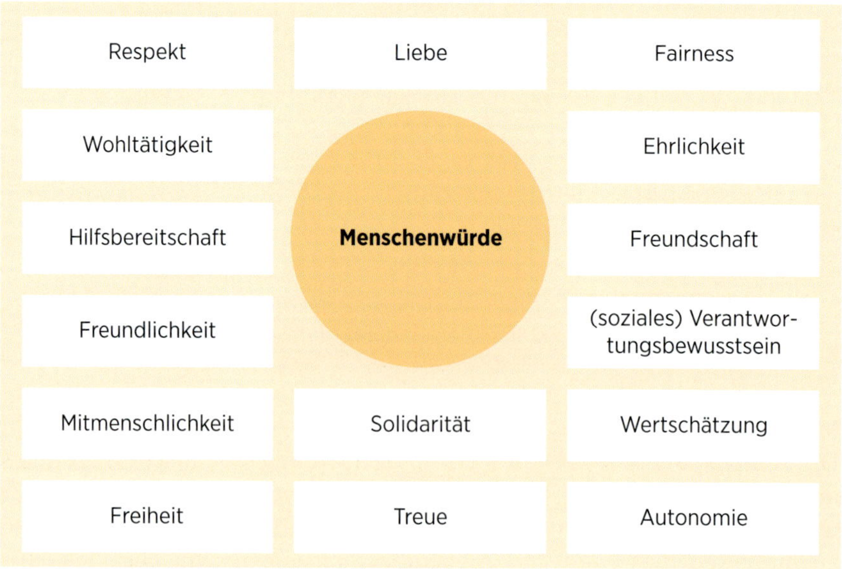

Respekt	Liebe	Fairness
Wohltätigkeit		Ehrlichkeit
Hilfsbereitschaft	**Menschenwürde**	Freundschaft
Freundlichkeit		(soziales) Verantwortungsbewusstsein
Mitmenschlichkeit	Solidarität	Wertschätzung
Freiheit	Treue	Autonomie

Werte sind Motive für unser Handeln oder Nicht-Handeln, dafür, unseren Mitmenschen in der Not zu helfen oder ihnen keinen Schaden zuzufügen. Sie bieten somit auch sozialen Schutz (z. B. Gleichberechtigung, um Diskriminierung zu verhindern).

Die gesamten Werte, die eine Person oder eine Gruppe für das Zusammenleben als wichtig erachtet, werden in einem **Wertesystem** geordnet. Die Zuordnung in einer hierarchischen Reihenfolge nach Prioritäten nennt man **Werteskala**. Wertesysteme und Werteskalen beinhalten zentrale Werte, die als Grundlage für unser Handeln dienen und unser Leben bestimmen sollen. Werte unterliegen jedoch keinen starren Gegebenheiten (vgl. Lauber ³2012, S. 251f.). Leitsätze wie „Geiz ist geil" setzen andere Wertmaßstäbe als Achtsamkeit oder Nachhaltigkeit. Werte sind abhängig von aktuellen wirtschaftlichen, gesellschaftlichen und persönlichen Interessen und Lebenssituationen. Beispielsweise kann sich bei einem Menschen, der unheilbar krank geworden ist, die Wertehierarchie grundlegend ändern.

Ein **Wertewandel** tritt immer dann auf, wenn alte Werte zerfallen und neue Werte, die die Menschen für besser halten, hinzukommen oder wenn es zu Verschiebungen der Rangordnung innerhalb eines bestehenden Wertesystems kommt. Auch der Pflegeberuf hat sich gewandelt. Die Verantwortung der Pflegeperson hat sich vom paternalistischen Fürsorgeverständnis zu einer patientenorientierten Pflege, die auf aufgeklärte Selbstbestimmung bzw. achtsame Rücksichtnahme auf Patient*innenbedürfnisse ausgerichtet ist, verändert.

Werte existieren auf mehreren Ebenen, man spricht dann von **persönlichen**, **kulturellen** (gesellschaftlichen) und **beruflichen** (professionellen) **Werten**.

Persönliche Werte	Kulturelle Werte	Berufliche Werte
Individuelle Anschauungen als Lebensgrundlage (persönliche Werte werden gefördert durch Erziehung, Kultur und Erfahrung). Sie geben Auskunft über die moralische Struktur des eigenen Lebens.	Geltende Werte innerhalb eines Kulturkreises sind geschichtlich gewachsen und werden beeinflusst von Traditionen und Lebensbedingungen (Klima, geografische Lage, Religion, Politik …).	Werte innerhalb eines Berufsstandes sind in Berufskodizes festgehalten – sie werden durch Ausbildung und Praxis erworben. Als zentraler Wert der Pflege gilt die Achtung der Menschenwürde.

Tabelle 1
Einteilung moralischer Werte

Jeder Mensch interpretiert Werte auf seine Weise und gibt ihnen eine persönliche Wertigkeit. Der Grad der Wichtigkeit, welchen wir den einzelnen Werten zuschreiben, wird von unserer Erfahrung, unserer Erziehung und unserem soziokulturellen Umfeld geprägt. Ihre Bedeutung kann sich im Laufe des Lebens und des Reifens eines Menschen verändern. Somit ist ein Wert von höchstpersönlicher Qualität und kann von Mensch zu Mensch völlig unterschiedlich sein. Ebenso können Werte von einer Kultur als gut anerkannt sein, während eine andere Kultur diese verurteilt. In einer multikulturellen Gesellschaft kann dies zu **Wertekonflikten** führen.

Wertesysteme können miteinander in Konflikt geraten. Wertekonflikte bestehen sowohl auf internationaler Ebene (z. B. Todesstrafe) als auch innergesellschaftlich (z. B. Schwangerschaftsabbruch).

In der Pflege kann es zu Wertekonflikten kommen, wenn die Wertvorstellungen der Patient*innen und ihrer Angehörigen zwar im Einklang mit deren persönlichen, kulturellen und religiösen Werten stehen, jedoch aus der Sichtweise der Pflegeperson nicht akzeptiert werden können (z. B. Verweigerung von lebensnotwendigen Bluttransfusionen durch Zeugen Jehovas). Ebenso können sich bei der Pflegeperson Wertekonflikte ergeben, wenn beispielsweise die beruflichen Werte in Widerspruch mit den persönlichen Werten stehen (z. B. Umgang mit mangelnden zeitlichen und personellen Ressourcen).

Daher ist es wichtig, Klarheit über persönliche und berufliche (professionsbezogene) Werte zu erlangen. Durch Selbstreflexion wird das Bewusstsein in Bezug auf persönliche Werte und spezifische Werte der Profession geschärft und ermöglicht einen kompetenten Umgang in der interdisziplinären Zusammenarbeit.

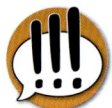

Werte ergeben sich für jeden Menschen aus seiner persönlichen Lebensgeschichte, seiner Erziehung, seiner Religion und seiner Zugehörigkeit zu einer kulturellen Gruppe. Sie leiten unser Handeln und Verhalten.

1.4   Normen

Eine Norm im moralischen oder rechtlichen Sinn ist eine festgelegte Form der Werterealisierung.

Normen verwirklichen und schützen die ihnen zugrunde liegenden Werte. Moralische Normen drücken eine bestimmte Qualität des Handelns aus und schreiben ein konkretes Handeln oder Unterlassen vor. Der/die Einzelne muss nicht in jeder Situation erneut über grundlegende Werte nachdenken, da Normen bereits einen vorschreibenden Charakter haben (z. B. du sollst nicht lügen, du sollst nicht stehlen, du sollst anderen in Not helfen, du sollst den Patienten über jede Pflegehandlung informieren). Solche Normen oder Regeln bewerten Handlungen als erlaubt oder verboten, richtig oder falsch. Die moralische Einsicht des/der Einzelnen in gesellschaftliche Normen würde zwar eine humane Praxis gewähren, lässt sich aber nicht verlässlich durchhalten. Um ein gutes und gerechtes Zusammenleben einer Gemeinschaft zu sichern, werden essenzielle Normen in das staatliche Recht aufgenommen (vgl. Marschütz 2009, S. 10).

Während juristische Normen mit konkreten gesetzlichen Strafen verbunden sind, kann die Befolgung moralischer Normen nicht durch die Staatsgewalt erzwungen werden. Die Orientierung an moralischen Normen setzt die Willensfreiheit der handelnden Person zur Einhaltung von „Sollenssätzen" voraus, um das menschliche Zusammenleben zu regeln und so eine soziale Ordnung zu ermöglichen. Dies gilt auch für die Berufsausübung. So orientiert sich auch die Pflege an festgeschriebenen Handlungsnormen, etwa in Form von Kodizes, die für den Pflegeberuf als erstrebenswert erachtet werden (z. B. der ICN-Ethikkodex für Pflegende). In der Ausbildung zur Gesundheits- und Krankenpflege stehen am Beginn persönliche Werte, die in Berührung mit geltenden Normen und Werten des Pflegeberufes kommen, z. B. kann bei einer Pflegeperson, die aus Überzeugung gegen einen Schwangerschaftsabbruch eingestellt ist, die Betreuung dieser Patientinnen zu einem persönlichen Wertekonflikt führen. Dennoch darf sich dies nicht im pflegerischen Handeln niederschlagen, denn jeder Mensch hat ein Recht auf optimale und respektvolle Pflege.

> **Normen** legen bestimmte Handlungsanweisungen fest, die sich aus anerkannten vorgegebenen Werten der Gesellschaft ergeben.

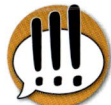

1.5   Prinzipien

Prinzipien sind normative Orientierungspunkte, sie stellen Kriterien für gutes Handeln dar und sind oft Ausgangspunkt ethischer Reflexion und Argumentation. Für Entscheidungsprozesse in konkreten Handlungssituationen stehen meist keine klaren Regeln zur Verfügung, diese muss der/die Handelnde in verantwortungsvoller Weise von Prinzipien ableiten. Damit abstrakte Prinzipien auf konkrete Situationen angewendet werden können, müssen sie zu konkreten Normen und Regeln spezifiziert, d. h. praxistauglich gemacht werden (vgl. Schröder-Bäck 2014, S. 159f.). Z. B.: Das Prinzip des Respekts vor der Autonomie von Personen muss inhaltlich zur Regel der informierten Zustimmung konkretisiert werden. Die **Spezifizierung** schafft eine höhere Präzisierung und ist für Entscheidungsfindungen unerlässlich (vgl. Beauchamp 2005, S. 54, siehe dazu Kap. 2.2.1, Principlism).

Aus allgemeinen Regeln können noch weiter spezifischere Regeln abgeleitet werden, sodass letztlich Einzelfallbewertungen und Urteile aus diesen erfolgen können. Beispielsweise kann aus dem Nichtschadensprinzip die Schweigepflicht abgeleitet werden, um Diskriminierung bei gewissen Krankheiten zu vermeiden.

Umgekehrt können konkrete Normen zu generellen Normen bzw. Prinzipien verdichtet zusammengefasst werden. Prinzipien dienen damit als Begründungsebene von Regeln oder Normen, Prinzipien wiederum können in Theorien plausibilisiert und aus ihnen hergeleitet werden (vgl. Schröder-Bäck 2014, S. 159f.). Z.B: das Autonomieprinzip (Immanuel Kant, siehe Kap. 2.1.1) oder das Prinzip Verantwortung (Hans Jonas, siehe Kap. 2.2.3).

Man unterscheidet zwischen **formalen** und **materialen** Prinzipien. Zu den formalen Prinzipien zählen u. a. die Goldene Regel und der kategorische Imperativ (vgl. Kap. 2), materiale Prinzipien sind konkreter und nennen Prinzipien wie Autonomie, Fürsorge, Nichtschaden, Gerechtigkeit, Verantwortung etc.

Darüber steht die Ebene der ethischen **Theorie**, welche die Begründungsebene von Prinzipien und Normen bildet (siehe dazu Kap. 2).

Prinzip
Grundsatz, Grundregel, Ausgangspunkt

Spezifizierung
Prinzipien bewegen sich auf einem hohen Abstraktionsniveau und müssen für den jeweiligen Praxisbereich anwendbar gemacht werden.

formal
keine Werte vorgebend

material
inhaltlich

Theorie
System wissenschaftlich begründeter Aussagen zur Erklärung bestimmter Tatsachen und der ihnen zugrunde liegenden Gesetzmäßigkeiten

Die ethische Reflexion erfolgt auf einer hierarchischen Struktur:

Abbildung 2
Struktur der ethischen Reflexion
Diagramm nach Schröder-Bäck 2014, S. 160

Theorien (z. B. Kantische Ethik)

Prinzipien (Respekt vor der Autonomie)

Normen, Regeln (z. B. in Kodizes)
(Informed Consent, selbstbestimmte Entscheidung einer Behandlung)

Konkrete Regeln (z. B. in Leitlinien)
(Patienten dürfen nur behandelt werden, wenn sie der Behandlung nach exakter Aufklärung inkl. Wirkung und möglicher Nebenwirkungen schriftlich zugestimmt haben)

Urteile und Einzelfallbewertungen
(Dieser Patient XY kann behandelt werden, weil er der Behandlung zugestimmt hat.)

Immanuel Kant (1724–1804) bezieht sich in seiner Moralphilosophie auf ein oberstes formales Moralprinzip und formuliert den **kategorischen Imperativ**, den er in seiner Theorie umfassend begründet (siehe Kap. 2.1.1). Im Unterschied zur Goldenen Regel liefert der kategorische Imperativ eine Handlungsbegründung, die für alle Menschen in allen erdenklichen Situationen Gültigkeit hat. Kant sieht darin ein allgemein verbindliches Sittengesetz, das den freien Willen des/der Handelnden ausdrückt.

Die **Goldene Regel** als formales Prinzip wird in den meisten Religionen anerkannt und lässt sich ebenfalls nur freiwillig umsetzen. Eine wissenschaftliche Begründung durch eine Theorie liegt nicht vor. Dennoch findet die Goldene Regel breite Anerkennung und wird nachstehend näher erläutert.

Das **Prinzip der Goldenen Regel** ist schon seit Jahrtausenden in vielen religiösen und ethischen Traditionen der Menschheit zu finden. Die Bezeichnung *Goldene Regel* erhielt dieser Grundsatz in der Neuzeit (Mitte 17. Jh.) und erst Ende des 19. bzw. im 20. Jahrhundert begann die philosophische Auseinandersetzung mit der Goldenen Regel als Moralprinzip.

Beide der nachstehenden Formulierungen weisen in philosophischen Diskussionen auch Schwachpunkte auf, weshalb u. a. auch Kant eine distanzierte Haltung gegenüber der Goldenen Regel einnimmt (z. B. Problem der Verallgemeinerung).

Sie existiert in zwei Formulierungen:

Positive Formulierung: *„Behandle andere so, wie du selbst behandelt werden willst."* (Matthäus 7, 12; Lukas 6, 31)
Bsp.: Ich möchte respektvoll behandelt werden, daher begegne ich anderen mit Respekt.

Negative Formulierung: *„Was du nicht willst, das man dir tu', das füg' auch keinem anderen zu."* (Volksmund)
Bsp.: Weil ich keinen Schmerz erleiden möchte, füge ich auch anderen keine Schmerzen zu bzw. bin achtsam, dass Patient*innen möglichst schmerzfrei sind.

Dabei gilt es zu bedenken, dass der individuelle Wunsch bzw. das Empfinden des Handelnden nicht unbedingt auch von seinem Nächsten erwünscht sein muss und umgekehrt – manche Patient*innen erdulden große Schmerzen, um gesund zu werden oder weil es ihre Einstellung ist, erdulden zu müssen (religiöse Motive etc.).

Was macht die Goldene Regel so wertvoll? Sie zeichnet sich durch die praktische Relevanz für unser alltägliches Handeln aus. Auch im Projekt Weltethos (Küng 2012) ist die Goldene Regel eine kulturübergreifende Leitidee. Sie bildet ein gemeinsames Ethos für die Grundlegung einer pluralen und häufig multikulturellen Gesellschaft.

Die Goldene Regel prüft Handlungen im Licht der Idee der **Gegenseitigkeit** (Reziprozität). Sie gibt keine konkreten Normen in Form von „Du sollst ..." vor, sondern verlangt ein bestimmtes Maß an Empathie im Sinne eines Perspektivenwechsels, des Sich-Hineinversetzens in den/die andere/n. Damit fördert die Goldene Regel nicht nur die bewusste Einfühlung in unsere Mitmenschen, sondern auch die rückbezügliche Einfühlung in einen selbst und verhilft so zur persönlichen Reflexion.

Bsp.: Weil ich möchte, dass mir in der Not geholfen wird, helfe ich auch anderen.

Die Kombination von Allgemeinwohl und Eigeninteresse bezeichnet der Philosoph Eckart Voland als „Win-win-Situation" (vgl. Bauschke 2010, S. 11).

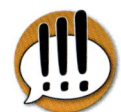

> Die **Goldene Regel** ist als universeller Wegweiser für alle Menschen dieser Welt gültig, unabhängig von Kultur, Religion oder Nationalität.

Bauschke (2010) bezeichnet die Goldene Regel als realistisch und pragmatisch – „eine Maxime für den Normalverbraucher".

Abbildung 3
Goldene Regel in den Weltreligionen
Vgl. http://www.reiner-jungnitsch.de/goldene-regel.PDF

Hinduismus
Man sollte sich gegenüber anderen nicht in einer Weise benehmen, die für einen selbst unangenehm ist; das ist das Wesen der Moral. *Mahabharata XIII, 114,8*

Jainismus
Gleichültig gegenüber weltlichen Dingen sollte der Mensch wandeln und alle Geschöpfe in der Welt behandeln, wie er selbst behandelt sein möchte. *Sutrakritanga I. 11,33*

Chinesische Religion
Was du selbst nicht wünschst, das tue auch nicht anderen Menschen an. *Konfuzius, Gespräche 15,23*

Buddhismus
Ein Zustand, der nicht angenehm oder erfreulich für mich ist, soll es auch nicht für ihn sein; und ein Zustand, der nicht angenehm oder erfreulich für mich ist, wie kann ich ihn einem anderen zumuten?
Samyutta Nikaya V. 353.35 / 354.2

Judentum
Tue nicht anderen, was du nicht willst, dass sie dir tun.
Rabbi Hillel, Sabbat 31a

Christentum
Alles, was ihr wollt, dass euch die Menschen tun, das tut auch ihr ihnen ebenso. *Matthäus 7,12 Lukas 6,31*

Islam
Keiner von euch ist ein Gläubiger, solange er nicht seinem Bruder wünscht, was er sich selber wünscht.
40 Hadithe (Sprüche Muhammads) von an-Nawawi, 13

1.6   Tugenden

Das Wort Tugend (griech. *arete*) bedeutet die Tauglichkeit (Tüchtigkeit, Vorzüglichkeit) einer Person. In der Ethik gelten Tugenden als vorbildliche und erstrebenswerte Haltungen, die durch fortwährende bewusste Einübung unter Abwägung aller Risiken, Vor- und Nachteile zur Gewohnheit werden. Sie ermöglichen eine stabile Handlungsorientierung, weil eine tugendhafte Person nicht von sozialem Zwang und unreflektierter Routine geprägt ist. Tugenden stehen bereits in der Antike bei Platon und Aristoteles im Zentrum der Ethik (siehe Tugendethik, Kap. 2.1.3).

In Tugenden drückt sich die moralische Kompetenz einer Person aus. Sie ermöglichen Menschen, aus innerer Überzeugung gut zu handeln. Armstrong (2006) begründet den Begriff *moralischer Weisheit* als eine Metatugend, die sich durch folgende Fähigkeiten ausdrückt:

▸ Moralische Wahrnehmung: Erkennen moralisch relevanter Tatsachen

▸ Moralische Sensibilität: Erkennen von Bedürfnissen und Interessen

▸ Moralisches Vorstellungsvermögen: Empathie; sich in die Lage des anderen versetzen können (vgl. Monteverde 2009a, S. 67)

Des Weiteren ist es für die pflegerische Beziehung und Verantwortung bedeutsam, sich der erfassten individuellen Situation entsprechend zu verhalten.

In gegenwärtigen Ethikkonzepten spielen Tugenden eine bedeutende Rolle, insbesondere dort, wo die Anwendung von allgemeinen Moralprinzipien im konkreten Einzelfall zu kurz greift. In bestimmten Grenzbereichen des Lebens, wie z. B. in Fragen der Medizin und der Pflege, ist die alleinige Orientierung an allgemeinen ethischen Normen nicht hilfreich. Im Bereich der Pflege sind Tugenden Ausdruck des eigenen Berufsverständnisses, aber auch gesellschaftlicher Erwartungen.

Tugenden werden durch den jeweiligen Zeitgeist bestimmt. Die in der ersten Hälfte des vorigen Jahrhunderts noch sehr hochgehaltenen Tugenden des selbstlosen Dienens und des unreflektierten Gehorsams werden dem heutigen Berufsbild nicht mehr gerecht. Professionelle Pflege bedingt heute kritisches Hinterfragen von Anordnungen und eigenverantwortliches Handeln zum Wohle der pflegebedürftigen Menschen.

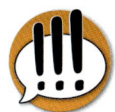

> **Tugenden** sind stabile und verlässliche Charaktereigenschaften. Ein tugendhafter Mensch besitzt die Fähigkeit sich entsprechend bestimmter verinnerlichter Werte zu verhalten und zu handeln.

1.7 Recht

Das Recht ist eine normative Wissenschaft, indem sie durch Vorschriften menschliches Handeln anleitet. Rechtsnormen sind schriftlich festgehaltene Bestimmungen, die moralische Ansichten und Überzeugungen einer Gesellschaft fixieren und durch Sanktionen verbindlich machen. Dennoch ist Moral nicht durch das Recht ersetzbar, da Gesetze Spielräume offenlassen. Die Aussage „Das Recht steht auf meiner Seite" sagt noch nicht, dass eine rechtmäßige Handlung auch gut ist. Dadurch ergibt sich ein Zusammenhang zwischen Recht, Moral und Ethik: Die Ethik liefert eine Fundierung für Gesetze, um Ungerechtigkeit zu vermeiden.

In vielen Fällen lassen sich Rechtsnormen und moralische Normen ähnlich formulieren, wie z. B. „Du sollst nicht töten!" oder „Du sollst nicht stehlen!". Das geltende Recht kann in einer Rechtsgemeinschaft inhaltlich gesehen als ethisches Minimum ausgedrückt werden (vgl. Zsifkovits 2004, S. 61). Nicht immer stimmen Gesetze mit dem ethischen Wertesystem überein.

Ein Wertewandel kann den Ruf eines Gesetzesentwurfes oder einer Gesetzesänderung nach sich ziehen, wie z. B. Verbot der körperlichen Züchtigung in der Kindererziehung, Schwangerschaftsabbruch (Fristenregelung), gleichgeschlechtliche Ehe etc. Die Ethik fordert somit die Erweiterung oder Korrektur bestehender und die Schaffung neuer Gesetze, wenn die gewandelten moralischen Überzeugungen geschützt werden müssen.

Im Unterschied zur Moral ist das Recht gerichtlich einklagbar. Die Missachtung moralischer Normen hingegen wird durch soziale Missbilligung einer Autorität oder der Gemeinschaft bestraft (vgl. Waibl 2004, S. 26 f.; Schmücker 2011, S. 132).

In der Pflege treten häufig ethische Fragen und Probleme auf, die sich nicht durch das Gesetz regeln lassen. Pflegerische Interventionen können durchaus der Rechtsnorm entsprechen, moralisch aber bedenklich erscheinen. Deshalb ist zum einen Rechtswissen notwendig, um den Berufsrahmen zu bestimmen, zum anderen ethisches Wissen, um auch jenen Problemen, für die das Recht keine hinreichende Regulierung bieten kann, angemessen zu begegnen, z. B. Verletzung der Intimsphäre.

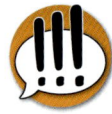

Recht(snormen) sind staatlich festgesetzte Normen des Handelns und haben bei Übertretung rechtliche Konsequenzen, die historisch und national differieren. Sie werden durch die Ethik fundiert und korrigiert. Ethik, Recht und Moral stehen in ständiger Wechselwirkung zueinander.

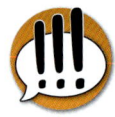

Beispiel Euthanasie

Aktive Euthanasie ist in den Benelux-Ländern (Niederlande, Belgien und Luxemburg) unter bestimmten Kriterien legalisiert worden. Trotzdem kann dieses Vorgehen bei Pflegepersonen oder Ärzt*innen zu moralischen Konflikten führen.

Tabelle 2
Übersicht der Begrifflichkeiten

Moral (lat. Sitte)	Gesamtheit der allgemein akzeptierten Verhaltensnormen und Wertvorstellungen einer Gruppe oder Gesellschaft, die das Zusammenleben regeln.
Moralität (lat.)	Moralität bezeichnet die sittliche Haltung und Überzeugung sich selbst und anderen gegenüber. Das bedeutet, dass ein Mensch sein Handeln sich selbst (Gewissen) und anderen gegenüber argumentieren und verantworten kann (personale Moral).
Ethos (griech.)	Ethos bezeichnet häufig die Gesinnung und Tugend über eine Person hinaus als das tradierte und gelebte Berufs- oder Standesethos, wie z. B. das Ethos der Pflege, das ärztliche Ethos u. a. Es wird durch die Ausbildung und Sozialisation übernommen und unterliegt einem historischen Wandel.
Ethik	Reflexionstheorie der Moral bzw. von menschlichem Handeln. Ethik ▸ analysiert ▸ kritisiert ▸ argumentiert (Handlungen, Entscheidungen) ▸ (re)konstruiert moralische Normen und Prinzipien. Die Ethik gilt universal.
Recht	Schriftliche Kodifizierung von Regeln, die das menschliche Handeln anleiten und beeinflussen, weil es eine verbindliche Setzung ist. Dem Gesetz kann man aus innerer Überzeugung oder rein äußerlich aus Angst vor Bestrafung Folge leisten.

Vertiefung des Lernstoffes

Zum Wiederholen

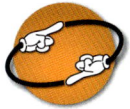

- ▶ Moral, Moralität und Gewissen
- ▶ Begründungsstrategien moralischen Handelns
- ▶ Ethik, Ziele und Aufgaben der Ethik
- ▶ Ebenen der Ethik
- ▶ Werte, Wertekonflikte
- ▶ Normen, Tugenden, Prinzipien
- ▶ Recht

Zum Üben

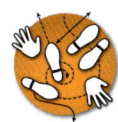

1. Wie unterscheiden sich Moral, Ethik und Recht voneinander und in welchem Zusammenhang stehen sie zueinander?
2. Worin zeigen sich moralische Begründungsstrategien begrenzt? Warum reicht moralische Erfahrung zur Begründung einer Ethik in der Pflege nicht aus?
3. Welche Rolle spielen Werte und Normen für das persönliche Leben und die Pflegepraxis?
5. Welche Ziele und Aufgaben verfolgt die Ethik?

Zum Üben

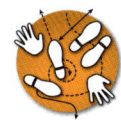

Nachstehende Fallgeschichte beschreibt eine moralische Konfliktsituation einer Pflegeschülerin. Diese soll veranschaulichen, dass ethische Fragen die tägliche Pflegepraxis betreffen und nicht nur in besonderen Grenzsituationen des Lebens aufbrechen.

Fallbeispiel: Waschen oder nicht waschen?

Die Pflegeschülerin Angelika arbeitet auf der Station eines Pflegeheims. Sie betritt das Zimmer von Herrn Baumann. Herr Baumann ist in letzter Zeit ein wenig gebrechlich geworden. Das Laufen fällt schwer, Aufstehen ist auch nicht mehr ohne fremde Hilfe möglich. Am meisten Sorge bereitet dem Team auf der Station, dass Herr Baumann zunehmend seine Initiative verliert. Er fühlt sich niedergeschlagen und verspürt wenig Lust, sich an den täglichen Aktivitäten zu beteiligen.

Heute Morgen bittet er nun Angelika, sie möge ihn doch bitte waschen, da er dies nicht mehr allein könne. Bei der Übergabebesprechung zuvor war kurz Thema gewesen, dass Herr Baumann von den Pflegenden Dinge verlangt, die er nach deren Einschätzung noch recht gut selbst kann. Laut übereinstimmendem

Urteil von Nachtschwester und Stationsleitung ist es für Herrn Baumann gut, das Waschen nicht den Pflegenden zu überlassen, da es für seine Mobilität und für sein Selbstwertgefühl wichtig ist, dies so lange wie möglich selbst zu tun.

Schülerin Angelika erinnert sich genau an die Überlegungen, denen sie vor einer Stunde mit Zustimmung zugehört hat. Nun aber tut ihr Herr Baumann leid. Er scheint sich wirklich nicht waschen zu können. War es nicht ihre Aufgabe, den Bewohner*innen zu helfen? Und bringt Herr Baumann nicht deutlich seinen Willen zum Ausdruck, den sie respektieren muss?

Auf der anderen Seite spürt sie sehr deutlich die Verpflichtung, nicht zu lange nur bei einem Bewohner zu bleiben. Die Station ist aufgrund eines Krankheitsfalls und der Urlaubszeit besonders knapp besetzt. Ihre Kolleginnen würden einen Teil ihrer Arbeit mit übernehmen müssen.

Sie entscheidet sich, Herrn Baumann nicht heute, sondern erst am nächsten Morgen beim Waschen zu helfen. Bei der Übergabebesprechung für die Mittagsschicht sagt sie von diesem Vorfall nichts. Auf dem Nachhauseweg hat sie das Gefühl, etwas falsch gemacht zu haben. Aber was? Was war richtig und was war falsch? Und vor allem warum? Oder war es doch so, wie kürzlich ihre beste Freundin noch behauptet hatte: dass jeder selbst wissen müsse, was richtig und was falsch sei und dass sich darüber genauso wenig diskutieren ließe wie über Fragen des Musikgeschmacks? (entnommen aus Steinkamp/Gordijn, [3]2010, S. 36f.).

Fragen zur Reflexion:

▶ Beschreiben Sie die moralische Erfahrung der Pflegeschülerin Angelika. Um welchen Entscheidungskonflikt handelt es sich hier?

▶ Wie lässt sich das Handeln von Angelika rechtfertigen? Welche der oben angeführten Begründungsstrategien können angewendet werden und wie haltbar sind diese?

▶ Wie soll Angelika weiter vorgehen? Welche Möglichkeiten hat sie?

▶ Nach welchen Werten soll eine Pflegeperson Ihrer Meinung nach streben?

Zum Nachlesen

Düwell, Marcus/Hübenthal, Christoph/Werner, Micha H. (Hg.) ([3]2011): Handbuch Ethik. Stuttgart, Weimar: J. B. Metzler.
Dieses übersichtlich strukturierte Handbuch bietet dem Leser eine schnelle und zugleich fundierte Orientierung zu einer Vielzahl von ethischen Grundbegriffen.

2 Grundlegende Theorien und Ansätze ethischer Urteilsbildung

In diesem Kapitel werden unterschiedliche traditionelle sowie neuere Begründungsverfahren der Ethik dargelegt, die für die Pflegeethik besondere Bedeutung haben.

Im Alltag werden moralische Handlungen subjektiv bewertet und können einer objektiven Beurteilung meist nicht standhalten. Ethische Entscheidungen sollen nicht allein aus „dem Bauch heraus" getroffen oder bloß nach subjektiver Einschätzung begründet werden, sondern erfordern eine systematische Reflexion und ethisch fundierte Argumentation.

Ethische Begründungsverfahren bieten allgemeingültige Theorien und Ansätze zur Reflexion eigener Handlungsmuster. Sie helfen uns, unterschiedliche Aspekte eines ethischen Problems sichtbar zu machen und zu verstehen, welche Werte, Normen und Prinzipien zur Diskussion stehen.

> **subjektiv**
> zu einer Person (einem Subjekt) gehörend; von persönlichen Gefühlen bestimmt, parteiisch
>
> **objektiv**
> sachlich, unvoreingenommen, neutral

> **In diesem Kapitel geht es um ...**
>
> ... eine überblicksmäßige Darstellung klassischer Theorien sowie neuerer Ansätze ethischer Urteilsbildung.
>
> ... die Konsequenzen der Anwendung unterschiedlicher Begründungsstrukturen, insbesondere in Bezug auf pflegerisches Handeln.

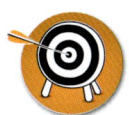

2.1 Traditionelle Ethiktheorien

Die traditionellen Theorien ethischer Normbegründung lassen sich in unterschiedliche Grundrichtungen einteilen:

▶ nach einem (formalen) Prinzip oder moralischen Gesetz, dem sich der/die Handelnde verpflichtet, daher deontologische Ethik genannt (griech. *déon* = Pflicht). Dazu zählt u. a. die kantische Ethik.

▶ nach einem als gut bestimmten Ziel (griech. *télos*), daher teleologische Ethik; Aristoteles bezeichnet das erstrebte Ziel als *eudaimonia*, das gute Leben. Eine weitere teleologische Ethik stellt u. a. der Utilitarismus dar, der an den Konsequenzen bzw. am Nutzen einer Handlung für das Wohl der Allgemeinheit orientiert ist.

Die **kantische Ethik** als eine deontologische Ethik gibt für das handelnde Subjekt bestimmte Pflichten als moralisch gefordert vor und hat unbedingt verbindlichen Charakter, unabhängig von den zu erwartenden Folgen bzw. Konsequenzen. Es geht um die Frage nach dem moralisch richtigen und gerechten Handeln: Was soll ich tun?

> **Deontologie**
> griech. *to déon* = die Pflicht, das Gesollte, das Erforderliche, das Verpflichtende
> griech. *logos* = Wort, Lehre, Rede; zentraler Begriff der griechischen Philosophie
>
> Deontologie (Pflichtethik): Ethik auf der Grundlage von Pflichten und moralischen Gesetzen

griech. *télos* = das Ziel

lat. *utilis* = nützlich

Der **Utilitarismus** (teleologische bzw. konsequentialistische Ethik) dagegen beurteilt eine Handlung ausschließlich danach, wie gut bzw. schlecht ihre Folgen oder Konsequenzen für das Wohl der Allgemeinheit sind. Was ist das größtmögliche Glück für die größtmögliche Zahl?

Die **aristotelische Tugendethik** (teleologische Ethik, Strebensethik) orientiert sich in der ethischen Bewertung an der charakterlichen Haltung der handelnden Person. Die zentrale Frage der Tugendethik lautet: Wie soll ich mein Leben als Ganzes leben?

Abbildung 4
Begründung einer Handlung

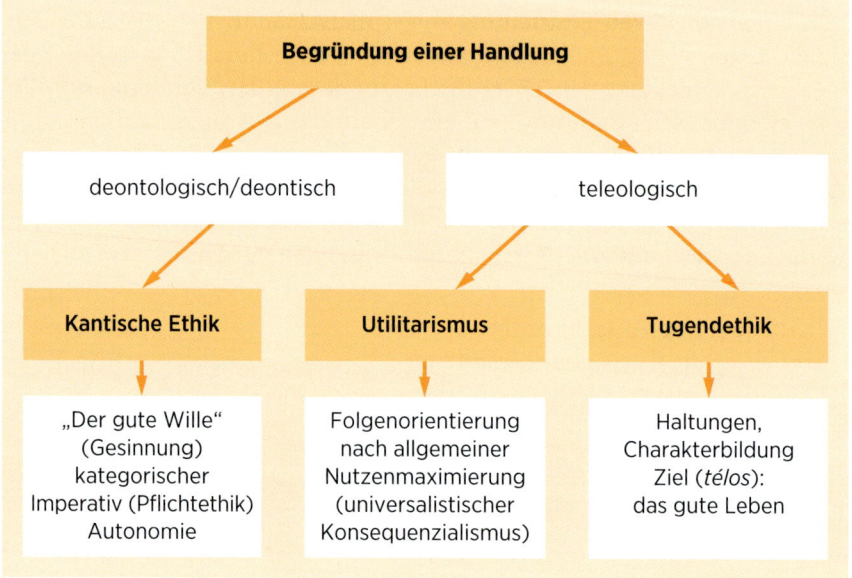

„Die eine" ethische Urteilsbegründung gibt es nicht. Vielmehr existieren vielfältige ethische Ansätze, die unterschiedliche moralische Handlungsweisen vertreten. Faktum ist, dass ein Ansatz allein keine befriedigende Antwort auf die Gesamtheit ethischer Fragestellungen liefert. Im Pflegealltag hängt die Wahl des ethischen Begründungsansatzes von der Art des ethischen Problems ab. So bedient man sich z. B. bei Fragen nach dem richtigen Umgang mit Patientenaufklärung oft pflicht- und tugendethischer Argumente und wenn es um Fragen der Verteilung knapper Güter (z. B. zeitliche und personelle Ressourcen, Notfalltriage) geht, bezieht man sich häufig auf konsequentialistische Ethiktheorien (vgl. Monteverde 2012, S. 22).

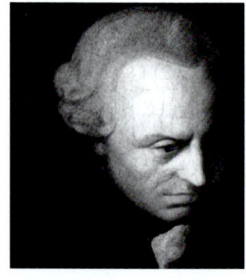

Immanuel Kant
(1724–1804),
deutscher Philosoph
Werke: u. a. „Kritik der
reinen Vernunft" (1781),
„Grundlegung zur
Metaphysik der Sitten"
(1785), „Kritik der prak-
tischen Vernunft" (1788)
und „Metaphysik der
Sitten" (1797)

2.1.1   Kantische Ethik

Die kantische Ethik ist eine deontologische Ethik (Pflichtethik) und sieht die innerliche Bindung an moralische Pflichten als das Wesen der Moral. Die Pflichtethik besagt, dass es Pflichten gibt, die jeder Mensch erfüllen soll. Der moralische Gehalt einer Handlung wird einzig von der Absicht bzw. Gesinnung her, die einer Handlung zugrunde liegt, beurteilt. Das bedeutet: Ob eine Handlung gerecht bzw. moralisch gut oder schlecht ist, hängt nicht von den Handlungsfolgen ab (z. B. ein Versprechen ist zu halten, unabhängig von den Folgen).

Immanuel Kant, der wohl bedeutendste Philosoph der deutschen Aufklärung, geht davon aus, dass jeder moralischen Handlung die Einsicht in das Gute und Richtige verpflichtend vorangeht. Da wir aber nicht reine Vernunftwesen, sondern auch mit Trieben, Begierden und Leidenschaften ausgestattete Naturwesen sind, werden unsere Handlungen weitgehend von unseren Neigungen angetrieben. Diese fließen nach Kant in subjektive Prinzipien des Handelns ein, nach welchen der Mensch sein Handeln ausrichtet. Kant nennt diese Handlungsprinzipien Maximen. Dem Handeln aus Selbstinteresse tritt die Stimme der Vernunft als moralische Pflicht gegenüber. Während ein hungriger Wolf seinem Instinkt folgt und ein schwächeres Tier reißt, kann der Mensch die Gesetze der Natur überwinden und ist dadurch zu moralischem Handeln aufgefordert. Er besitzt die Freiheit, sich selbst ein Gesetz zu geben. Diese Freiheit zur Selbstbestimmung, durch die moralisches Handeln erst möglich wird, nennt Kant Autonomie.

▶ Grundfrage:
Kant geht der Frage nach: Was motiviert uns nun zum guten Handeln? Er findet die Antwort darin, dass „allein ein guter Wille" (Kant, GMS, BA 1,2) zu rechtem Handeln motiviert. Bei Kant sind nicht schon die Talente eines Menschen gut, sondern erst der gute Wille bestimmt den Charakter. Gute Eigenschaften eines Menschen sind nicht an sich gut, sondern hängen allein davon ab, was der Mensch daraus macht. Er kann daher nur bedingt als gut erkannt werden. So kann z. B. Klugheit auch für raffinierte Verbrechen eingesetzt werden. Erst wenn Naturgaben von einem guten Willen gelenkt werden, sind sie auch als gut zu betrachten. Daher hat der vernunftbegabte Mensch die Pflicht, sich immer wieder für das als Gute und Richtige erkannte zu entscheiden. Genau diese Verbindlichkeit nennt Kant Pflicht. „Pflicht ist die Notwendigkeit einer Handlung aus Achtung fürs Gesetz." (Kant, GMS, BA 14)

▶ Ethische Handlungsbegründung:
An dieser Stelle differenziert Kant im Handeln zwischen „pflichtgemäß" und „aus Pflicht".
Mit **pflichtgemäß** meint Kant, dass eine Handlung zwar nach außen moralkonform erscheint, jedoch in selbstsüchtiger Absicht oder aus Bequemlichkeit geschieht. Ein Beispiel: Wenn ich für eine pflegebedürftige alte Frau nur deshalb den Einkauf erledige, weil sie mir dafür jedes Mal ein großzügiges Trinkgeld gibt, handle ich zwar nach außen pflichtgemäß, meine Gesinnung ist aber eigennützig.
Dagegen ist eine Handlung **aus Pflicht** frei von selbstsüchtiger Absicht und erfolgt allein aus Achtung für das *moralische Gesetz*, das sich der gute Wille nach kritischer Prüfung selbst gibt. Dies ist etwa der Fall, wenn ich einer hilfsbedürftigen Frau über die Straße helfe oder den Einkauf

Aufklärung
(16./17. Jh.)
„Sapere aude" („Habe Mut, dich deines eigenen Verstandes zu bedienen") ist der Wahlspruch der Aufklärung

Vernunft
Denken, Rationalität
Praktische Vernunft
auf das Handeln bezogenes Denken, d. h., der Wille und das praktische Handeln sind nach Kant durch ein Vernunftgesetz bestimmbar
Vernunftprinzip
Ein Gesetz der Vernunft muss für alle vernünftigen Wesen (Menschen) gelten

Maxime
Leitsatz; Maximen haben gewissen Allgemeinheitswert, aber nicht für Situationen, sondern sie sollen für das ganze Leben anwendbar sein. Maximen im Sinne einer allgemeinen Regel gelten für alle vernünftigen Wesen, nicht nur für eine bestimmte Gruppe oder einzelne Personen

Autonomie
griech. *autós* = selbst;
nómos = Gesetz: Selbst-
gesetzgebung, Selbstbe-
stimmung; die Möglich-
keit und die Fähigkeit,
sein Leben nach eigener
Ansicht zu gestalten und
zu lenken
Gegensatz: Heteronomie
griech. *heteros* = anders,
nómos = Gesetz: Fremd-
gesetzlichkeit, Fremdbe-
stimmung.

Mit Gesetz meint Kant
das moralische Gesetz,
das sich der Mensch
selbst auferlegt (Auto-
nomie)

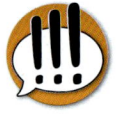

erledige – ohne eigennützige Erwartung. Wenn ich dagegen jemandem nur helfe, weil mir die Person sympathisch ist, so ist dies nach Kant wiederum nur pflichtgemäßes Handeln bzw. Handeln aus Neigung. Pflicht und Neigung können aber auch zusammenfallen. Ebenso gut ist mein Handeln, wenn ich das Gute mit Vorliebe tue, weil ich mit dieser Person befreundet bin oder sie mir einfach sympathisch ist. Erst das Handeln aus Pflicht bezeichnet Kant als Moralität.

Für Kant besteht Pflicht also darin, dass der Mensch, der zur freien Willensentscheidung fähig ist, sein Handeln nach eigenen Vernunftgründen bestimmt, d. h. sich selbst das Gesetz gibt (**Autonomie**). Dieses Gesetz muss **unbedingt** und **universell gelten** und **widerspruchsfrei** sein. Es kann dem freien Willen nicht von außen auferlegt werden, da er sonst nicht frei, sondern fremdbestimmt wäre. Daher muss sich der freie Wille jenes Gesetz selbst geben, nach dem er unabhängig von sinnlichen Antrieben (Begierden, Neigungen und Leidenschaften) handelt. Bei Kant werden nur Handlungen aus gutem Willen als moralisch gut beurteilt.

> Die **kantische Ethik** bemisst die moralische Qualität des Handelns nach dem Motiv der Handlung. Dabei gilt der gute Wille als moralisch wertvoll und drückt sich als die selbst auferlegte Pflicht zum guten Handeln gemäß dem kategorischen Imperativ aus.

Oberstes Moralprinzip
Oberste Prinzipien gelten
unbedingt, uneinge-
schränkt und universell,
d. h. für alle Menschen;
z. B. Kants kategorischer
Imperativ

**Kategorischer
Imperativ**
lat. *categoricus* = unbedingt gültig, widerspruchs-
los
Imperativ = lat. Befehl,
Aufforderung

„Was soll ich tun?" lautet die zentrale Frage der Ethik Kants. Er hat es sich zum Ziel gesetzt, ein **oberstes moralisches Prinzip** zu begründen, das für alle Menschen und in allen erdenklichen Situationen Gültigkeit hat. Dieses Prinzip nennt er den **kategorischen Imperativ**. Er stellt für Kant das allgemein verbindliche Sittengesetz dar und drückt den freien Willen aus.

Der kategorische Imperativ dient als **formales Prüfverfahren**, ob die subjektiven Handlungsgrundsätze (Maximen) dem Verallgemeinerungstest standhalten. Dieser drückt sich als allgemeines Sittengesetz in fünf Formeln (drei Hauptformeln und zwei Unterformeln) aus, wobei besonders die Verallgemeinerungsformel und die Selbstzweckformel für die Pflege nach wie vor von Bedeutung sind.

a) Verallgemeinerungsformel:

„[H]andle nur nach derjenigen Maxime, durch die du zugleich wollen kannst, dass sie ein allgemeines Gesetz werde." (Kant, Grundlegung zur Metaphysik der Sitten (GMS), BA 52)

Demnach ist eine Handlung als moralisch richtig zu bezeichnen, wenn sie als allgemeines Gesetz formuliert werden kann, d. h. wenn jeder vernünftige Mensch dem zustimmen könnte.

In einer weiteren Formel, der sogenannten „Selbstzweckformel", weist Kant darauf hin, dass der Mensch keine Sache, sondern selbst Zweck der Handlung ist und niemals nur als Mittel für die Erreichung anderer Ziele missbraucht werden darf.

b) Selbstzweckformel:

„Handle so, dass du die Menschheit, sowohl in deiner Person, als in der Person eines jeden andern, jederzeit zugleich als Zweck, niemals bloß als Mittel brauchest." (Kant, GMS, BA 67)

Der Mensch existiert als Zweck an sich selbst und „hat nicht bloß einen relativen Wert, d. i. einen Preis, sondern einen inneren Wert d. i. Würde" (Kant, GMS, BA 78). Diese ist nach Kant darin begründet, dass der Mensch als vernünftiges Wesen in der Lage ist, sich selbst Zwecke zu setzen (selbstbestimmt zu entscheiden). Deshalb handelt jemand der Menschenwürde zuwider, wenn er einen anderen Menschen ohne dessen Zustimmung als Mittel für eigene Zwecke gebraucht, ihn instrumentalisiert. **Für Kant gilt die absolute Achtung vor dem anderen als oberste Pflicht.**

Die kantische Ethik spielt auch eine bedeutende Rolle in der philosophischen Diskussion um die Menschenwürde und die Menschenrechte, insbesondere in der Forschung am Menschen.

Nachstehendes Beispiel verweist auf eine Verletzung der Menschenwürde:

Beispiel Arzneimittelerprobung

Eine Arzneimittelerprobung mit dem Ziel, andere zu heilen, ohne vorher den/die Patient*in zu informieren und seine/ihre Zustimmung einzuholen, ist nach Kant als verwerflich zu beurteilen. Ein Mensch darf niemals bloß als Mittel für die Erreichung von Interessen anderer instrumentalisiert werden.

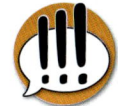

Kritikpunkte: Die kantische Ethik wird in Fachkreisen kontrovers diskutiert.

Kantische Ethik	
⊕ Einfache Anwendung des Verallgemeinerungsverfahrens. Meine Handlung wird dann als sittlich anerkannt, wenn ich widerspruchsfrei wollen kann, dass jeder in meiner Situation nach meiner Maxime handelt – Universalisierbarkeit.	⊖ Fehlen einer inhaltlichen Begründung von Kriterien und Regeln, dies verursacht Schwierigkeiten bei der praktischen Anwendung in komplexen Konfliktsituationen.
⊕ Die absolute Unantastbarkeit der Menschenwürde, welche im Kontext aktueller ethischer Probleme relevant ist.	⊖ Bewertung der momentanen moralischen Qualität; Handlungsfolgen bleiben bei der moralischen Beurteilung einer Handlung unberücksichtigt.

Tabelle 3
Stärken und Schwächen der kantischen Ethik

2.1.2 Utilitarismus

Der Utilitarismus bezeichnet die bekannteste konsequentialistische Theorie und hat die **Folgen** bzw. **Konsequenzen** einer Handlung im Blick, die maßgeblich für die moralische Bewertung einer Handlung sind. Die Hand-

lat. *utilitas* = Nützlichkeit, Glück, Vorteil, Wohl

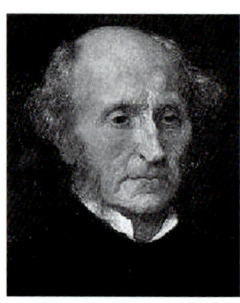

John Stuart Mill
(1806–1873)
Zentrale Werke:
„On Liberty" („Über die
Freiheit") und „Der Utili-
tarismus". Sie galten als
seine Hauptwerke in der
Moralphilosophie

Hedonismus
ethische Richtung, die Lust
und Genuss als Motiv und
Ziel sittlichen Lebens sieht
griech. *hedone* = Lust,
Freude, Genuss

lungsabsicht (Gesinnung) ist nicht relevant. Der **Utilitarismus** wurde im 18. Jahrhundert vom britischen Philosophen Jeremy Bentham begründet und von **John Stuart Mill** weiterentwickelt und modifiziert. Diese Denkrichtung ist vor allem im angelsächsischen Raum stark vertreten. Als klassische Gegenposition zur kantischen Ethik, in der das Prinzip der Autonomie und Menschenwürde an oberster Stelle steht, orientiert sich dieser Ansatz an der allgemeinen **Nutzenmaximierung** (Kosten-Nutzen-Rechnung). Der Utilitarismus bemisst ausschließlich nach der Nutzensumme und vernachlässigt dabei Fragen der Nutzenverteilung. Das Problem liegt darin, dass die Verteilungsgerechtigkeit ignoriert wird. Im Gesundheitswesen betrifft dies vor allem die Verteilung begrenzter Ressourcen, z.B. Leistungsverteilung innerhalb der öffentlichen Gesundheitsversorgung, Allokation von Organen etc. (vgl. Marckmann 2015, S.7).

Nach Bentham zählt jeder Mensch gleich viel. Er formuliert den wesentlichen ethischen Grundsatz als **„das Prinzip des größten Glücks der größten Zahl"**. Dies bedeutet: Nicht das Wohl des/der Einzelnen steht im Vordergrund, sondern das Wohl oder Glück aller bzw. der Mehrheit der Betroffenen (Sozialprinzip: Utilitaristen waren Sozialreformer gegen den Egoismus). Dieses größte Glück der größten Zahl drückt sich in der Maximierung von Glück, Freude, Lust oder Wohl und der Minimierung von Unlust, Schmerz oder Leid aus (quantitativer **Hedonismus**).

Mills ethischer Grundgedanke lautet: „Die Auffassung, für die die Nützlichkeit oder das Prinzip des größten Glücks die Grundlage der Moral ist, besagt, dass Handlungen insoweit und in dem Maße moralisch richtig sind, als sie die Tendenz haben, Glück zu befördern, und insoweit moralisch falsch, als sie die Tendenz haben, das Gegenteil von Glück zu bewirken. Unter *Glück* ist dabei Lust und das Freisein von Unlust, unter *Unglück* Unlust und das Fehlen von Lust verstanden." (Mill 2006, S. 23f.)

Entgegen Benthams Sichtweise unterscheidet Mill im Glücksbegriff höhere (geistige, moralische) und niedrigere (körperliche, sinnliche) Lüste. Nach Mill sind Handlungen, die mit Vernunft und Empathie erfolgen, wertvoller als sinnliche Begierden. Mills berühmter Ausspruch dazu: „Es ist besser, ein unzufriedener Mensch zu sein, als ein zufriedenes Schwein; besser ein unzufriedener Sokrates als ein zufriedener Narr." (ebd., S. 23)

Innerhalb des Utilitarismus werden zwei Varianten unterschieden: Der **Akt-Utilitarismus** bewertet jede einzelne Handlung nach dem größten Gesamtnutzen für alle Betroffenen. Demgegenüber richtet sich die ethische Bewertung des **Regelutilitarismus** nach bewährten Regeln mit deren größtmöglichem Nutzen, d.h. eine Handlung ist dann richtig, wenn die Regel bei allgemeiner Befolgung einen maximalen Gesamtnutzen erzielt. Es geht also um Regeln, die für ein förderliches Zusammenleben der Mitglieder einer Gesellschaft notwendig sind, z.B. Tötungsverbot, Lügenverbot u.a. (vgl. Pauer-Studer ²2010, S.68f.). Der Unterschied des Regelutilitarismus zu Kants Pflichtenethik liegt darin, dass es dem Regelutilitarismus immer um das „größte Glück der größten Zahl" und nicht um den/die Einzelne/n geht. Das bedeutet, dass in Extremfällen das Wohl des/der Einzelnen zugunsten des Gesamtnutzens geopfert werden muss. Beispiel: Die Organe *eines* gesunden Menschen zu transplantieren rettet das Leben einer *großen Zahl* todkranker Menschen.

Als eine Stärke des Utilitarismus kann die Orientierung an der Verminderung von Leid angesehen werden. So liefert der Utilitarismus z. B. eine Begründung für eine adäquate Schmerztherapie. Auch der Ethikkodex für Pflegende verweist auf die *Linderung von Leiden* (siehe Präambel, ICN-Ethikkodex in Kapitel 3).

Die Ausrichtung des Utilitarismus an empirischen Gegebenheiten, wie Leid, Schmerz, Freude und Lust, an denen moralische und rechtliche Normen gemessen werden können, hat erheblich zu deren Rationalisierung beigetragen. Utilitaristen haben sich u. a. für die Aufhebung grausamer Strafen, für die Armutsbekämpfung sowie für leidensfähige Tiere (Tierethik) eingesetzt. Der Utilitarismus spielt eine bedeutende Rolle bei existenziell bedrohlichen Situationen, z. B. Triage bei Katastrophen, Isolation einzelner Menschen bei Epidemien.

Während im klassischen Utilitarismus die Parameter Glück und Wohlergehen das Gute bestimmen, orientieren sich zeitgenössische Versionen des Utilitarismus an der **maximalen Erfüllung von Präferenzen** (**Interessen**). Der Nutzen bezieht sich auf die größtmögliche Präferenzerfüllung für alle bzw. möglichst viele Menschen.

Als bekanntester Vertreter des sogenannten **Präferenzutilitarismus** (Interessenutilitarismus) im Bereich der **Bioethik** ist der vor allem wegen seiner Thesen zur Euthanasie nicht unumstrittene australische Philosoph und Bioethiker **Peter Singer** zu nennen. Nach Singer ([3]2013) bilden nicht mehr sinnliche oder geistige Lüste, sondern Präferenzen (Interessen) die Bewertungskriterien einer moralischen Handlung. Demnach wird eine Handlung dann als moralisch richtig beurteilt, wenn sie die Präferenzen der Betroffenen maximiert. Dabei zählt nicht bloß die Befriedigung der Interessen einer einzelnen Person, sondern es ist erforderlich, jene Handlung zu wählen, die insgesamt für alle Betroffenen die besten Konsequenzen verwirklicht:

> *„Also muss ich nun anstelle meiner eigenen Präferenzen die all der anderen berücksichtigen, die von meiner Entscheidung betroffen sind. Wenn es nicht irgendwelche weiteren ethisch relevanten Gesichtspunkte gibt, wird mich das dazu bringen, sämtliche vorhandenen Präferenzen abzuwägen und zu wählen, von dem es am wahrscheinlichsten ist, dass er die Interessen der Betroffenen weitgehend befriedigt. Also verweist die Ethik [...] in Richtung des Handlungsverlaufs, der per saldo für alle Betroffenen die besten Konsequenzen hat."*
> *(Singer [3]2013, S. 41)*

Als Minimalkriterium für das Vorliegen von Interessen gilt die Leidensfähigkeit, die nicht nur Menschen, sondern allen Lebewesen zukommt. Nach Singer gibt es Personen, die keine Menschen sind (z. B. höher organisierte Tiere), und umgekehrt Menschen, die keine Personen sind.

Präferenz
Vorzug, Vorrang, Interesse, Begünstigung einer Alternative

Bioethik
engl. *bioethics:* Diese Bezeichnung aus dem angloamerikanischen Raum ist weitgehend mit medical ethics/medizinischen Ethiken gleichzusetzen

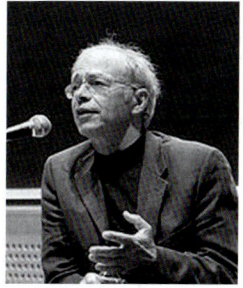

Peter Singer
(geb. 1946); Professor am Center for Human Values der Princeton University
Werke: u. a. „Praktische Ethik" (1979); „Wie sollen wir leben? Ethik in einer egoistischen Zeit" (1996). Sein Werk „Animal Liberation. Die Befreiung der Tiere" (1975) gilt als Klassiker der Tierethik. Singer leistete damit einen wesentlichen Beitrag zur Begründung der Tierrechtsbewegung. Er tritt für die Gleichbehandlung aller leidensfähigen Wesen ein und fordert die Abschaffung der industriellen Nutztierhaltung

Demnach gelten Föten und Wachkoma-Patient*innen nicht als schützenswert, weil sie nach Singers Kriterien kein Bewusstsein und damit keine Interessen haben. Singer bewertet Menschen und Tiere gleichermaßen nach ihren kognitiven Fähigkeiten und hält es für verwerflicher, einen gesunden Schimpansen zu töten als einen schwer geistig behinderten Säugling. Damit ist der Zusammenhang von Mensch und Person aufgehoben. Singer gilt als wesentlicher Begründer der modernen Tierrechtsbewegung. Da sich seine Begründung auf das Kriterium leidensfähige Wesen stützt, bezieht sie auch Tiere mit ein.

Aus der Position Singers heraus ist die Tötung eines Wesens, das über Zukunftspräferenzen verfügen kann, als verwerflich zu beurteilen. Dagegen sieht er die Tötung (Sterbehilfe) behinderter Neugeborener als moralisch unbedenklich, ja sogar moralisch geboten, da sie „eine Bedrohung für das Glück der Eltern und anderer Kinder, die sie vielleicht haben", bedeuten (ebd., S. 290).

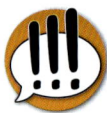

Im **Utilitarismus** bemisst sich die moralische Qualität des Handelns nach dem größten Nutzen für möglichst viele Menschen.

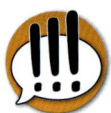

Beispiel Schwangerschaftsabbruch

Eine schwangere Frau erhält die Diagnose, dass ihr heranwachsendes Kind geistig schwer behindert sein wird. Aus utilitaristischer Sicht bedeutet in diesem Fall ein Schwangerschaftsabbruch die Vermeidung von Leid für alle Betroffenen, also einen Nutzen für Eltern, Gesellschaft u. a. Nicht das Wohl des Einzelnen hat Vorrang, sondern das Wohl der Mehrheit. Zudem kommt nach dem Präferenzutilitarismus hinzu, dass ein Mensch ohne Bewusstsein keine Person ist und daher nicht als schutzbedürftig gilt.

Kritikpunkte: Auch beim utilitaristischen Ansatz lassen sich Stärken wie Schwächen identifizieren.

Utilitarismus	
⊕ Einfache und klare Struktur macht die Überprüfung von moralisch richtigen oder falschen Handlungen plausibel.	⊖ Es bleibt ungeklärt, wie das Ziel als das „größte Glück" unterschiedlicher Individuen gedeutet werden soll. Demnach erweist sich dieser Ansatz als rein subjektivistisch.
⊕ Die Anwendung von rationalen, nachvollziehbaren Methoden und der Bezug zu inhaltlichen, konkreten Werten.	⊖ „Gute" Folgen sind oftmals nur durch „schlechte" Mittel erreichbar. Außerdem sind Folgen und Nebenfolgen beim Nutzenkalkül nie völlig vorauszuplanen.
⊕ Großes Augenmerk wird auf die zu erwartenden Folgen (Konsequenzen) gelegt – Nutzenmaximierung.	

- ⊕ Orientierung an empirischen Gegebenheiten und Interessen der Menschen (Leid, Schmerz, Freude, Lust), z. B. der Kampf der Utilitaristen für die Aufhebung grausamer Strafen, für Armutsbekämpfung, für Frauenrechte (Wahlrecht) und leidensfähige Tiere. Der Utilitarismus spielt in bedrohlichen Situationen eine bedeutende Rolle, z. B. Triage bei Katastropheneinsätzen, Isolation Einzelner bei Epidemien.

- ⊖ Der Utilitarismus berücksichtigt ausschließlich die Nutzensumme, aber nicht die Nutzenverteilung und vernachlässigt damit einen wesentlichen Aspekt der Moral, die Verteilungsgerechtigkeit. (Einzelinteressen werden zugunsten einer größeren Zahl vernachlässigt.)

- ⊖ Personen werden zu Nutzenträgern reduziert, dies kann die Missachtung der Menschenwürde und Menschenrechte bewirken.

Tabelle 4
Stärken und Schwächen des Utilitarismus

2.1.3 Tugendethik (Strebensethik)

Die Tugendethik gewann in den letzten Jahrzehnten wieder vermehrt an Bedeutung. Aristoteles als der Begründer der Tugendethik geht davon aus, dass jeder Mensch nach einem Gut strebt. Daher wird die aristotelische Tugendethik mit der zentralen Frage „Wie soll ich leben?" auch als Strebensethik bezeichnet. Im Verständnis der klassischen Ethik ist die Tugend eine erworbene Haltung, die uns zu moralisch gutem Handeln qualifiziert.

Nach **Aristoteles** besteht das Ziel der Ethik darin, einen guten, d. h. tugendhaften Charakter zu erwerben. Zu den wesentlichen Merkmalen des ethisch Guten gehört nach der antiken Tugendethik die soziale Dimension der menschlichen Existenz. Dies erfordert die bewusste Formung charakterlicher Anlagen.

In seinem Werk der *Nikomachischen Ethik* geht Aristoteles der Frage nach, was das Gute sei, nach dem alle Menschen streben. Die Antwort findet er in der Glückseligkeit (*eudaimonia*) – das vollkommene und selbstgenügsame Gut als das höchste Ziel, das Endziel allen menschlichen Strebens. Dabei meint Aristoteles nicht das Zufallsglück, dieses höchste Gut besteht im „Gut-Leben" wie im „Gut-Handeln". Über die antiken Tugenden versucht er das Gute näher zu bestimmen. So gelten die vier Kardinaltugenden **Klugheit, Gerechtigkeit, Besonnenheit (Mäßigkeit) und Tapferkeit** (Mut, heute Zivilcourage) als erstrebenswerte Auszeichnung einer Person. Tugenden veranlassen Menschen dazu, ihre Triebe und Affekte zu zähmen, ihren Charakter zu kultivieren und die moralische Wahrnehmung zu schärfen. Aristoteles postuliert dabei eine Ethik des Maßhaltens, d. h. die richtige Mitte zwischen Übermaß und Mangel zu treffen (Mesotes-Lehre). Gemäß der Lehre von der Mitte bewegt sich beispielsweise die Tugend der Tapferkeit zwischen den Extremen Feigheit und Tollkühnheit, die Besonnenheit zwischen Zügellosigkeit und Gefühllosigkeit. Manchmal fehlen Aristoteles Begriffe, um diese Mitte zu bestimmen, wie z. B. bei Gerechtigkeit, die er folgendermaßen definiert:

Kardinaltugenden
Grund- oder Haupttugenden; die vier Kardinaltugenden übernahm Aristoteles von seinem Lehrer Platon

griech. *mesotes* = Mitte

> „Die Gerechtigkeit ist also eine Mitte, freilich nicht auf dieselbe Art wie die übrigen Tugenden, sondern weil sie die Mitte schafft. Die Ungerechtigkeit dagegen schafft die Extreme." *(Aristoteles, NE, 1133b, 30–32)*

Nach Aristoteles ist der Mensch formbar und hat eine Natur, die Tugenden aufnehmen kann. Sie sind einerseits durch Erziehung, andererseits durch Selbstkultivierung des Charakters erlernbar.

Im Unterschied zur Pflichtenethik, in der es vor allem um Prinzipien und Regeln geht, und dem Utilitarismus mit seiner Nutzenmaximierung orientiert sich die zeitgenössische Tugendethik an der Haltung einer Person bzw. der Ausbildung einer moralischen Kompetenz. Sie bezeichnet die Fähigkeit zu wissen, was in der jeweiligen Situation das Gute ist und wonach wir unser Handeln ausrichten sollen.

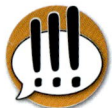

> Die **Tugendethik** beschreibt Grundhaltungen bzw. Charaktereigenschaften, durch die gutes Handeln möglich wird.
>
> Tugenden stehen immer in einem zeitlichen und kulturellen Kontext und bedürfen einer ständigen kritischen Überprüfung.

Kritikpunkte: Die Tugendethik hat unterschiedliche Vor- und Nachteile in der Bewertung bezüglich der Anwendbarkeit.

Tugendethik	
⊕ Charaktertugenden setzen stabile Rahmenbedingungen und zerbrechen nicht (Diskriminierung, Korruption, Verfolgung, Unterdrückung, …).	⊖ Bewertung bezieht sich auf die Person und nicht auf konkrete Handlungen.
⊕ Im Gesundheitswesen ist eine sittliche Grundhaltung, die zu gutem Handeln disponiert, besonders wichtig, um den situativ wechselnden Anforderungen zu entsprechen.	⊖ Universalisierbarkeitsanspruch ist nicht erfüllt. Diese Sicht der Tugenden ist nur begrenzt auf moderne pluralistische Gesellschaften übertragbar, da keine einheitlichen Wertvorstellungen vorhanden sind.
⊕ Tugenden verleihen eine charakterliche Festigkeit, um mit dem Leiden und den Bedürfnissen der Patient*innen umgehen zu können.	⊖ Es fehlen verallgemeinerbare Kriterien für die Beurteilung moralischer Handlungen in Konfliktfällen – eine Ergänzung wird von Kritikern als notwendig erachtet (auch tugendhaften Menschen können schwerwiegende Fehler unterlaufen).

Tabelle 5
Stärken und Schwächen der Tugendethik

Die Tugendethik von Aristoteles ist für die Pflege insofern von Bedeutung, als eine gefestigte Grundhaltung mit internalisierten Tugenden förderlich ist, mit den situativ wechselnden Anforderungen der Patient*innenbetreuung adäquat umzugehen.

Der Erwerb einer tugendhaften Haltung ist eine bewusste Entscheidung, die eine ständige kritische Reflexion des eigenen Handelns und praktische Erfahrung erfordert.

Tugendethische Ansätze sind gegenwärtig wieder verstärkt in das Interesse der Pflegeethik gerückt. Der konkrete Einzelfall ist oft sehr komplex und erfordert eine sensible Wahrnehmung der Situation. Diese zu verstehen ist Voraussetzung für das ethische Beurteilen von Handlungsoptionen und Entscheidungen. Hier setzt die Tugendethik an und ermöglicht eine situationsspezifische Angemessenheit des Handelns, das die jeweiligen Umstände umfassend berücksichtigt.

2.2   Gegenwärtige Ansätze ethischer Urteilsbegründung

2.2.1   Principlism (Vier-Prinzipien-Ansatz der Pflege- und Medizinethik)

Dieser Ansatz nahm 1979 in der amerikanischen Bioethik seinen Ausgang und findet auch in Europa wegen seiner Kontextsensitivität und Praxisnähe größte Akzeptanz unter gegenwärtigen medizinischen Ethiken. Die amerikanischen Autoren Tom L. Beauchamp und James F. Childress beschreiben in ihrem Buch *Principles of Biomedical Ethics* (1979; [7]2013) vier Prinzipien. Diese sind von der common morality abgeleitet und bilden einen Rahmen für die Identifizierung und Reflexion von moralischen Problemen innerhalb wertepluraler Gesellschaften. Auch technologische Neuentwicklungen, für die noch keine Regelungen vorliegen, können anhand dieser Prinzipien auf ihre moralische Vertretbarkeit in der Biomedizin hin überprüft werden.

Der Principlism stellt keine allgemeine ethische Theorie mit einem obersten Moralprinzip dar, sondern basiert auf Prinzipien mittlerer Reichweite. Somit kann dieser von unterschiedlichen kulturellen und religiösen Traditionen akzeptiert werden.

Folgende vier Prinzipien bilden das klassische Quartett:

▸ **Respekt vor der Autonomie von Personen** (respect for autonomy)

▸ **Prinzip des Nichtschadens** (nonmaleficence)

▸ **Prinzip der Benefizienz/Fürsorge** (beneficence)

▸ **Prinzip der Gerechtigkeit** (justice)

Das **Prinzip des Respekts vor der Autonomie von Personen** (respect for autonomy) verpflichtet zur Anerkennung selbstbestimmter Entscheidungen des/der Patient*in. Seine/ihre Bedürfnisse, Ziele und Wertvorstellungen haben Vorrang. Eine paternalistische Haltung der Pflegeperson oder des Arztes verstößt gegen dieses Gebot. Um selbstbestimmt entscheiden zu können, muss dem/der Patient*in eine umfassende Information in verständlicher Weise seitens des Arztes bzw. der Pflegeperson gewährt werden (vgl. Rauprich 2005, S. 20). Pflegende und Ärzt*innen als Expert*innen in ihrem Fach fungieren als Berater*innen, die den Patient*innen die Möglichkeit geben sollen, autonom zu entscheiden. „Die Pflegende gewährleistet, dass die pflegebedürftige Person zeitgerecht die richtige und ausreichende Information auf eine kulturell angemessene Weise erhält, auf die sie ihre Zustimmung zu ihrer pflegerischen Versorgung und Behandlung gründen kann." (ICN-Ethikkodex 2014, S. 2)

---

common morality
Moralvorstellung, die von allen vernünftigen Menschen geteilt und anerkannt wird

werteplural
bedeutet, dass mehrere Werte nebeneinander bestehen; Wertevielfalt

Prinzipien mittlerer Ordnung/Reichweite
gelten hierarchisch gleichwertig (vorläufig = prima facie) und müssen in der Praxis oftmals gegeneinander abgewogen werden. Mittleren Prinzipien kann auch ein Theoriekonzept übergeordnet werden

Paternalismus
Bevormundung
(von lat. *pater* = Vater)

In der Pflege bedeutet dies, dass der/die Patient*in in die Pflegeplanung als gleichwertige/r Partner*in miteinzubeziehen ist. Dies setzt voraus, dass er/sie entscheidungsfähig ist und potenzielle Gefahren einschätzen kann. Besonders schwierig ist in diesem Kontext die Pflege von nicht einwilligungsfähigen wie komatösen und dementen Menschen. In den seltensten Fällen liegt eine differenzierte Patient*innenverfügung (PV) vor. Umso mehr ist eine besondere Sensibilität auch für nonverbale Signale (Mimik und Gestik) gefordert. Wenn keine PV vorliegt, basiert die Entscheidung auf früher geäußerten Bedürfnissen und Wünschen (z. B. Angehörigenbefragung) oder eben dem mutmaßlichen Patient*innenwillen. Pflegerisches Fachwissen darf niemals gegen den Willen des/der Patient*innen angewendet werden (z. B. wenn ein/e Patient*in die Nahrungsaufnahme oder die Körperpflege ablehnt). Würdevolle Pflege darf nicht zu einem Machtmissbrauch verkommen. Respekt vor der Autonomie von Patient*innen bedeutet, die Selbstständigkeit und die Fähigkeit zur Selbstsorge zu fördern, ohne sie aufzuzwingen und ohne eigene Wertungen und Einschätzungen anders als beratend einzubringen (vgl. Rabe 2009, S. 134).

Das **Prinzip der Benefizienz/Fürsorge** (beneficence) steht in unmittelbarem Zusammenhang mit der Autonomie und muss bei ethischen Beurteilungen von Handlungen in gleicher Weise Berücksichtigung finden. Das Benefizienzprinzip beinhaltet die Verpflichtung, so zu handeln, dass das Wohlergehen nach den Präferenzen des/der Patient*innen gefördert und Schaden vermieden wird. Sollte dennoch ein/e Patient*in einen Schaden erlitten haben, besteht die Verpflichtung, diesen wiedergutzumachen. Vor- und Nachteile, Wirkungen und Nebenwirkungen, Chancen und Risiken sowie Kosten und Nutzen einer Handlung sind abzuwägen und diejenige Handlungsoption zu wählen, die das größte Wohl für den/die Patient*in gewährleistet (vgl. Rauprich 2005, S. 19f.). Eine richtig verstandene Fürsorge orientiert sich an der Achtung der Würde, die jedem Menschen gleichermaßen zukommt (vgl. dazu Kapitel 2.2.2, Care-Ethik).

In der Pflege muss jedem/jeder Patient*in die für ihn/sie bestmögliche Pflege mit dem größtmöglichen Nutzen und dem geringstmöglichen Schaden unter Berücksichtigung neuester Erkenntnisse der Forschung ermöglicht werden. Die Anwendung des Benefizienzprinzips darf jedoch nicht zu einer paternalistischen Verhaltensweise der Pflegeperson führen, bei der das „theoretisch Gute" dem/der Patient*in aufgezwungen wird (vgl. SBK 2003, S. 13f.). Vielmehr sind Pflegende dazu aufgefordert, über den objektiven Pflegebedarf hinaus das aktuelle Situationserleben des/der Patient*in mit seinen/ihren subjektiven Bedürfnissen bewusst wahrzunehmen und ihn/sie bei pflegerischen Entscheidungsprozessen, die seine/ihre Person betreffen, mit einzubeziehen.

Das **Prinzip des Nichtschadens** (nonmaleficence) bezieht sich auf das **Verbot**, Handlungen durchzuführen, die dem/der Patient*in physisch oder psychisch schaden. Risiken, Nachteile und Nutzen einer medizinischen und pflegerischen Maßnahme müssen sorgfältig abgewogen werden. Dieses

Prinzip liegt dem Benefizienzprinzip sehr nahe (vgl. Fölsch 2008, S. 126). Nach Beauchamp und Childress unterscheidet sich das Nichtschadenprinzip von der Fürsorgepflicht dadurch, dass das Prinzip des Nichtschadens universell angewendet werden kann, unparteilich angewendet werden soll und juristische Sanktionen rechtfertigt (vgl. Rauprich 2005, S. 20).

In der Pflege erfordert das Prinzip des Nichtschadens Aufmerksamkeit und Achtsamkeit, um Gefahren zu erkennen und präventive Maßnahmen einzuleiten, wobei ein gewisses Restrisiko nie ausgeschaltet werden kann. Zu Schäden kann es kommen, wenn die Pflege nachlässig, nicht fachgerecht oder nicht entsprechend den hygienischen Richtlinien durchgeführt wird. Es ist zu bedenken, dass pflegerische Handlungen auch Schmerzen verursachen können, vor allem beim Verbandwechsel, beim Lagerungswechsel und bei der Applikation von Injektionen, auch Risiken bei Einläufen, Katheterisierung etc. sind gegeben. Daher sind Pflegepersonen verpflichtet, ihr Wissen und Können aktuell zu halten, etwa durch Fort- und Weiterbildung, aktuelle Fachliteratur sowie durch die Reflexion des eigenen fachlichen und moralischen Handelns (vgl. Fölsch 2008, S. 127).

Das **Prinzip der Gerechtigkeit** (justice) beinhaltet die Verpflichtung einer **fairen Verteilung** von Ressourcen im Gesundheitswesen, nämlich Menschen in gleichen Situationen gleich zu behandeln. Der medizintechnische Fortschritt führt zu teuren Diagnose- und Therapiemöglichkeiten bei gleichzeitigem Rückgang der Einnahmen der Krankenversicherungen. Zudem sind immer mehr ältere Menschen von chronischen Erkrankungen und Einschränkungen betroffen (vgl. Fenner 2010, S. 106).

Verteilungsgerechtigkeit im Gesundheitswesen erfordert gerechte und vertretbare Kriterien, die transparent und nachvollziehbar sind. Der Ethikkodex der Barmherzigen Brüder verweist auf die faire Gestaltung der sozioökonomischen Faktoren in der Krankenversorgung in Bezug auf die Allokation begrenzter Ressourcen, die Versorgung von Menschen, die nicht vom öffentlichen Sozialsystem erfasst sind, und die Vermeidung der Diskriminierung von Menschen mit bestimmten Krankheiten oder Behinderungen (vgl. Barmherzige Brüder Österreich 2010, S. 23).

Im Kontext der Pflege bedeutet dies, dass Pflegende jedem/jeder Patient*in auf kompetente Weise die Pflege zukommen lassen, die für ihn/sie angemessen erscheint, und zwar unabhängig von Alter, Hautfarbe, Glaube, Kultur, Behinderung oder Krankheit, Geschlecht, sexueller Orientierung, Nationalität, politischer Einstellung, ethnischer Zugehörigkeit oder sozialem Status (vgl. ICN-Ethikkodex 2014, S. 1). Schwierig wird es, wenn die Ressourcen knapp sind und nicht mehr jede/r Patient*in seinen/ihren Bedürfnissen entsprechend gepflegt werden kann. Pflegende stehen dann vor der Entscheidung, wie sie diese (gerecht) einsetzen. Konflikte ergeben sich beispielsweise durch Rationierungen im Personalbereich sowie bei Materialien (vgl. Fölsch 2008, S. 142f.).

Diese vier Prinzipien gelten *prima facie*, d.h. sie sind gleichermaßen verbindlich. Es gibt allerdings Situationen, in denen sie gegeneinander abgewogen werden müssen. So kann in einem Fall das Prinzip der Autonomie gewichtiger erscheinen als das Prinzip der Fürsorge, während in einem anderen Fall die umgekehrte Gewichtung gerechtfertigt sein kann, z. B. wenn ein/e Patient*in eine Pflegehandlung ablehnt und dadurch eine Schädigung des/der Patient*in zu erwarten ist. Im pflegerischen Kontext, vor allem bei stark eingeschränkten, chronisch kranken und dementen Menschen fokussiert sich in schwierigen Situation die ethische Fragestellung auf das Wesen des Menschen: „Wie soll ich dich behandeln?" Konkrete Bedürfnisse, Gefühle, Gedanken und Werthaltungen des zu betreuenden Menschen stehen im Mittelpunkt (vgl. Reitinger/Heller 2010, S. 743). Hier wird deutlich, dass eine reine Prinzipienorientierung zu kurz greift und tugendethische Ergänzungen erfordert, etwa durch die Care-Ethik.

Auch Beauchamp und Childress ([7]2013, S. 37–43) plädieren in neueren Auflagen für eine tugendethische Ergänzung der Prinzipienorientierung. Sie formulieren die Tugenden Mitleid, Urteilskraft, Vertrauenswürdigkeit, Integrität und Gewissenhaftigkeit. Verinnerlichte Tugenden bilden die moralisch angemessene Haltung und drücken sich in der Anwendung und Gewichtung von Prinzipien aus. Nach Beauchamp soll es gelingen, zu prinzipiengeleiteten Urteilen zu kommen, ohne den/die Handelnde/n das Ermessen zu nehmen. Es erfordert Urteile, die ihrerseits abhängig sind von Charakter, moralischer Einsicht sowie einem Bewusstsein für persönliche Verantwortung (vgl. Beauchamp 2005, S. 51).

Beauchamp plädiert für eine sorgfältige Analyse und Spezifizierung von Prinzipien und betont, dass mittlere Prinzipien mit den unterschiedlichen Richtungen der ethischen Urteilsbegründung als vereinbar zu betrachten sind (vgl. ebd., S. 71). Allgemeine Prinzipien, Theorien, Regeln sowie spezielle Gefühle, Wahrnehmungen und Fallbeurteilungen sollen bei ethischen Urteilen vereint werden (vgl. ebd.).

Prinzipienorientierte Ansätze sind im Gesundheitswesen verbreitet und spielen auch im Pflegeberuf eine bedeutende Rolle für die ethische Reflexion sowie in Entscheidungsfindungsprozessen. Gegenwärtige Pflegeethiker*innen formulieren verschiedene ethische Prinzipien zur Orientierung für die Pflegeethik. Beispielsweise beziehen sich Tschudin ([2]1988, S. 42ff.) und Arndt ([2]2007, S. 67ff.) auf die fünf Prinzipien einer Ethik der Verantwortung: Das Prinzip vom Wert des Lebens, das Prinzip vom Guten oder Richtigen, das Prinzip der Gerechtigkeit oder Fairness, das Prinzip der Wahrheit und Ehrlichkeit und das Prinzip der persönlichen Freiheit. Rabe (2009) beschreibt sechs Prinzipien: Autonomie, Fürsorge, Gerechtigkeit, Dialog, Verantwortung und Würde als allen anderen übergeordnetes Prinzip. Lay ([2]2012) schlägt folgende fünf Prinzipien vor: Förderung von Wohlergehen/Wohlbefinden, Förderung von Autonomie/Selbstständigkeit, Gerechtigkeit, Aufrichtigkeit und dialogische Verständigung.

Moralische Konflikte und Dilemmata sind häufig multiprofessionell angelegt und erfordern einen interprofessionellen Diskurs. Dabei könnte es von Vorteil sein, sich auf eine gemeinsame Ausgangsbasis ethischer Bewertungskriterien für Entscheidungsprozesse zu einigen, wobei Prinzipien ebenso wie Tugenden eine zentrale Rolle spielen.

2.2.2 Care-Ethik

Die Care-Ethik entwickelte sich aus der feministischen Ethik und gewinnt in Heilberufen zunehmend an Bedeutung. Sie ist besonders auf Fürsorglichkeit und Anteilnahme bezogen, wobei Gefühle und Beziehungen eine wesentliche Rolle spielen. Sie wird dadurch eher einem ganzheitlichen moralischen Konzept gerecht.

Den Ausgang fand dieses Ethikkonzept in der Kritik der US-amerikanischen Entwicklungspsychologin **Carol Gilligan** („Die andere Stimme", 1982) an Lawrence Kohlbergs Stufenmodell (1964) moralischer Entwicklung.

Bei Kohlbergs Untersuchungen zur moralischen Urteilsfähigkeit schnitten weibliche Probanden bei der Lösung moralischer Probleme eindeutig schlechter ab als die männlichen. Kohlberg ging von der Vorstellung aus, dass moralische Reife mit der Entwicklung der Person stufenweise zunimmt, und entwickelte (im Anschluss an Jean Piaget) ein sechsstufiges Modell. Die Einteilung der Stadien wurde aufgrund von Beobachtungen von männlichen Probanden entwickelt und basiert auf Kants Begriff von praktischer Vernunft und den Prinzipien von Recht und Gerechtigkeit unter Ausklammerung moralischer Gefühle und zwischenmenschlicher Beziehungen.

Bei der Lösung von hypothetischen moralischen Dilemmasituationen erreichten die weiblichen Probanden meist nicht die höchste Stufe (vgl. Zimbardo/Gerrig ⁷1996, S. 503ff.).

Der „**Gerechtigkeitsperspektive**" Kohlbergs stellt Gilligan die „Fürsorgeperspektive" gegenüber. Nach Untersuchungen von Gilligan liegt den Entscheidungen von Frauen eine andere Auffassung von Moral zugrunde als den moralischen Urteilen von Männern. Frauen nähern sich moralischen Problemen vor allem mit Empathie und der Sorge für andere. Sie achten verstärkt auf die Beziehungsstrukturen in einer Handlungssituation und interessierten sich weniger für die rationalen, prinzipiengeleiteten Entscheidungshintergründe.

Gilligan deutet die sensible und empathische Herangehensweise von Frauen an moralische Probleme als ein Indiz der Fürsorge (Care). Sie beschreibt eine *Ethics of Care* als Fürsorglichkeit, Anteilnahme und Aufmerksamkeit.

Care-Ethik stellt die zwischenmenschliche Beziehung und Verantwortung füreinander in den Vordergrund. Durch diese Sichtweise wird die Wahrnehmung für moralische Probleme geschärft, um gerechtfertigtes Handeln zu ermöglichen. Gilligan misst der Berücksichtigung moralischer Gefühle einen hohen Stellenwert bei, um Gleichgültigkeit zu verhindern. Daher plädiert sie für eine Änderung der Definition moralischer Reife. Für sie bedeutet die Fähigkeit zum Mitgefühl und zur Übernahme von persönlicher Verantwortung für andere eine beziehungsorientierte Form von Rationalität und Moralität. Für moralische Urteile ist diese Herangehensweise von gleichwertiger Bedeutung wie der Zugang zur moralischen Urteilsbildung, der sich an abstrakt-allgemeinen Prinzipien von Recht und Gerechtigkeit orientiert.

engl. *care* = Fürsorglichkeit
Eine exakte Übersetzung ins Deutsche liegt nicht vor. Die Bedeutung reicht von Fürsorge und Anteilnahme bis zu Mitmenschlichkeit und Verantwortung (vgl. Conradi 2001, S. 31–44).
Schnepp (1996) definiert Care mit pflegekundiger Sorge.

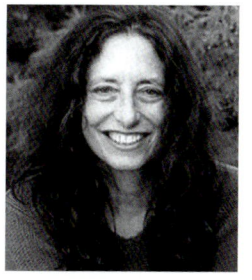

Carol Gilligan
(geb. 1936 in New York), Schülerin von Erik Erikson und wiss. Mitarbeiterin von Lawrence Kohlberg. Sie war Professorin für Psychologie an der Harvard University

Die Gerechtigkeitsethik beruht auf einem Konzept von Fairness, das allgemeingültige moralische Regeln und universale Verbindlichkeiten postuliert und das die Gleichheit aller Menschen als Subjekt moralischen Handelns zur Voraussetzung hat.

Rationalität

von der Vernunft bestimmt; oft bezogen auf Verhalten, das auf Einsicht gegründet ist

Gerechtigkeit

(moralische) Prinzipien, Pflichten, Werte oder Tugenden, die von einer ehrlichen und gerechten Verteilung der Rechte und Pflichten auf Menschen ausgehen

Tabelle 6
**Gegenüberstellung
von Gerechtigkeitsethik
und Care-Ethik**
(vgl. Schnabl 2005,
S. 238 ff.)

Gerechtigkeitsethik	Care-Ethik
rationales Vernunfturteil	Einbeziehung bestimmter Gefühle (Bindungsgefühle) wie Empathie, Wohlwollen, Mitleid und Anteilnahme
autonomes Subjekt	Subjekt in Beziehung (Logik von Beziehungen, Verantwortung und Sorge für andere)
abstrakte, allgemeine Urteile	konkrete Situation (Erfassen der Situation mit ihrem spezifischen Kontext)

Gilligan hat mit ihren Thesen als Ergebnis ihrer empirischen Untersuchungen zwar keine abschließenden Lösungen oder Methoden entwickelt, doch hat sie eine umfassende Diskussion zur Care-Ethik eingeleitet.

Care-Ethik im pflegerischen Setting

Patient*innenorientierte Pflege und Verantwortung bezieht sich auf die Sorge um vulnerable Menschen. Krankheitserleben und Leiderfahrung sind immer subjektiv. Professionelle Pflege bedeutet eine achtsame und empathische Zuwendung zum pflegebedürftigen Menschen, ihn in seiner besonderen Situation wahrzunehmen und das pflegerische Handeln nach seinen Bedürfnissen auszurichten. Eine fürsorgliche Pflegebeziehung muss von Verantwortung und Sicherheit getragen sein, damit Vertrauen aufgebaut werden kann. Sie ist in der wissenschaftlichen Diskussion als Care-Ethik aktuell präsent. Vor einer weiteren Auseinandersetzung sollen die Begriffe *care* und *caring* in diesem Kontext beleuchtet werden.

Für das englische Wort *care* existiert in der deutschen Sprache keine gleichwertige Übersetzung. Begriffe wie „Fürsorge" und „Sorge" werden positiv durch Erweiterungen wie „achtsame Zuwendung" (Conradi 2001), „pflegerische Sorge" (Stemmer 2003) beschrieben und negativ mit Bemutterung und Bevormundung assoziiert (vgl. Kleibel/Urban-Huser 2016, S. 11).

Der historische Fürsorge-Begriff wird von seinen Wurzeln her als pflegerisches und auch ärztliches Ethos betrachtet (vgl. Kohlen 2012, S. 17). Er wird aber auch mit dem negativen Verständnis von Fürsorge als Beruf in Verbindung gebracht. Fürsorgerinnen hatten die Funktion der behördlichen Kontrolle und Disziplinierung von Familien und sozial Schwachen, weniger im Lichte der Hilfe und Unterstützung. Erst die Befreiung von einem veralteten autoritären Verständnis der Sozialhilfe lässt umsorgende, besorgende, versorgende Bedeutung zu, bis hin zu „für etwas Sorge tragen" (vgl. Friesacher 2016, S. 59).

Caring repräsentiert für den deutschen Pflegewissenschaftler Wilfried Schnepp (2016, S. 74) am ehesten die Kombination von „sorgen" und „kümmern". Somit kann Caring als Kernstück unseres beruflichen Handelns gelten. Nach Schnepp „ist eine ‚sorgende' Haltung unverzichtbar bei einer so intimen Dienstleistung, wie die berufliche Pflege es ist." (ebd., S. 81) Die Sorge als gute pflegerische Haltung ist eine nicht zu vernachlässigende Aufgabe und somit als Gegenstand ethischen Denkens und Handelns zu betrachten (vgl. ebd.).

Die US-amerikanische „Ethics of Care" wurde von einigen Autorinnen (Patricia Benner 1997; Nel Noddings 1984; Joan Tronto 1990 u. a.) weiterentwickelt. Auch in Europa existiert gegenwärtig ein Diskurs zu care-ethischen Konzeptionen. Diese finden in ihren Grundzügen eine weitgehende Übereinstimmung und sind in den verschiedenen Ländern oder Sprachen in unterschiedlichen Disziplinen verankert. Beispielsweise ist die Care-Ethik in Schweden als „Omsorgsetik" (Swanson 1991) vorwiegend in den Sozialwissenschaften präsent. Für die Pflegewissenschaft (neben anderen Disziplinen) hat sie sich in den Niederlanden als „Zorgethiek", im deutschsprachigen Raum als „Ethik der Achtsamkeit" (Conradi 2001) entwickelt (vgl. Vosman/Conradi 2016, S. 17f.).

Im Anschluss wird der von Elisabeth Conradi (2001) entwickelte Ansatz der „Ethik der Achtsamkeit" dargestellt, der sich durch die Verwobenheit von Fühlen, Denken und Handeln als eine Verbindung von Gerechtigkeit und Fürsorge konstituiert.

Care als Ethik der Achtsamkeit

Elisabeth Conradi (2001) setzt bei Care als Praxisform an, indem sie die reale Care-Praxis in den Mittelpunkt der Ethikdiskussion stellt. Den Begriff *Care* definiert Conradi (2003, S. 32) als

> „[...] eine Praxis der Zuwendung, Achtsamkeit und Bezogenheit, die durch die daran Beteiligten gemeinsam gestaltet wird. Gemeint ist ein weiter Bereich, der von Selbstsorge über kleine Gesten der Aufmerksamkeit, pflegende und versorgende menschliche Interaktionen bis hin zu kollektiven Aktivitäten reicht."

Sie kritisiert die Formulierung der Fürsorge als Prinzip, weil es die wichtigsten Aspekte von Care unberücksichtigt lässt (vgl. Conradi 2001, S. 22). Conradis Ansatz erfordert eine Erweiterung und Veränderung philosophischer Terminologie (vgl. ebd., 14f.). Sie stellt den Begriffen der Autonomie, Gegenseitigkeit und Gleichheit – als fundamentalen Begründungen für die Achtung der Würde von Menschen – eine andere Sichtweise gegenüber: die **Achtsamkeit**. Eine achtsame Pflegeperson achtet darauf, wie sie in alltäglichen Situationen denkt, sich verhält, wie sie handelt und über sich reflektiert. Damit bildet Achtsamkeit den Kern des Charakters. Achtsamkeit basiert direkt auf zwischenmenschlichen Beziehungen in der Pflege, denn pflegerisches Handeln ist Interaktion zwischen Pflegeperson und Patient*in. Achtsamkeit kann als alternative Begründung eines pflichtethischen Achtungsbegriffs, der nicht auf Autonomie angewiesen ist, gesehen werden. Im pflegerischen Bereich gelten vor allem zwei Aspekte von Autonomie als elementar: die Möglichkeit, „selbst Entscheidungen zu fällen" sowie „selbsttätig" zu sein. Conradi skizziert den Menschen auch als hilfsbedürftig, fehlerhaft, auf andere angewiesen und zuwendungsfähig. Die Selbstständigkeit von Patient*innen zu fördern und zu erhalten ist ein zentrales Pflegeziel. Dabei ist für Conradi Achtung nicht darin begründet, den Menschen als selbst entscheidendes Wesen zu betrachten (vgl. Conradi

2003, S. 40), was beispielsweise Menschen mit geistiger Behinderung, Demenz oder apallischem Syndrom unter Umständen ausschließen würde. Für Conradi ist Care eine menschliche Handlungspraxis zwischen unterschiedlich autonomen Subjekten und nicht an Gegenseitigkeit gebunden.

Conradi sieht diese nicht als Instinkt oder Affekt, sondern als eine sozial erwerbbare Fähigkeit, bei der Fühlen, Denken und Handeln miteinander verwoben sind. Demnach schließen Vernunft und Gefühl einander nicht aus. Gerade in der Pflege darf auf den vernünftigen Diskurs nicht verzichtet werden, doch sind es nicht allein die vernunftbasierten Argumente, die eine Handlung moralisch gut machen. Ebenso gilt Emotionalität als „wesentlicher Teil des Menschseins. Gefühle sind in einer zwischenmenschlichen Begegnung immer vorhanden und beeinflussen das Erleben der Beziehung und somit die Wirkung der pflegetherapeutischen Maßnahmen" (Hiemetzberger/Rupprecht 2013, S. 12).

Care ist nicht als weibliche Tugend oder Charaktereigenschaft zu betrachten, beide Geschlechter haben eine breite Gefühlsskala. Zwar wird Fürsorge von Frauen eher erwartet, jedoch muss eine sorgende Anteilnahme in bestimmten Situationen allen Menschen abverlangt werden können, um klassische Rollenstereotype, in denen sich wiederum eine Geschlechterhierarchie spiegelt, zu umgehen (vgl. Pauer-Studer [2]2010, S. 146).

Überdies sind Frauen nicht immer nur fürsorglich, auch Aggression und Gewalt können in der Interaktion zwischen Patient*innen und weiblicher Pflegeperson aufkommen. Um solches Fehlverhalten zu verhindern, ist es unabdingbar, dass Pflegende ihre eigenen sowie die Wertvorstellungen der Patient*innen realistisch einschätzen und Bereitschaft zeigen, den Patient*innen zu ihren eigenen Entscheidungen zu verhelfen. Machtstellungen dürfen bei Pflegehandlungen nicht ausgenutzt werden, denn die Patient*innen sind sowohl in Bezug auf Fachwissen wie auch empathische Haltung von den Pflegenden abhängig. Die Pflegewissenschaftlerinnen Benner und Wrubel (1997, S. 25) betonen eine sorgende Haltung als Basis der Pflegepraxis: „Erst durch eine von Sorge geprägte Beziehung erwächst das Vertrauen, das es der umsorgten Person möglich macht, die angebotene Hilfe anzunehmen und sich umsorgt zu fühlen".

Auch in der Definition von professioneller Pflege des Instituts für Pflegewissenschaft der Universität Basel (2003) wird dieser Aspekt betont. Pflege beruht

> *„auf einer Beziehung zwischen betreuten Menschen und Pflegenden, welche von letzteren geprägt ist durch sorgende Zuwendung, Einfühlsamkeit und Anteilnahme. Die Beziehung ermöglicht die volle Entfaltung von Ressourcen der Beteiligten, das Zulassen der zur Pflege nötigen Nähe und das Festlegen gemeinsamer Ziele."*

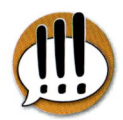

Professionelle Pflege soll dadurch gekennzeichnet sein, dass sowohl die kognitive **Argumentationsfähigkeit** wie die Grundeinstellung der **Fürsorglichkeit** wichtige Merkmale der Bewältigung komplexer ethischer Konflikte darstellen. Pflege ist ein zwischenmenschlicher Beziehungsprozess und erfordert von der Pflegeperson neben fachlicher Kenntnis die Wahrnehmung des Menschen in seiner Ganzheit.

Beide Fähigkeiten sind sowohl für Männer als auch für Frauen erlernbar und sollen von beiden Geschlechtern verinnerlicht werden.

kognitiv
die Erkenntnis betreffend, erkenntnismäßig

Die Pflegewissenschaftlerin Hanna Mayer betont, dass pflegewissenschaftliche Erkenntnisse in der praktischen Anwendung „immer mit zwischenmenschlicher Zuwendung gekoppelt sein müssen, um für den Patienten wertvoll zu werden. Sorge ohne Wissen ist in der Pflege wirkungslos, aber Wissen, das vom Prinzip der Sorge getrennt ist, kann gefährlich werden." (Mayer 2016) Es ist daher unverzichtbar, das alltägliche Handeln im pflegerischen Kontext laufend zu reflektieren.

Spirig et al. (2016, S. 36) sehen „die professionelle Haltung als neue Uniform" an, in deren Sinn sie in ihrer Dienstleistungshaltung und fachkundigen Fürsorge erkannt werden möchten.

2.2.3 Verantwortungsethik

Der Verantwortungsbegriff umfasst Handlungen, die im fachlichen wie im moralischen Sinne zu bewerten und zu rechtfertigen sind. Der Mensch bewegt sich in einer normativen Welt und besitzt Moralfähigkeit. Seine Handlungen sind von ihm frei bestimmbar und keine bloßen Naturereignisse. Daher ist Verantwortung ein Relations- bzw. Beziehungsbegriff, der nach Bayertz (1995, S. 15) mindestens drei Elemente in Beziehung zueinander bringt, nämlich der **Zuständigkeit**

▸ von einem **Subjekt** der Verantwortung – Wer? (z. B. Pflegeperson, Ärzt*in)

▸ für ein **Objekt** der Verantwortung – Wofür? (z. B. übernommene Aufgaben, Patient*innen, Kolleg*innen, Vorgesetzte, Berufsstand, Institution, Gesellschaft)

▸ vor einem **System von Bewertungsmaßstäben** – Wem gegenüber? (z. B. Rechtssystem, Gesetz, Gericht, Gewissen, …).

Lenk (1998) führt als vierte Relation den

▸ **normativen Maßstab** als Grundlage der Verantwortung an – **Warum?** (ein (be-)wertendes Kriterium, Normen, Standards, Kodizes)

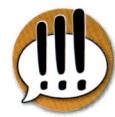

Verantwortung bedeutet, dass der Mensch nicht nur für etwas (z. B. eine Handlung) verantwortlich ist, sondern auch gegenüber jemandem (z. B. den Patient*innen) und vor einer urteilenden Instanz.

Verantwortung zu übernehmen, bedeutet, bereit zu sein oder verpflichtet zu werden, sich zu ver-antworten – jemandem Antwort zu geben auf die Frage: Warum hast du so gehandelt? Verantwortung bedeutet immer auch Beantwortung. Die Bedeutung dieser Frage findet sich im Begriff der Rechenschaftspflicht (vgl. Lenk 1998, S. 64). **Rechtfertigen** bedeutet, das eigene Handeln zu begründen, Stellung zu beziehen. Denn **Verantwortung** zu tragen setzt neben Fach- und Methodenkompetenz moralische Kompetenz voraus. Für letztere ist kritisches Hinterfragen und Urteilskraft grundlegend. Pflegerische Interventionen oder ärztliche Anordnungen, die Zweifel über ihre ethische Qualität hervorrufen, gilt es, einer Prüfung zu unterziehen. Wenn dies dem Wohl und der Sicherheit des/der anvertrauten Patient*in abträglich ist, ist es die Pflicht der Pflegeperson, aufzuzeigen, dass eine Durchführung dem/r Betroffenen schaden würde.

Hans Jonas erweitert den „klassischen" (retrospektiven) Verantwortungsbegriff um die Dimension der Zukunft im Sinne einer **Präventions- und Fürsorgeverantwortung**: „Verantwortung ist die als Pflicht anerkannte Sorge um ein anderes Sein, die bei Bedrohung seiner Verletzlichkeit zur ‚Besorgnis' wird." (Jonas 1984, S. 391)

Jonas tritt dafür ein, dass wir verantwortlich sind gegenüber jenen, die von unserer Macht und unseren Handlungsmöglichkeiten abhängig sind. Für Jonas verpflichtet sich gerade derjenige zu verantwortlichem Handeln, der Macht über Sein und Nichtsein hat – „Macht erzeugt Verantwortung" (ebd., S. 36). Wichtige Themen waren für Jonas u. a. der Umgang mit dem Hirntod und der Organtransplantation, die auch im pflegerischen Kontext relevant sind. Aktuell muss sich die Pflege auch mit neuen Entwicklungen wie beispielsweise der Robotik in der Pflege auseinandersetzen.

Beispiel aus der alltäglichen Pflegepraxis: Entlassungsmanagement

Bei der Frage um die Entlassung von Patient*innen, die durch ihre Krankheit nun zu Hause nicht mehr allein zurechtkommen und Unterstützung brauchen, liegt die Verantwortlichkeit bedürfnisorientierte Maßnahmen zu organisieren bei der Pflegeperson (z. B. Unterstützung bei der Körperpflege, regelmäßiger Verbandwechsel, Applikation der Insulintherapie).

Professionelle Pflege umfasst sowohl rechtliche als auch moralische Verantwortung.

Rechtsverantwortung

Das österreichische Gesundheits- und Krankenpflegegesetz – GuKG (BGBl. I Nr. 108/1997 i. d. g. F. § 12, Abs. 1) versteht unter Rechtsverantwortung Folgendes:

„Der gehobene Dienst für Gesundheits- und Krankenpflege trägt die Verantwortung für die unmittelbare und mittelbare Pflege von Menschen in allen Altersstufen, Familien und Bevölkerungsgruppen in mobilen, ambulanten,

*teilstationären und stationären Versorgungsformen sowie allen Versorgungs-
stufen (Primärversorgung, ambulante spezialisierte Versorgung sowie statio-
näre Versorgung). Handlungsleitend sind dabei ethische, rechtliche, interkul-
turelle, psychosoziale und systemische Perspektiven und Grundsätze."*

Diese Verantwortung drückt sich in den Kompetenzbereichen der „pflegerischen Kernkompetenz", „Kompetenz bei Notfällen", „Kompetenz bei
medizinischer Diagnostik und Therapie" und der „Kompetenz im multiprofessionellen Versorgungsteam" aus. Diese können gleichzeitig auch als
Verantwortungsbereiche betrachtet werden (§ 13, Abs. 2 GuKG).

Rechtliche Verantwortung besagt, dass ein Rechtssubjekt für das eigene
Tun und die daraus entstehenden Folgen zur Rechenschaft gezogen wird,
wobei Verantwortung hier im Sinne von Zurechenbarkeit einer Schuld
oder Pflicht zu verstehen ist. Die Grundlage bilden Rechtswissen und die
fachliche sowie ethische Kompetenz. Rechtliche Normen können nicht
jeden Einzelfall abdecken. Handlungsleitende Prinzipien wie Gerechtigkeit und Fairness, Patient*innenautonomie, das Schädigungsverbot, das
Hilfsgebot (Fürsorge) sowie berufsethische Grundsätze (z. B. ICN-Kodex)
können hier Orientierungshilfen anbieten.

> **Rechtssubjekt**
> Mit Rechtssubjekt werden
> die Träger von Rechten
> und Pflichten bezeichnet.

Eine Handlung mit moralisch gerechtfertigten Gründen ist nicht automatisch auch rechtlich legitim und umgekehrt gilt eine rechtlich legitime
Handlung nicht automatisch als moralisch wertvoll.

Moralische Verantwortung

Sie ist am Wohl und an der Würde des Menschen orientiert und besteht gegenüber anderen Menschen (universalmoralische Verantwortung) ebenso
wie gegenüber einem selbst (Selbstverantwortung).

Im kantischen Sinne gesprochen handelt derjenige moralisch gut und
richtig, der sich selbst zu moralischem Handeln verpflichtet. Der Mensch
tritt vor sich selbst, d. h. vor sein **Gewissen** als innere moralische Instanz,
um sich für sein Handeln zu rechtfertigen. Das Gewissen entscheidet nach
dem Maßstab von Normen und Werten, die es aufgrund seiner Autonomie
und Selbstbestimmung anerkennt. Dabei ist es Angeklagter, Richter und
Gesetzgeber zugleich (vgl. Bayertz 1995, S. 19). Die Grundfrage der Moral
ist nicht, ob etwas erlaubt oder verboten ist, sondern ob man mit seinem
Handeln leben kann (vgl. Fröhlich 2014, S. 66).

Die moralische Verantwortung ist individuell und universell gleichzeitig,
da sie für jedermann in gleicher Situation gilt. Moralische Verantwortung
ist **nicht teilbar, nicht subtrahierbar, nicht delegierbar**, wie z. B. die Auf-
gabenverantwortung, und ebenso kann sie **nicht auf- oder abgeschoben**
werden (vgl. Lenk 1998, S. 281).

Eine moralische Handlung kann unter gesetzeswidrigen Umständen erfolgen, vor denen die handelnde Person Stellung zu beziehen hat bzw. für die
sie gerichtlich verurteilt werden kann. Im Gegenzug dazu kann eine legitime
Handlung moralischen Normen entgegenstehen. Moralische Verantwortung
ist nicht vor Gericht einklagbar, oberste Instanz ist das eigene Gewissen.

Jemanden zu zwingen, gegen sein Gewissen zu handeln, würde bedeuten, ihm etwas abzuverlangen, das er nicht verantworten kann. Anders verhält es sich, wenn Dritte betroffen sind (wenn beispielsweise Eltern aus religiösen Gründen eine lebensrettende Bluttransfusion verbieten). An diesem Punkt findet die Gewissensfreiheit ihre Grenze, da hier bereits die Freiheit des anderen beginnt (vgl. Pöltner 2002, S. 56).

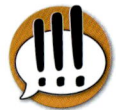

> Verantwortliches Handeln setzt die Selbstverpflichtung einer Person zu moralischem Handeln voraus sowie die Bereitschaft, alle Folgen ihres Handelns zu tragen.

Beispiel aus der österreichischen Geschichte
Auszug aus den NS-(Euthanasie-)Prozessen: „Ich habe mit der Durchführung der erhaltenen Tötungsaufträge, so viele es auch waren, nur meine Pflicht erfüllt, zumindest dachte ich mir, daß es so sein muß." (Fürstler/ Malina 2004, S. 178) Unter ärztlicher Anordnung töteten Pflegepersonen unschuldige, wehrlose Menschen ohne nennenswerten Widerstand.

Die Ausübung unreflektierten Gehorsams hatte im Nationalsozialismus verheerende Folgen. Sie ließ Zivilcourage und Menschlichkeit in konkreten Handlungsumständen in den Hintergrund treten. Beispiele wie das Spital Am Spiegelgrund zeigen, dass viele behinderte Menschen getötet wurden, weil sie nicht der gesellschaftlichen Norm von gesund, intelligent und arbeitsfähig entsprachen. Darin wird deutlich, dass das eigene Handeln einer ständigen Reflexion und eines Verantwortungsbewusstseins bedarf, damit wir nicht Gefahr laufen, Normen und Anordnungen unreflektiert zu folgen.

Moralische Verantwortung kann sich auch auf Gruppen beziehen, kann aber nicht kollektiv übernommen werden, sodass dem einzelnen Mitglied keine Verantwortung zukäme.

„Jeder ist im System im Ganzen mitverantwortlich, soweit dieses von seinen Handlungs- und Eingriffsmöglichkeiten abhängt. Doch niemand ist für alles allein verantwortlich." (Lenk 1991, S. 71)

Lenk bestimmt die moralische Verantwortung somit als universell. Das bedeutet, dass niemand, der an ethisch verwerflichen Projekten teilnimmt, sich von moralischer Verantwortung freisprechen kann (vgl. ebd., S. 67).

Vertiefung des Lernstoffes

Zum Wiederholen

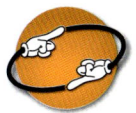

- ▶ Kantische Ethik
- ▶ Pflichtbegriff bei Kant
- ▶ Kategorischer Imperativ
- ▶ Utilitarismus
- ▶ Nutzenmaximierung
- ▶ Präferenzutilitarismus
- ▶ Tugendethik, pflegerische Tugenden
- ▶ Principlism
- ▶ Care-Ethik
- ▶ Verantwortungsethik

Zum Üben

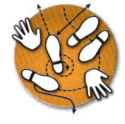

Die pflegerische Relevanz ethischer Positionen zur Urteilsbildung soll anhand eines Fallbeispiels aus dem pflegerischen Alltag veranschaulicht werden. Dadurch soll eine Verbindung zwischen ethischer Theorie und beruflicher Praxis hergestellt werden.

Fallbeispiel: Frau Biegler

Frau Lucia Biegler ist 82 Jahre alt. Sie lebt seit dem Tod ihres Gatten vor acht Jahren in einem Altenwohnheim. Frau Biegler hat ihren Mann, der an Krebs erkrankt war, bis zu seinem Tod liebevoll gepflegt. Sie bezeichnet ihre Ehe als sehr glücklich, obwohl sie für ihren Mann, der als Anwalt eine Kanzlei führte, ihren geliebten Beruf als Operettensängerin aufgeben musste. Ihre ganze Aufmerksamkeit gehörte ab diesem Zeitpunkt ihrem Mann und der gemeinsamen Tochter. Nach dem Tod ihres Gatten traf Frau Biegler gemeinsam mit ihrer Tochter die Entscheidung, in ein nahegelegenes Altenwohnheim zu ziehen, um auch in der Nähe der Tochter zu sein.

Frau Biegler gilt als eine selbstbestimmte Person. Sie achtet sehr auf ihr Äußeres, entscheidet peinlich genau, welche Kleidung sie trägt, ist sehr bedacht auf ihre Ausdrucksweise und hat große Angst davor, einmal dement oder pflegeabhängig zu werden. Sie neigt dazu, Betroffene zu belächeln, sie sagt auch regelmäßig, dass sie auf keinen Fall auf die Pflegestation möchte. Sie meint, dort hätte sie es nur mit „kleinen Dummerchen" zu tun. Niemals möchte sie so werden.

Frau Biegler hat einen guten und engen Kontakt zu ihrer Tochter, die sie jeden zweiten Tag besucht. Mehrmals täglich telefonieren sie. Wenn Frau Biegler das Gefühl hat, dass etwas passiert, das sie nicht kontrollieren kann, dann kann es vorkommen, dass sie bis zu 20-mal am Tag ihre Tochter anruft. Diese ist sehr geduldig, da sie ihrer Mutter keinen Wunsch abschlagen kann. Dennoch beklagt sie sich manchmal bei den Pflegekräften und sagt ihnen, wie sehr sie diese vielen Anrufe belasten. Regelmäßig bittet sie die Pflegekräfte, ihre Mutter mehr zu beschäftigen und Aufregungen weitgehend zu vermeiden.

Aufgrund altersbedingter Veränderungen diskutiert das Pflegeteam schon seit einem halben Jahr darüber, Frau Biegler nun auf die Pflegestation zu verlegen, da sie auch in der Nacht sehr viel Betreuung benötigt. Sie ist bereits zweimal gestürzt ist, als sie allein aufgestanden ist. Mehrere diesbezügliche Gespräche mit Frau Biegler haben zu massiven Gefühlsausbrüchen und vielen Anrufen bei der Tochter geführt. Um die Bewohnerin nicht weiter zu gefährden, beschließt das Pflegeteam nun gemeinsam mit der Tochter, Frau Biegler doch zu verlegen. Die Tochter bittet darum, ihre Mutter über dieses Vorhaben nicht zu informieren.

Der Ablauf der Verlegung wird genau geplant: Bereits ein paar Tage davor wird Frau Biegler durch eine Kollegin von der Pflegestation betreut. Sie ist die neue Bezugsperson. Der Hausarzt verordnet Frau Biegler auf Bitte der Tochter ein leichtes Beruhigungsmittel, das sie schon eine Woche vor der Verlegung regelmäßig verabreicht bekommt. Frau Biegler soll genau das Zimmer zwei Stockwerke unter ihrem jetzigen Zimmer erhalten. Am Tag der Verlegung wird sie von ihrer Tochter zu einem ganztägigen Ausflug abgeholt. Während dieser Zeit wird ihr Zimmer übersiedelt. Alle Gegenstände werden im neuen Zimmer exakt nach bisheriger Anordnung platziert, alle Bilder werden gleich aufgehängt, auch die Zeitungen liegen genau so am Nachttisch, wie Frau Biegler ihr Zimmer am Morgen verlassen hat. Sie soll das Gefühl haben, schon immer in diesem Zimmer gewohnt zu haben. Wenn sie aus dem Fenster sieht, kann sie denselben Gartenabschnitt sehen wie zuvor und sie wird von der selben Pflegeperson betreut wie an den Tagen davor.

Als Frau Biegler am Abend zurückkommt, ist sie über die Verlegung entsetzt. Viele Tage spricht sie mit niemandem, auch nicht mit ihrer Tochter, die sie nun jeden Tag im Heim besucht. Sie möchte ihrer Mutter eine Stütze sein. Frau Bieglers Allgemeinzustand verschlechtert sich in den nächsten Monaten zunehmend. Sie verweigert jeglichen Kontakt zu den Mitbewohnerinnen, verlässt ihr Zimmer nicht mehr und lehnt auch Besuche auf ihrer ehemaligen Station ab. Die Beziehung zu ihrer Tochter bessert sich langsam, Frau Biegler kann ihr die Verlegung aber nicht verzeihen.

1. Wie lässt sich die Situation aus deontologischer Sicht beurteilen?

2. Wie lässt sich die Situation aus utilitaristischer Sicht beurteilen?

3. Wie lässt sich die Situation aus tugendethischer Sicht beurteilen?

4. Wie lässt sich in dieser Situation die Goldene Regel anwenden?

5. Welche Argumentationsmöglichkeiten bietet der Principlism (Vier-Prinzipien-Ansatz)?

6. Wie lässt sich die Situation aus der Perspektive der Care-Ethik beurteilen? Was macht die Care-Ethik für die Pflegeethik so wertvoll?

7. Worin liegt die Verantwortung der Pflegeperson, und wie lässt sich ihre Vorgehensweise rechtfertigen? Wann sind Zwangsmaßnahmen zu rechtfertigen?

8. Welche Handlungsalternative(n) könnte(n) hier noch gefunden werden?

Zum Nachlesen

Düwell, Marcus/Hübenthal, Christoph/Werner, Micha H. (Hg.) (^{3}2011): Handbuch Ethik. Stuttgart, Weimar: J. B. Metzler.
Dieses übersichtlich strukturierte Handbuch bietet dem/der Leser*in einen übersichtlichen Einblick in ethische Theorien und lebenspraktische Themen.

Kleibel, Veronika/Urban-Huser, Catherine (Hg.) (2016): Caring – Pflicht oder Kür? Gestaltungsspielräume für eine fürsorgliche Pflegepraxis. Wien: facultas.
Dieses Buch entstand als Tagungsband anlässlich der Fachtagung „Caring – Pflicht oder Kür?". Es beinhaltet die aktuellen Beiträge der Referent*innen.

Pauer-Studer, Herlinde (^{2}2013): Einführung in die Ethik. Wien: UTB: facultas.
Dieses Buch bietet eine kritische Einführung in ethische Theorien als Basiswissen für die weitere Auseinandersetzung.

3   Pflegeethik

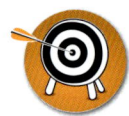

> **In diesem Kapitel geht es um...**
>
> ... die Skizzierung des Bereichs der Pflegeethik.
>
> ... die Bildung eines kritischen Bewusstseins und der Verantwortung in pflegerischen Handlungsfeldern.
>
> ... berufsethische Grundsätze und die Entwicklung einer ethischen Kompetenz im Bereich Pflege.
>
> ... den Inhalt des ICN-Ethikkodex und die Relevanz von Berufskodizes für Pflegende.

Während sich die philosophische Ethik mit den theoretischen Grundlagen des „guten Lebens und richtigen Handelns" beschäftigt, bezieht sich die angewandte Ethik auf spezifische Themen bzw. moralische Probleme in den unterschiedlichen Bereichen menschlicher Praxis und schafft eine Verbindung beider Zugänge. Ethische Theorien können nicht direkt auf konkrete Problemsituationen angewandt werden, daher müssen ethische Verhaltenskriterien für den jeweils konkreten Praxisbereich spezifiziert werden, hinreichend klar formuliert und einfach anwendbar sein. Dieser Aufgabe widmen sich die einzelnen Bereichsethiken unter systematischer Reflexion und Aktualisierung ethischer Grundsätze. Die Umsetzung in der konkreten Situation verlangt eine ethische Kompetenz, die es auszubilden und zu fördern gilt.

Die Pflegeethik lässt sich in Anlehnung an Nida-Rümelin (1996) als eine Bereichsethik verstehen, die sich mit der ethischen Reflexion pflegerischen Handelns und Verhaltens beschäftigt. Sie weist mit anderen Bereichsethiken Verbindungen und Schnittstellen auf, insbesondere mit der Medizinethik.

Die **Aufgabe der Pflegeethik** besteht in der Auseinandersetzung mit dem Berufsethos, den damit verbundenen ethischen Grundsätzen und der Vorstellung von guter Pflege in allen Handlungsfeldern der Pflege und deren ethischer Komplexität. Sie verfolgt das Ziel der Entwicklung und Stärkung eines professionellen, ethisch fundierten Pflegeverständnisses und beruflichen Selbstverständnisses. Erst die kontinuierliche kritische Reflexion mit den Instrumenten philosophischer Ethik als integraler Bestandteil professioneller Pflege ermöglicht eine verantwortungsvolle und ethisch begründbare Pflegepraxis (vgl. Monteverde 2012, S. 26f.; Kuhn 2018, S. 206).

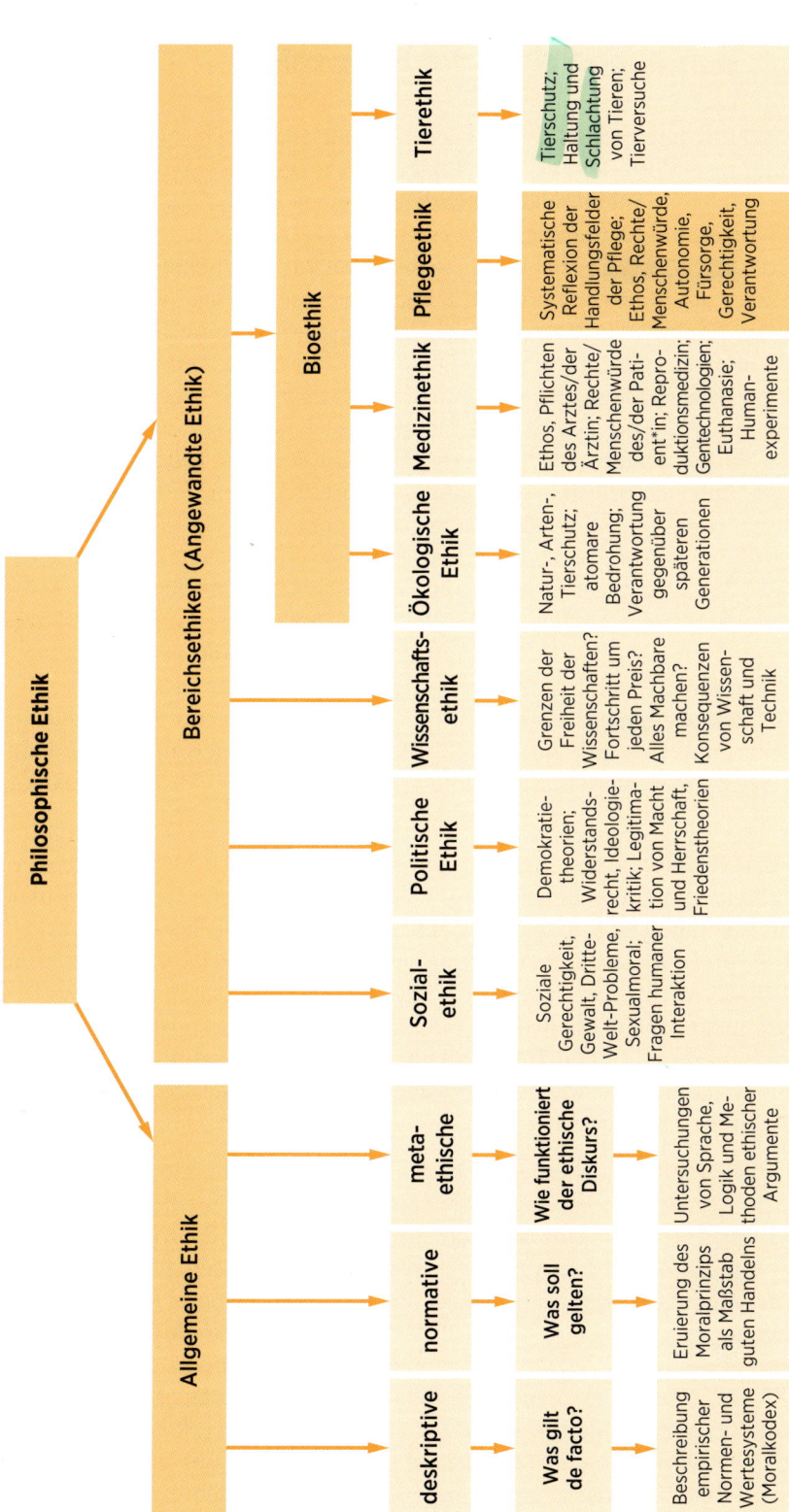

Abbildung 5: **Angewandte Ethik** (nach Pieper/Turnherr 1998, S. 9)

3.1   Handlungsfelder der Pflegeethik

„Pflegeethik beschäftigt sich mit der Reflexion moralischer Aspekte in den Handlungsfeldern der Disziplin Pflege." (Lay [2]2012, S. 85)

Die einzelnen ineinandergreifenden Bereiche beinhalten unterschiedliche Schwerpunkte, in denen sich ethische Fragen stellen:

In der **Pflegepraxis** bezieht sich die Reflexion auf das direkte Pflegehandeln als Dienst am Menschen und ihren Bezugspersonen in stationären und ambulanten Kontexten (z. B. würdevoller Umgang mit nicht einwilligungsfähigen Menschen), um pflegerische Entscheidungen ethisch fundiert zu begründen.

In der **Pflegepädagogik** geht es um die Aus-, Fort- und Weiterbildung, Beratung und Anleitung (Lehr- und Lernsituation in der direkten Pflegepraxis).

Das **Pflegemanagement** hat die Aufgabe des Führens, Leitens und Managens in unterschiedlichen Einrichtungen zu reflektieren. Sie ist u. a. aufgefordert, Bedingungen bereitzustellen, die moralisches Handeln nach den pflegeethischen bzw. berufsethischen Werten ermöglichen (z. B. Mitarbeiterführung, Schaffung gerechter organisatorischer Rahmenbedingungen, Infrastruktur für systematische ethische Reflexion (Fallbesprechungen), Fort- und Weiterbildungsangebote zur Förderung der ethischen Kompetenz, Maßnahmen zur Vermeidung bzw. Reduzierung von moralischem Distress etc.).

Die **Pflegewissenschaft** hat die Forschung und Vermittlung neuester wissenschaftlicher Erkenntnisse im Blick (z. B. Generierung von evidenzbasiertem Pflegewissen, Sicherung und Verbesserung der Pflegequalität) (vgl. ebd., S. 82ff.).

Berufsverbände wie der ÖGKV (Österreichische Gesundheits- und Krankenpflegeverband) haben den Auftrag, Rahmenbedingungen für eine optimale Berufsausübung zu schaffen und sich für den Erhalt von sicheren, sozial gerechten und wirtschaftlichen Arbeitsbedingungen in der Pflege einzusetzen. Der ÖGKV beruft sich bei seiner Förderung der beruflichen Pflege auf den ICN-Ethikkodex für Pflegende. Dies könnte sich in der konsequenten Umsetzung einer ethischen Infrastruktur für ethische Beratung in Form von Fallbesprechungen sowie durch erweiterte Bildungsangebote zur Förderung der ethischen Kompetenz zeigen.

Die Pflegeethik als Oberbegriff bietet Orientierung für moralisches Handeln in der Berufsausübung. Dem Aufgabenbereich der Pflege und dem gesellschaftlichen Wertewandel entsprechend hat sich die moralische Ausrichtung im Pflegeberuf verändert, vom demütigen Dienen und unreflektierten Gehorsam hin zu professionell verantwortlichem Pflegehandeln. Systematische Reflexion in den unterschiedlichen Handlungsfeldern der Pflege findet in den letzten Jahrzehnten verstärkt statt (vgl. dazu Tschudin [2]1988, v. d. Arend/Gastmans 1996, Arndt [2]2007, Großklaus-Seidl 2002, Lay [2]2012, Rabe 2009, Monteverde 2012, Fölsch [2]2012, 2013, Riedel 2018 u. a.).

Pflegeethik verlangt ein kongruent gelebtes Ethos, um Werte und Normen nachhaltig umsetzen zu können. Zur Verinnerlichung von Werthaltungen bedarf es der rationalen Einsicht in das Gute.

Moralischer Distress
tritt auf, wenn berufliches Handeln nicht kongruent mit eigenen Werten erlebt wird, d. h. wenn Werte und die Rollenerwartung der Pflegeperson nicht zur Arbeitsrealität passen.

3.2 Berufsethik

Die Berufsethik beschäftigt sich mit Ausführungen des Berufsethos und der wissenschaftlichen Reflexion moralischer Verbindlichkeiten. Sie gibt vor, wie sich Pflegende im Rahmen ihrer Tätigkeitsbereiche verhalten sollen. Eine systematische Reflexion leistet einen wichtigen Beitrag, um ein berufliches Selbstverständnis zu entwickeln und die berufliche Identität nach außen wie nach innen zu stärken. Für Pflegende ist es wichtig, eine eigene Berufsidentität zu entwickeln, klinische Situationen eigenständig wahrzunehmen, einzuschätzen, zu beurteilen und entsprechend zu handeln. Hierfür gibt die Berufsethik norm- und tugendethische Leitvorstellungen zur Orientierung vor (vgl. Großklaus-Seidel 2012, S. 88). Dies fordert auch der internationale Berufskodex für Pflegende. Vorläufer dieses international gültigen Berufskodex war das „Florence-Nightingale-Gelübde" aus dem 19. Jahrhundert, das Absolventinnen zahlreicher Krankenpflegeschulen bei ihrer Diplomierung ablegten. Nightingale war eine englische Krankenpflegerin, Gründerin der ersten Krankenpflegeschule in London (1860) und Pionierin der professionellen Pflegeausbildung (siehe dazu auch den Geschichteteil dieses Buches).

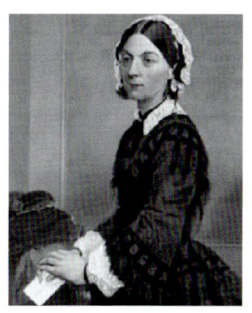

Florence Nightingale
(1820–1910)

Das Nightingale-Gelübde fand parallel zum hippokratischen Eid Anerkennung. Aspekte des Nightingale-Gelübdes haben heute nach wie vor Gültigkeit.

Florence Nightingale Pledge

„I solemnly pledge myself before God and in the presence of this assembly to pass my life in purity and to practice my profession faithfully. I will abstain from whatever is deleterious or mischievous and will not take or knowingly administer any harmful drug. I will do all in my power to elevate the standard of my profession, and will hold in confidence all personal matters committed to my keeping and all family affairs coming to my knowledge in the practice of my calling. With loyalty will I endeavor to aid the physician in his work and devote myself to the welfare of those committed to my care."

Florence-Nightingale-Gelübde

„Ich gelobe feierlich vor Gott und in Gegenwart dieser Versammlung, dass ich ein reines Leben führen und meinen Beruf in Treue ausüben werde. Ich werde mich alles Verderblichen und Bösen enthalten und will wissentlich keine schädlichen Arzneien nehmen und verabreichen. Ich will alles tun, was in meiner Macht steht, um den Stand meines Berufes hochzuhalten und zu fördern, und ich will über alle persönlichen Dinge, die mir anvertraut werden, Schweigen bewahren; ebenso über alle Familienangelegenheiten, von denen ich in der Ausübung meines Berufes Kenntnis habe. In Treue will ich danach streben, dem Arzte in seiner Arbeit zu helfen, und mich ganz einsetzen für das Wohl derer, die meiner Pflege anvertraut sind."

3.2.1   Berufskodizes

Berufskodizes verkörpern bestimmte Wertvorstellungen, Verhaltensnormen, Tugenden und Ziele eines Berufes im gesellschaftlichen Kontext und müssen laufend auf ihren ethischen Gehalt überprüft und aktualisiert werden. Die Formulierung berufsethischer Grundsätze für Pflegende nahm bei Florence Nightingale ihren Ausgang.

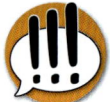

Ein **Berufskodex** bildet „ein zusammenhängendes Ganzes von ethischen Prinzipien und Regeln bezüglich der Ziele und Werte eines Berufes und der Haltung und des Verhaltens, die für das Fördern und Evaluieren des beruflichen Handelns notwendig sind". (van der Arend/Gastmans 1996, S. 56)

Funktionen von Berufskodizes
Es können **vier Funktionen oder Ziele** unterschieden werden:

▶ Berufskodizes zeigen der Gesellschaft, dass die Gesundheits- und Krankenpflegepersonen das ihnen entgegengebrachte Vertrauen und die Verantwortung verstehen und akzeptieren.

▶ Sie bieten Richtlinien für professionelles Verhalten und professionelle Beziehungen als Grundlage für ethisch verantwortliches Handeln.

▶ Sie beschreiben die Position der Gesundheits- und Krankenpflegepersonen in ihrer Beziehung zum/zur Patient*in als die von Patient*innenvertretern, zu den Tätigen in anderen Berufen als die von Kolleg*innen, zum Pflegeberuf als die von loyalen Mitarbeiter*innen und zur Gesellschaft als die von Repräsentanten des Gesundheitswesens als Ganzes.

▶ Berufskodizes bieten der Berufsgruppe ein Mittel zur Selbstregulation (vgl. ebd., S. 56).

Berufskodizes können keine Handlungsanweisungen für konkrete Situationen anbieten. Sie stellen eine Orientierungshilfe für schwierige ethische Entscheidungen im pflegerischen Alltag dar. In berufsethischen Normen können nur Mindeststandards festgeschrieben werden, die durch ihre abstrakte und formale Fassung dem Anspruch auf universelle Gültigkeit genügen sollen. Die Verhaltensnormen eines Berufskodex müssen mit den geltenden Werten und Normen der Gesellschaft in Einklang stehen. Speziell von Pflegenden erwartet die Gesellschaft eine besondere Sorgfalt im moralischen Handeln.

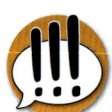

Ein **Berufskodex** gibt der Gesellschaft gegenüber Auskunft über Werte und Normen, an denen eine Berufsgruppe ihr Handeln ausrichtet.

Die Inhalte des bekanntesten Berufskodex für Pflegende (ICN-Ethikkodex) werden im folgenden Kapitel vermittelt.

3.2.2 ICN-Ethikkodex für Pflegende

Das Berufsethos mit bestimmten Werten und Verhaltensnormen steht im Mittelpunkt der Pflege und leitet pflegerisches Handeln. Der ICN-Ethikkodex als der bekannteste Berufskodex stellt eine Richtlinie für eine professionelle Orientierung an Normen und Werten auf internationaler Ebene dar. Parallel dazu existiert weltweit eine Vielzahl weiterer pflegerischer Berufskodizes. Sie alle basieren auf einer gemeinsamen Grundlage, der Realisierung der Menschenrechte.

Die Erstfassung eines internationalen Ethikkodex wurde 1953 vom Weltbund der Krankenschwestern und Krankenpfleger angenommen und stellt die pflegespezifische Form der Menschenrechte dar. Der Kodex wurde seither mehrmals an die gesellschaftlichen Normen und Werte angepasst und bestätigt. Die letzte Überarbeitung wurde im Jahr 2012 vorgenommen und liegt seit 2014 in deutscher Übersetzung vor. Die Rechte liegen beim Österreichischen Gesundheits- und Krankenpflegeverband (ÖGKV), beim Schweizer Berufsverband der Pflegefachfrauen und Pflegefachmänner (SBK) und dem Deutschen Berufsverband für Pflegeberufe (DBfK). Im ICN-Ethikkodex sind Pflegende als Personen zu verstehen, die eine Pflegeausbildung abgeschlossen haben. Zugunsten einer besseren Lesbarkeit wurde in der deutschen Übersetzung des ICN-Ethikkodex durchgehend die weibliche Form verwendet.

> **ICN**
> International Council of Nurses (Weltbund der Krankenschwestern und Krankenpfleger)
> Der ICN besteht seit 1899 und setzt sich aus 128 nationalen Berufsverbänden der Pflege zusammen. Er vertritt weltweit Millionen von Pflegenden.

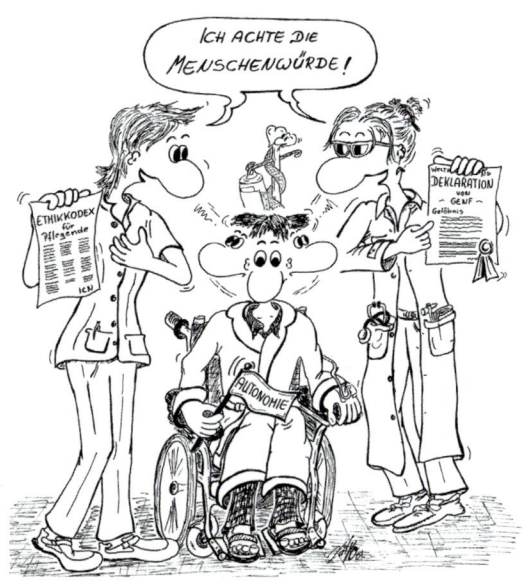

gezeichnet von Katja Daum

ICN-Ethikkodex für Pflegende

Präambel

Pflegende haben vier grundlegende Aufgaben: Gesundheit zu fördern, Krankheit zu verhüten, Gesundheit wiederherzustellen, Leiden zu lindern. Es besteht ein universeller Bedarf an Pflege.

Untrennbar von Pflege ist die Achtung der Menschenrechte, einschließlich kultureller Rechte, des Rechts auf Leben und Entscheidungsfreiheit, auf Würde und auf respektvolle Behandlung. Pflege wird mit Respekt und ohne Wertung des Alters, der Hautfarbe, des Glaubens, der Kultur, einer Behinderung oder Krankheit, des Geschlechts, der sexuellen Orientierung, der Nationalität, der politischen Einstellung, der ethnischen Zugehörigkeit oder des sozialen Status ausgeübt.

Die Pflegende übt ihre berufliche Tätigkeit zum Wohle des Einzelnen, der Familie und der sozialen Gemeinschaft aus; sie koordiniert ihre Dienstleistungen mit denen anderer beteiligter Gruppen.

Der ICN-Kodex

Der ICN-Ethikkodex für Pflegende umfasst vier Grundelemente, die den Standard ethischer Verhaltensweisen bestimmen.

Elemente des Kodex

1. Pflegende und ihre Mitmenschen

▶ Die grundlegende professionelle Verantwortung der Pflegenden gilt dem pflegebedürftigen Menschen.

▶ Bei ihrer professionellen Tätigkeit fördert die Pflegende ein Umfeld, in dem die Menschenrechte, die Wertvorstellungen, die Sitten und Gewohnheiten sowie der Glaube des Einzelnen, der Familie und der sozialen Gemeinschaft respektiert werden.

▶ Die Pflegende gewährleistet, dass die pflegebedürftige Person zeitgerecht die richtige und ausreichende Information auf eine kulturell angemessene Weise erhält, auf die sie ihre Zustimmung zu ihrer pflegerischen Versorgung und Behandlung gründen kann.

▶ Die Pflegende behandelt jede persönliche Information vertraulich und geht verantwortungsvoll mit der Weitergabe von Information um.

▶ Die Pflegende teilt mit der Gesellschaft die Verantwortung, Maßnahmen zugunsten der gesundheitlichen und sozialen Bedürfnisse der Bevölkerung, besonders der von benachteiligten Gruppen, zu veranlassen und zu unterstützen.

▶ Die Pflegende setzt sich für Gleichheit und soziale Gerechtigkeit bei der Verteilung von Ressourcen, beim Zugang zur Gesundheitsversorgung und zu anderen sozialen und ökonomischen Dienstleistungen ein.

▶ Die Pflegende zeigt in ihrem Verhalten professionelle Werte wie Respekt, Aufmerksamkeit und Eingehen auf Ansprüche und Bedürfnisse sowie Mitgefühl, Vertrauenswürdigkeit und Integrität.

2. Pflegende und die Berufsausübung

▶ Die Pflegende ist persönlich verantwortlich und rechenschaftspflichtig für die Ausübung der Pflege sowie für die Wahrung ihrer fachlichen Kompetenz durch kontinuierliche Fortbildung.

▶ Die Pflegende achtet auf ihre eigene Gesundheit, um ihre Fähigkeit zur Berufsausübung nicht zu beeinträchtigen.

▶ Die Pflegende beurteilt die Fachkompetenzen der Mitarbeitenden, wenn sie Verantwortung delegiert.

▶ Die Pflegende achtet in ihrem persönlichen Verhalten jederzeit darauf, ein positives Bild des Pflegeberufes zu vermitteln und das Ansehen sowie das Vertrauen der Bevölkerung in den Pflegeberuf zu stärken.

▶ Die Pflegende gewährleistet bei der Ausübung ihrer beruflichen Tätigkeit, dass der Einsatz von Technologie und die Anwendung neuer wissenschaftlicher Erkenntnisse vereinbar sind mit der Sicherheit, der Würde und den Rechten der Menschen.

▶ Die Pflegende strebt danach, in der beruflichen Praxis eine Kultur ethischen Verhaltens und offenen Dialoges zu fördern und zu bewahren.

3. Pflegende und die Profession

▶ Die Pflegende übernimmt die Hauptrolle bei der Festlegung und Umsetzung von Standards für die Pflegepraxis, das Pflegemanagement, die Pflegeforschung und Pflegebildung.

▶ Die Pflegende beteiligt sich an der Entwicklung forschungsbasierter beruflicher Kenntnisse, die eine evidenzbasierte Berufsausübung unterstützt.

▶ Die Pflegende beteiligt sich an der Entwicklung und Aufrechterhaltung von zentralen professionellen Werten.

▶ Über ihren Berufsverband setzt sich die Pflegende für die Schaffung einer positiven Arbeitsumgebung und für den Erhalt von sicheren, sozial gerechten und wirtschaftlichen Arbeitsbedingungen in der Pflege ein. Die Pflegende handelt zur Bewahrung und zum Schutz der natürlichen Umwelt und ist sich deren Bedeutung für die Gesundheit bewusst.

▶ Die Pflegende trägt zu einem ethisch verantwortlichen Arbeitsumfeld bei und engagiert sich gegen unethisches Handeln und unethische Rahmenbedingungen.

4. Pflegende und ihre Kolleginnen

▶ Die Pflegende sorgt für eine gute und respektvolle Zusammenarbeit mit ihren Kolleginnen und mit den Mitarbeitenden anderer Bereiche.

▶ Die Pflegende greift zum Schutz des Einzelnen, der Familie und der sozialen Gemeinschaft ein, wenn deren Wohl durch eine Pflegende oder eine andere Person gefährdet ist.

▶ Die Pflegende ergreift geeignete Schritte, um Mitarbeitende bei der Förderung ethischen Verhaltens zu unterstützen und zu leiten.

Wie aus den Ausführungen erkennbar ist, finden in diesem Kodex alle Interessen im Zusammenhang mit dem Pflegeberuf Berücksichtigung und er repräsentiert das Berufsethos als „Kern der ethischen Identität professioneller Pflege" (Riedel 2017). Da der ICN-Kodex international Gültigkeit hat, ist er sehr allgemein formuliert.

Die Wirksamkeit eines Berufskodex ist nur dann gegeben, wenn dieser den Pflegepersonen vertraut ist und die Inhalte von Pflegenden verinnerlicht werden.

3.2.3 Verantwortung im pflegerischen Handeln

Das Berufsverständnis der Pflege hat sich zu einer eigenen Profession entwickelt und verfügt in Österreich seit 1997 über definierte Verantwortungsbereiche bzw. Kompetenzen. Pflegerische Entscheidungen, Handlungen und Unterlassungen haben Konsequenzen.

Die Pflegeperson muss bereit sein, jederzeit für ihr berufliches Handeln bzw. Unterlassen Rede und Antwort (gegenüber den Patient*innen,

Kolleg*innen und der Gesellschaft) zu stehen, Rechenschaft abzulegen und gegebenenfalls für Fehlverhalten die Konsequenzen zu tragen. An dieser Stelle ist zu bedenken, dass die Beziehung zwischen Pflegeperson und Patient*in im Verantwortungsbereich meist asymmetrisch ist und somit ein Ungleichgewicht der Machtverhältnisse bewirkt. Die mit der beruflichen Rolle verbundene Macht darf von Pflegenden im Beziehungsprozess nicht missbraucht werden und fordert einen sensiblen und empathischen Umgang mit verletzlichen Menschen. Die Pflegeperson verbringt relativ viel Zeit mit pflegerischer Tätigkeit mit Patient*innen und ist daher aufgerufen, ihr Handeln nicht nur fachlich, sondern auch hinsichtlich der eigenen Motivation für Verantwortlichkeit zu reflektieren und zu prüfen (siehe Kap. 2.2.3). Dies erfordert essenzielle ethische Kompetenzen und Bildungsziele, die Bestandteil der Aus-, Fort- und Weiterbildung darstellen sollen. Riedel et al. (2017, S. 164f.) formulieren sechs Aspekte ethischer Kompetenz:

- „Die Kenntnis ethischer Grundlagen professionellen Handelns,
- die Sensibilität für ethische Konfliktsituationen im Pflegealltag sowie im Kontext institutioneller und gesellschaftlicher Entwicklungen,
- die Identifikation und Analyse konkreter ethischer Fragestellungen, Empathiefähigkeit und die Fähigkeit zum Perspektivenwechsel,
- Diskurs- und Konfliktfähigkeit sowie die Konsensorientierung in der Wahrnehmung der Verantwortung als professionell Pflegende,
- Reflexion und Begründung beruflichen Handelns unter Einbezug ethischer Normierungen der Pflege und anderer Heilberufe."

Die angeführten Fähigkeiten basieren auf einer verantwortungsvollen Haltung, die sich am individuellen Menschen und seiner Selbstbestimmung, am Prinzip der (Für-)Sorge und am Gemeinwohl orientiert. Dies erfordert einen verantwortlichen Umgang mit sich selbst, den pflegebedürftigen Menschen und ihren Angehörigen, dem Beruf und dessen Professionalisierung sowie die inner- und interdisziplinäre Kooperation. Diese Voraussetzungen schaffen Bedingungen für bestmögliche Pflegequalität (vgl. ebd.).

Ethische Kompetenzen vermitteln überdies die Voraussetzung dafür, sich als Pflegende in ethische Reflexions- und Entscheidungsprozesse einzubringen und ethisch begründete Positionen zu beziehen (vgl. Baumann-Hölzle/Riedel/Dinges 2018, S. 38). Ethische Bezugspunkte wie der ICN-Ethikkodex, Leitlinien u. a. mit den jeweiligen Wertorientierungen können nur eine Orientierung für die Pflegepraxis vermitteln und die ethisch begründete Umsetzung in herausfordernden Pflegesituationen nicht ersetzen (z. B. Umgang mit herausforderndem Verhalten bei Menschen mit Demenz, Umgang mit Fixierung) (vgl. Riedel 2017).

3.2.4   Das Verhältnis von Pflege- und Medizinethik

Pflegerisches und ärztliches Handeln orientiert sich am Patientenwohl als ein universell anerkanntes normatives Leitprinzip. Der Lebensschutz, die Achtung und Sorge des/der Patient*in unter Anerkennung seines/ihres Selbstbestimmungsrechts bilden die Grundlage.

Während die ärztliche Ethik auf eine lange Tradition bis in die Antike zurückblicken kann, ist die Pflegeethik eine sehr junge Disziplin, die sich noch im Prozess der Etablierung befindet. Sie stellt – wie die Medizinethik – eine Bereichsethik dar, und stützt sich auf allgemein und spezifisch anerkannte ethische Prinzipien, Werte und ethische Konzeptionen, um sie für den Zuständigkeitsbereich pflegerischen Handelns nutzbar zu machen. Insofern lassen sich zwischen Pflege- und Medizinethik sowohl Konvergenzen als auch Divergenzen ausmachen. Die beiden Professionen teilen die asymmetrische Beziehung zum kranken und pflegebedürftigen Menschen und gleichzeitig unterscheidet sich die Pflege von der Medizin durch die zeitliche und räumliche Nähe zu den Patient*innen und die Intensität des Patientenkontaktes. Divergenzen finden sich trotz gemeinsamer Ziele (Kuration, Palliation, Rehabilitation, Prävention) im besonderen Fokus der Medizin auf Diagnostik und Therapie gegenüber dem pflegerischen Umgang mit den Auswirkungen von Krankheiten und Therapien bei Patient*innen und Angehörigen (vgl. Monteverde 2009b, S. 7). Dabei können Meinungsverschiedenheiten über ethisch sinnvolle Therapieintensität, Therapiebegrenzung oder -abbruch sowie Bewertung von Krankheit und Leid zwischen den Berufsgruppen auftreten. Pflegerische Betreuung und Begleitung bei chronischer Krankheit und Gebrechlichkeit (z. B. in der Langzeitpflege) konstituiert sich idealerweise als beratende, motivierende und unterstützende Sorgebeziehung. Asymmetrische Beziehungen zum kranken und pflegebedürftigen Menschen bergen auch die Gefahr bevormundender Betreuungsmuster in sich und müssen reflektiert werden.

Prinzipiell kann jede konkrete Pflegehandlung kritisch hinterfragt werden. Ein weites Feld ethischer Bewertungen und Güterabwägungen sind pflegerische Interventionen im Kontext der Prinzipien Autonomie, Fürsorge und Nichtschaden. Hier geht es um das existenzielle Wohlbefinden und subjektive Erleben von Krankheit und Kranksein der Betroffenen. In diesem Zusammenhang sind ethische Implikationen in Bezug auf theoretische Ansätze wie Vulnerabilität, Leiden, Lebensqualität, Vertrauen, Hoffnung, Ungewissheit, Angehörige etc. relevant.

Da weder aus fachspezifischem Wissen noch von den Prinzipien normatives Verhalten abgeleitet werden kann, bedarf es einer systematisch-kritischen Reflexion, um berechtigte pflegerische Einstellungen, Selbstverpflichtungen, Handeln und Verhalten schlüssig zu argumentieren.

Ein weiterer Grund für die eigenständige ethische Auseinandersetzung der Pflege ergibt sich, wie bereits in der Einleitung erwähnt, durch die ständigen Veränderungsprozesse. Technische, ökonomische, gesellschaftliche und kulturelle Dynamiken bringen unter Umständen bisherige moralische Gewissheiten ins Wanken und können erhebliche Auswirkungen auf das Patientenwohl haben. Im Besonderen sind es Herausforderungen und differenzierte ethische Fragestellungen, die sich zunehmend durch medizin- und pflegetechnische Fortschritte ergeben (z. B. Einsatz technischer Assistenzsysteme). Um den neuen Gegebenheiten gerecht zu werden, ist eine Beschäftigung mit Pflegeethik unerlässlich. Einerseits um angemessene Anpassungen vorzunehmen und andererseits, um gefährdete Werte zu verteidigen.

Zusammenfassend kann gesagt werden, dass die eigenständige Auseinandersetzung mit den moralischen Dimensionen der Pflege unabdingbar ist, um gemeinsam mit den Ärzt*innen und anderen Berufsgruppen im Gesundheitswesen den Patient*innen gerecht zu werden, perspektivische Differenzen zu reduzieren und gleichzeitig die eigene berufliche Identität sowie deren Werte nach außen aufzuzeigen und argumentativ zu vertreten. Denn Pflege stellt sowohl im als auch außerhalb des medizinethischen Kontextes ein hohes kulturelles Gut dar, das bewahrt werden sollte.

Vertiefung des Lernstoffes

Zum Wiederholen

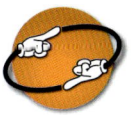

▶ Ethik in der Pflege

▶ Florence-Nightingale-Gelübde

▶ Berufskodizes, ICN-Ethikkodex

▶ Ethische Kompetenz

Zum Üben

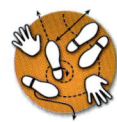

▶ Wie unterscheiden sich Pflegeethik und Medizinethik voneinander und wie stehen sie zueinander?

▶ Welche Werte und Verhaltensnormen liegen dem *Nightingale-Gelübde* zugrunde?

▶ Welche Aufgaben und Verantwortungsbereiche fordert der *ICN-Ethikkodex für Pflegende*?

▶ Welche Funktion haben Berufskodizes?

Zum Nachlesen

Monteverde, Settimio (Hg.) (2012): Handbuch Pflegeethik. Ethisch denken und handeln in den Praxisfeldern der Pflege. Stuttgart: Kohlhammer.
Dieses wissenschaftlich orientierte Handbuch bietet spezifische ethische Expertisen für die verschiedenen Praxisfelder der Pflege.

Riedel, Annette/Linde, Anne-Christin (Hg.) (2018): Ethische Reflexion in der Pflege. Konzepte – Werte – Phänomene. Berlin: Springer.
Dieses Buch thematisiert ethische Konflikte und Fragestellungen im Kontext der Pflege und beschreibt ethische Kompetenzen für einen professionellen Umgang mit ethischen Fragen und Entscheidungen.

Lay, Reinhard (²2012): Ethik in der Pflege. Ein Lehrbuch für die Aus-, Fort- und Weiterbildung. Hannover: Schlütersche.
Das Kapitel 3 zeigt die Besonderheit der Pflegeethik als eigenständige Bereichsethik im Gesundheits- und Sozialwesen auf und stellt sie den benachbarten Bereichsethiken Medizin und Sozialwesen gegenüber. Kapitel 4 thematisiert die Bedeutung der ethischen Reflexion in der Pflege.

4   Ethische Entscheidungsfindung

„Jede Schwierigkeit ist auch eine Gelegenheit." (Albert Einstein)

Im Berufsalltag sind Pflegende häufig mit komplexen ethischen Herausforderungen konfrontiert. Entscheidungen werden meist spontan aus der Erfahrung heraus und weniger bewusst getroffen und reflektiert (vgl. Ruppert 2013, S. 95). In einem Spannungsfeld zwischen Autonomie, Fürsorge und gerechter Verteilung von Ressourcen ist nicht immer klar erkennbar, was in der besonderen Situation das Richtige und Gute ist. Pflegende stehen dann vor der großen Frage: Was soll ich jetzt tun? Zwar kann die Ethik keine Rezepte für schwierige Konfliktsituationen liefern, aber sie kann Pflegenden Instrumente anbieten, um in schwierigen Situationen zu größerer Klarheit zu gelangen und den systematisch-kritischen Reflexions- und Entscheidungsprozess vorantreiben. Unterstützung bieten auch Leitlinien und Fort- und Weiterbildungsangebote. Ethisch begründete Entscheidungen, die transparent und nachvollziehbar sind, bilden die Grundlage einer guten Pflegequalität und reduzieren situativen **moralischen Distress**.

Moralischer Distress

Wenn Pflegende Entscheidungen oder Handlungen, die sie für moralisch richtig anerkennen, durch eine Begrenzung nicht umsetzen können, z. B. wenn Pflegende Entscheidungen mittragen müssen, obwohl sie anderer Meinung sind oder strukturelle Vorgaben der Institution und persönliche Wertvorstellungen unauflösbar miteinander zu konfligieren scheinen.

In diesem Kapitel geht es darum, ...

... moralische Probleme zu erkennen und zu kommunizieren sowie sich beeinflussender Faktoren der Entscheidungsfindung bewusst zu sein, um diesen mit Sensibilität zu begegnen.

... die Bedeutung ethischer Fallbesprechung zu erfassen und Möglichkeiten der Unterstützung durch Ethikkomitees in schwierigen Situationen der Berufspraxis zu kennen und zu nutzen.

... Methoden und Instrumente ethischer Entscheidungsfindung als strukturierte Hilfsmittel bei komplexen Entscheidungen einzusetzen.

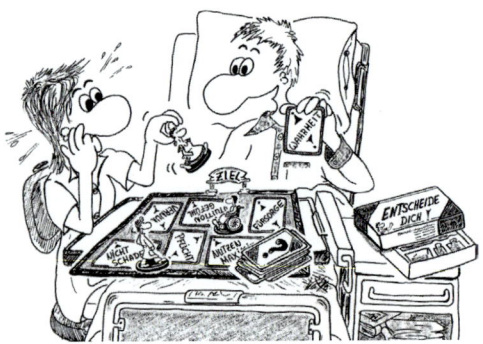

„Entscheidung bezeichnet den (freien) Entschluss von einzelnen oder von Gruppen, mit dem man aus verschiedenen Handlungsmöglichkeiten eine als die eigene ergreift und sich dadurch zu einem Tun oder Lassen bestimmt." (Höffe [5]1997, S. 58)

gezeichnet von Katja Daum

4.1 Wann brechen ethische Fragen auf?

Oftmals lassen sich Konflikte intuitiv bewältigen, führen aber zu Unsicherheiten und Schuldgefühlen – besonders dann, wenn diese sehr komplex sind und es an Erfahrungswissen durch ähnliche Situationen mangelt. „Wir können uns in der Pflege moralischen Entscheidungen nicht entziehen, und wir können uns ethisches Denken nicht ersparen." (Arndt 1996, S. 55) Was wir aber tun können, ist, dass wir uns für andere Menschen und für Situationen sensibel machen und über die eigene Intuition hinaus überlegt handeln. Jede moralische Entscheidung hat Konsequenzen für Menschen und ist untrennbar an Verantwortung gebunden.

In diesem Zusammenhang lassen sich nach Rabe (2009, S. 85) **vier Problemfelder** identifizieren, die ethische Reflexion erfordern:

1. Persönliches Fehlverhalten gemessen an den spezifischen fachlichen Anforderungen und ethischen Prinzipien: Reflexion des eigenen Verhaltens und Handelns oder die Beobachtung von Kolleg*innen, beispielsweise im Umgang mit Gewalt (verbal und nonverbal).

2. Konflikte zwischen den ethischen Prinzipien, vor allem zwischen der Fürsorge und der Autonomie. Die Überzeugung vom fachlich Richtigen der Pflegeperson ist nicht immer kongruent mit dem Patientenwillen. Pflege erfordert eine hohe Sensibilität, um den Patient*innen bestimmte Pflegehandlungen nicht aufzudrängen, im Sinne von paternalistischen bzw. maternalistischen Verhaltensweisen durch die Pflegeperson.

3. Einschränkungen der Handlungsmöglichkeiten von Pflegenden infolge institutioneller Zwänge und mangelhafter Rahmenbedingungen (z. B. aufgrund von strukturellen Defiziten, knappen Zeit- und Personalressourcen).

4. Klassische Grenzsituationen, die durch die Fortschritte der Medizin erzeugt werden (z. B. Pflege hirntoter Menschen, Umgang mit Reanimation, Nahrungsverweigerung und PEG-Sonde u. a.).

Bei moralischen Konflikten eine befriedigende Lösung herbeizuführen stellt Handelnde vor eine große Herausforderung, besonders wenn Konflikte unlösbar erscheinen. Man spricht dann von einem sogenannten moralischen Dilemma.

Ein Dilemma bezeichnet die klassische Form eines moralischen Konflikts und kann nicht optimal gelöst werden. Moralische Dilemmata entstehen, wenn zwei oder mehrere fundamentale Werte aufeinanderstoßen und nur einer berücksichtigt werden kann.

So scheint beispielsweise eine Situation unlösbar, wenn ein stark pflegebedürftiger, bewegungseingeschränkter Patient zur Vermeidung von Druckgeschwüren in kurzen Zeitabständen umgelagert werden muss, obwohl der Patient dies ablehnt, weil ihm jede Berührung unerträgliche Schmerzen bereitet (vgl. Großklaus-Seidel 2002, S. 110).

Moralisches Dilemma
di-lemma (griech. Doppelfang, Zwangslage) Von einem moralischen Dilemma spricht man, wenn eine Situation mindestens zwei Möglichkeiten der Entscheidung bietet, die gleichermaßen schlecht sind. Es können niemals alle moralischen Ansprüche erfüllt werden.

4.2 Beeinflussende Faktoren in der Entscheidungsfindung

▸ **Zeit:** Viele Entscheidungen werden unter Zeitdruck getroffen. Nicht immer gelingt es, eine Entscheidung ohne negative Folgeerscheinungen herbeizuführen. Der Grund dafür kann darin liegen, dass in den objektiven Bedingungen ein Risiko enthalten ist, aber auch darin, dass nicht genügend Zeit für die Entscheidungsfindung vorhanden war (z. B. Notfälle).

▸ **Emotionen:** Gefühle sind Bestandteil von zwischenmenschlichen Beziehungen und fließen bewusst oder unbewusst in ethische Entscheidungen ein. Pflegebeziehungen sind häufig durch ein asymmetrisches Machtverhältnis gekennzeichnet. Umso wichtiger ist eine gezielte Reflexion und Auseinandersetzung mit den eigenen Gefühlen und das Einfühlen in andere Menschen, das einen Perspektivenwechsel voraussetzt. Erst die Reflexion unterstützt die Pflegeperson in Entscheidungsprozessen, wie sie ihre Macht gebrauchen will (vgl. Pillen 2002, S. 167).

▸ **Kommunikationskultur:** Der Umgang mit Grenzsituationen, die persönliche Beziehung zu Patient*innen, das Mitleiden und Betroffensein, die innere Dissonanz in widersprüchlichen Situationen und Gewissenskonflikte führen bei betreuenden Personen oftmals zu starken emotionalen Belastungen und dem Gefühl der Machtlosigkeit. Die empirische Studie zur Perspektivität der Wahrnehmung ethischer Fragestellungen (Sauer 2015) konstatiert eine höhere Sensibilität Pflegender auf ethische Probleme gegenüber ihren ärztlichen Kolleg*innen (z. B. beim Thema „sinnlose Lebensverlängerung"). Dies könnte auch darin begründet sein, dass Pflegende bei medizinischen Entscheidungen oftmals zu anderen Urteilen gelangen und dennoch „diese ‚fremden' Entscheidungen umsetzen müssen" bzw. klinische Entscheidungen der Ärzt*innen mittragen müssen (Sauer 2015, S. 132f.). Daher ist es wichtig, in einem Team mit einer vertrauensvollen Kommunikationskultur Konflikte, Gefühle und Unsicherheiten offen ansprechen zu können. Erst eine symmetrische Verständigung innerdisziplinär wie auch zwischen den Fachdisziplinen durch gemeinsame Kommunikationsregeln ermöglicht einen gelingenden und offenen Dialog, der über das fachlich Richtige hinausgeht und auch der ethischen Komponente Rechnung trägt.

▸ **Rolle des Entscheidungsträgers:** Die Rolle Pflegender ist gekennzeichnet durch große Nähe zu den Patient*innen. Der Aufgabenbereich der Pflege umfasst sowohl eigenverantwortliche Tätigkeiten als auch die Durchführung ärztlicher Anordnungen. Pflegerische Handlungen und ärztliche Delegationen wirken sich unmittelbar am Menschen aus. Eine kritische Reflexion und sorgfältig überlegte Entscheidung ist daher unabdingbar.

▸ **Verfügbare Ressourcen:** Der klinische Alltag konfrontiert Betreuende mit begrenzten Ressourcen und ist von hoher ethischer Brisanz. Eine inadäquate Versorgung im Sinne einer Unter-, Über- und Ungleichversorgung bei schwer kranken und vulnerablen Patient*innen löst im Betreuungsteam Spannungen aus und kann zu moralischem Distress führen.

Die Alltagspraxis hat mit moralischen Konflikten zu tun, die sehr vielschichtig und meist nicht allein durch die Berufsgruppe der Pflege bewältigbar sind. In diesen Situationen ist eine kollektive Reflexion, Beratung und Entscheidung im Behandlungsteam für das Wohl der Patient*innen besonders förderlich. Dabei ist zu überlegen, inwieweit auch der/die jeweils betroffene entscheidungswillige Patient*innen bzw. seine/ihre Angehörigen mit einzubeziehen sind. Die enge Kooperation und offene Kommunikation zwischen Ärzt*innen, Pflegenden und anderen involvierten Berufsgruppen in Gesundheitseinrichtungen sind vor allem deshalb so wichtig, weil den einzelnen Disziplinen unterschiedliche Auffassungen und Tätigkeitsfelder zugrunde liegen. Für die zentrale Frage, wie sich das Gute für den jeweils betroffenen Menschen definieren lässt, müssen die individuellen Wünsche und Bedürfnisse der Patient*innen erkannt werden, insbesondere wenn es um existenzielle Entscheidungen geht, die ein/e Patient*in nicht mehr autonom treffen kann. Eine transparente und nachvollziehbare Entscheidung gelingt am ehesten dann, wenn sich alle betroffenen Personen konstruktiv in den Entscheidungsprozess einbringen. Klinische Ethikkomitees (KEKs) unterstützen solche Prozesse.

4.3   Klinisches Ethikkomitee (KEK)

Ein klinisches Ethikkomitee (KEK) ist ein Beratungsgremium in Gesundheitseinrichtungen und stellt eine etablierte Struktur der Ethikberatung dar. KEKs sind nicht gesetzlich vorgeschrieben, garantieren aber ein Qualitätskriterium (vgl. Dörries 2008, S. 18).

KEKs entstanden in den USA bereits ab den 1970er-Jahren und gelten mittlerweile als Standardeinrichtungen in Krankenhäusern. Auch in der Schweiz und in Deutschland sind klinische Ethikkomitees und andere Formen klinischer Ethikberatung bereits institutionalisiert. In Österreich haben sich solche Einrichtungen noch wenig etabliert. Das LKH-Univ. Klinikum Graz verfügt seit 2006 über ein Ethikkomitee, ansonsten werden KEKs vorwiegend von konfessionellen Krankenhäusern gefördert (z. B. Krankenhaus der Barmherzigen Brüder und St.-Josef-Krankenhaus in Wien).

Ein KEK besteht aus einem multidisziplinären Team mit bis zu zwölf unterschiedlichen Disziplinen, darunter Ärzt*innen, Pflegepersonen verschiedener Fachgebiete, Ethiker*innen, Theolog*innen oder Seelsorger*innen, Verwaltungspersonen (z. B. Qualitätsmanagement), Sozialarbeiter*innen, Psycholog*innen; auch externe Mitglieder sind je nach Bedarf vertreten (Jurist*innen, Patientenvertreter*innen u. a.). Die Beteiligung von Patient*innen bzw. Angehörigen ist vom Modell und von der Organisation abhängig. Die Mitglieder werden durch die Leitung auf Zeit, z. B. für drei Jahre, berufen und sollen eine hohe kommunikative Kompetenz, ethische Sensibilität sowie eine Expertise in klinischer Ethik und Ethikberatung mitbringen (vgl. Kohlen 2012, S. 193f.; Neitzke 2015, S. 24f.).

Ethikkomitee

Ethikkomitees prüfen, ob Forschungsvorhaben mit den gesetzlichen Rahmenbedingungen vereinbar sind und die Rechte und Unversehrtheit der Versuchspersonen geschützt werden. Auch wird auf die Transparenz und Nachvollziehbarkeit von Forschungsprojekten geachtet.

Die Aufgabenbereiche umfassen in erster Linie Ethikberatung in Form **ethischer Fallbesprechung** sowie auch **Leitlinienentwicklung** und **Fort- und Weiterbildung im Bereich Ethik** für Mitarbeiter*innen.

4.3.1   Ethische Fallbesprechung auf der Station

Die ethische Fallbesprechung auf der Station, auch als Ethikkonsil bezeichnet, stellt die Kernaufgabe von KEKs dar. Sie verfolgt das Ziel, in schwierigen Behandlungs- und Betreuungsfällen im klinischen Alltag den Prozess der interdisziplinären Entscheidungsfindung lösungsorientiert zu unterstützen. In einem systematisierten rationalen Prozess der Entscheidungsfindung können unterschiedliche Problemhintergründe und Wahrnehmungen sichtbar werden, Emotionen reflektiert, implizite und explizite Wertvorstellungen analysiert und die unterschiedlichen Moralvorstellungen in den ethischen Güterabwägungsprozess einbezogen werden (vgl. Baumann-Hölzle/Riedel/Dinges 2018, S. 32). Fallbesprechungen nehmen der verantwortlichen Person die Entscheidungsbefugnis zwar nicht ab, sie verändern aber das Zustandekommen von Entscheidungen. Gemeinsame Fallbesprechungen, bei denen alle Betroffenen in gleicher Weise zu Wort kommen, verhelfen zu Entscheidungen, die alle Mitarbeiter*innen mittragen können. In der Regel finden diese prospektiv (vorausschauend) statt.

Wesentliches Element einer Fallbesprechung ist die kritische Reflexion der gemeinsamen Fallbesprechung, insbesondere wenn kein Konsens gefunden wurde und ggf. eine Modifikation des Ergebnisses oder erneute Evaluation erforderlich ist. Zudem kann vergleichbaren Konflikten künftig vorgebeugt werden, wenn reflektiert wird, wie ein ethischer Konflikt möglicherweise hätte verhindert werden können (vgl. Marckmann 2015, S. 21f.).

Die Teilnehmer*innen an einer Fallbesprechung setzen sich aus Personen des Behandlungs- und Betreuungsteams zusammen und die Fallbesprechung kann von jeder beteiligten Person beantragt werden. Pflegende nehmen dabei eine bedeutende Rolle ein, indem sie ihre Beobachtungen und Wahrnehmungen von Patient*innen und ihren Angehörigen einbringen (vgl. Kohlen 2012, S. 194f.).

Entscheidungsfindungsmodelle fungieren als bewährte Instrumente für eine strukturierte Bearbeitung von schwierigen Fällen und ermöglichen eine umfassende Beurteilung der Situation, um keine wichtigen Aspekte zu übersehen (z. B. Meinungsunterschiede bei medizinischen, pflegerischen oder therapeutischen Maßnahmen, unklares Therapieziel, Unklarheit über Patientenwillen bei nicht entscheidungsfähigen Patient*innen). Sie können sowohl für mono- als auch multidisziplinäre Fallbesprechungen herangezogen werden.

Zu den bekanntesten Entscheidungsfindungsmodellen zählt die Nimwegener Methode. Auch das KEK des Krankenhauses Barmherzige Brüder in Wien stützen sich auf die modifizierte Nimwegener Methode (Gordijn) (vgl. Meran/Wallner 2016). Sie wird für die prospektive problemlösende Fallbesprechung häufig eingesetzt.

4.3.2 Nimwegener Methode

Die **Nimwegener Methode** wurde in den 1990er-Jahren in den Niederlanden entwickelt und den aktuellen Gegebenheiten angepasst. Sie ist heute auch außerhalb der Niederlande eine bekannte Vorgehensweise und wird im Akut- und Langzeitbereich häufig eingesetzt. Diese Methode unterstützt ausgebildete Ethikfachpersonen in ihrer Beratungs- und Moderationsfunktion bei Falldiskussionen multidisziplinärer Teams. Für die Nachvollziehbarkeit der ethischen Fallbesprechung wurden Protokolle entwickelt, die den unterschiedlichen Einsatzgebieten angepasst sind (vgl. Steinkamp/Gordijn ³2010, S. 251f).

Die Nimwegener Methode für ethische Fallbesprechung (Kurzform)
1. Problembestimmung   Was ist der Anlass der Besprechung? Wie lautet das ethische Problem?
2. Inventarisieren und Verstehen der Situation   Medizinische, pflegerische, lebensanschauliche und organisatorische Aspekte werden eruiert.
3. Ethische Bewertung   Das Wohl und der Wille des/der Patient*innen, die (Abgrenzung der) Verantwortung des/der Arztes/der Ärztin, der Pflegenden usw. werden ermittelt.
4. Beschlussfassung   Zunächst wird überprüft, ob sich die Ausgangsfrage geändert hat. Es folgen die Formulierung der Entscheidung und die Rekapitulation der wichtigsten Argumente.

Tabelle 7
Kurzfassung der Nimwegener Methode
(Steinkamp 2012, S. 180)

In der ersten Phase, der **Problembestimmung**, geht es um die klare Formulierung des zentralen moralischen Problems in der jeweiligen Situation, um der Fallbesprechung eine Richtung zu geben.

Die zweite Phase, **die Inventarisierung und das Verstehen der Situation**, besteht in der Darstellung von Fakten der konkreten Situation durch die ärztlichen und pflegerischen Diagnosen, Prognosen und Erfahrungen. Die Aufmerksamkeit und das Gewicht liegen auf der Perspektive der Pflegenden, wenn es darum geht, die Wünsche und Bedürfnisse der Patient*innen zu eruieren. Denn professionelle Pflege basiert auf Fragestellungen nach den Aktivitäten des täglichen Lebens (ADL), des psychosozialen Umfelds, der notwendigen Ressourcen, der Bedeutung dessen, wie Patient*innen und Angehörige die Situation erfahren und bewältigen. Auch wenn die Verantwortung der Entscheidung beim Arzt/bei der Ärztin liegt, wird auf einen gleichberechtigten Diskurs Wert gelegt. Dieser bezieht alle Beteiligten in gleicher Weise in die Fallbesprechung mit ein.

Die Nimwegener Methode ist primär problemlösungsorientiert, nimmt aber auch haltungsorientierte Elemente auf. Die Verknüpfung von haltungsorientiertem Reflektieren mit normativen Argumenten (z. B. Patient*innenautonomie, Wohlbefinden) liefert einen Beitrag zum besseren Verständnis der Situation und hilft, die ethischen Aspekte zu erkennen. Dabei wird auf eine klare Unterscheidung zwischen Tatsachen und Bewertungen geachtet.

In der dritten Phase geht es um die **ethische Bewertung.** Für die wertbezogene und normativ ethische Argumentation bezieht sich die Nimwegener Methode auf den *principlism* von Beauchamp und Childress (1979, ⁷2013). Eine sorgfältige Abwägung zwischen den Prinzipien Autonomie, Nichtschaden, Fürsorge und Gerechtigkeit, aber auch Werte wie Vertrauen und Verschwiegenheit werden in Erwägung gezogen, nicht zuletzt ist der Nutzen für den/die Patient*in entscheidend für die Einleitung oder das Unterlassen einer Intervention. Dieser Reflexionshorizont kann durch narrative Erzählungen (hermeneutisches Verstehen) über die Bedürfnisse und Weltsicht des/der Patient*in erweitert werden. Es wird hier auch auf die Abgrenzung von Verantwortlichkeiten im Team geachtet.

Die vierte Phase der **Beschlussfassung** beginnt mit der Wiederholung der Ausgangsfrage, um zu eruieren, ob sich diese durch die umfassende Klärung und Einsicht in die Situation geändert hat und ob noch Fragen offengeblieben sind, die eine Entscheidung erschweren. Wenn Klarheit über die Situation besteht, werden die wichtigsten Argumente für eine verantwortbare Entscheidung zusammengefasst und über die weitere Handlungsweise entschieden sowie entsprechende Absprachen im Team getroffen (vgl. Steinkamp/Gordijn ³2010, S. 265–275; Kohlen 2012, S. 180–183).

Eine wichtige Rolle spielt dabei die Moderation, damit die Diskussion bei komplexen Situationen und starken Emotionen nicht ausufert. Der/die Moderator*in unterstützt den Entscheidungsfindungsprozess, wobei die Entscheidungsbefugnis bei den jeweils Verantwortlichen bleibt. Er/sie sollte mit der Analyse ethischer Fragen und mit der klinischen Realität vertraut sein (vgl. Steinkamp/Gordijn ³2010, S. 245–248).

Fallbesprechungen können auch retrospektiv (zurückblickend) oder präventiv erfolgen, um mögliche künftige Probleme zu vermeiden. Sie dienen der Entwicklung einer ethisch reflektierten Grundhaltung und fördern die Sensibilität und Urteilskraft bei moralischen Dilemmata. Ein geeignetes Modell liefert hierfür das von Marianne Rabe (2009) entwickelte Reflexionsmodell. Es lässt sich besonders gut für Lehr- und Lernzwecke einsetzen.

4.3.3   Reflexionsmodell nach M. Rabe

1. **Situationsanalyse:** Die persönliche Reaktion und der Ausdruck von Gefühlen (Empörung, Ärger, Mitleid, …) weisen darauf hin, dass bei einer erlebten Situation Klärungsbedarf besteht. Ebenso sollen die Beziehungen der Beteiligten zueinander thematisiert und verschiedene Handlungsmöglichkeiten diskutiert werden.

2. **Ethische Reflexion:** In diesem Schritt liegt die Konzentration auf der Frage nach dem ethischen Problem und dessen Bewertung anhand von Prinzipien, ethischen Grundsätzen und Werthaltungen sowie der Klärung der Verantwortung.

3. Ergebnisse: Die ethisch begründete Beurteilung der Situation fasst die wesentlichen Erkenntnisse der ersten beiden Schritte zusammen. Nicht immer kann ein Konsens gefunden werden und es muss weiter reflektiert und bearbeitet werden. Dissense können auch auf Kommunikationsschwierigkeiten in einem interdisziplinären Team, auf Mängel in der Organisation oder auf einen Schulungsbedarf hinweisen, die aufgegriffen werden sollten (vgl. Rabe 2009, S. 152–155).

1. Situationsanalyse
Persönliche Reaktionen
Die Sicht der anderen: Perspektiven aller am Fall beteiligten Personen
Alternative Handlungsmöglichkeiten und ihre Folgen für die Betroffenen

2. Ethische Reflexion
Benennung des ethischen Problems
Formulierung der normativen Orientierung und übergeordneten Prinzipien, die nur für die Situation von Bedeutung sind
Verantwortungsebenen ▸ persönlich ▸ institutionell ▸ gesellschaftspolitisch

3. Ergebnisse
Ethisch begründete Beurteilung
Konsens/Dissens
Nötige praktische Konsequenzen und ihre Durchsetzung

Abbildung 6
Modell für die ethische Reflexion
(Rabe 2009, S. 153)

4.4 Leitlinienentwicklung

Ethikleitlinien bieten eine ethisch begründete Orientierung und Sicherheit bei Entscheidungen im Rahmen wiederkehrender klinischer Problemfelder, z. B. im Umgang mit Patient*innenverfügungen, Entscheidungen am Lebensende, Regeln zum Verzicht auf Reanimation, Umgang mit religiösen und kulturellen Besonderheiten etc.

Leitlinien werden von Arbeitsgruppen, in denen neben Komiteemitgliedern fachkundige Mitarbeiter*innen aus der Organisation mitwirken, für die Praxis erstellt. Sie müssen den gesetzlichen Bestimmungen sowie dem aktuellen wissenschaftlichen Standard entsprechen und erfordern eine regelmäßige Überarbeitung.

Ethikleitlinien geben keine Entscheidung vor und nehmen nicht die Verantwortung ab, sondern verfolgen das Ziel der Qualitätssicherung im Entscheidungsprozess. Sie müssen von der Organisationsleitung verabschiedet werden (vgl. Neitzke 2008, S. 60f.).

Zudem können Leitlinien durch eine verbesserte Entscheidungsqualität und Handlungssicherheit dazu beitragen, situativen moralischen Distress zu reduzieren (vgl. Riedel/Linde 2016, S. 11).

4.5   Fort- und Weiterbildungsangebote

Fort- und Weiterbildungsangebote dienen der Förderung der Sensibilität für ethische Probleme und der ethischen Bewusstseinsbildung, um die ethische Kompetenz der Mitarbeiter*innen der Institution zu stärken.

Es ist für Pflegende wichtig, ethische Probleme adäquat artikulieren und argumentieren zu können, damit sie in einem Ethikkomitee akzeptiert und im interdisziplinären Diskurs ernst genommen werden (vgl. Kohlen 2012, S. 198). Mit der Fähigkeit zur ethischen Reflexion des beruflichen Handelns kann wiederum die Bereitschaft zur ethischen Fallbesprechung in den einzelnen Abteilungen gefördert werden.

Themen für Fortbildungen sind u. a. Formen der Sterbehilfe, Sterbebegleitung, Umgang mit Angehörigen, behinderten und dementen Menschen, Therapiebegrenzung auf Patientenwunsch (Autonomie) oder gegen den Wunsch von Angehörigen (Nutzlosigkeit der Therapie), Fortführen oder Begrenzung von künstlicher Ernährung und Flüssigkeitszufuhr in bestimmten Lebensphasen (im Sterbeprozess, bei schwerer Demenz) etc. (vgl. Neitzke 2008, S. 59f.).

Vertiefung des Lernstoffes

Zum Wiederholen

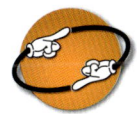

▶ Problemfelder ethischer Entscheidungsfindung

▶ Moralische Konflikte und Dilemmata

▶ Klinisches Ethikkomitee (KEK)

▶ Reflexions- und Entscheidungsfindungsmodelle

Zum Üben

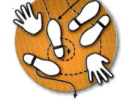

Anhand eines Fallbeispieles soll die Anwendung der Nimwegener Methode bzw. des Reflexionsmodells nach Rabe eingeübt werden. Durch einen Perspektivenwechsel (unterschiedliche Positionen Betroffener) besteht die Möglichkeit, sich mit eigenen Wertvorstellungen und Gefühlen auseinanderzusetzen und diese in Gegenüberstellung mit ethischen Normen und Prinzipien zu diskutieren.

Fallbeispiel Frau Emma

Frau Emma ist 84 Jahre alt und lebt allein in einer kleinen Wohnung. Ihre Kinder besuchen sie regelmäßig und kümmern sich um sie.

Frau Emmas Gesundheitszustand hat sich in den letzten Monaten sehr verschlechtert, sie ist vor vier Monaten gestürzt und hat sich die linke Hüfte gebrochen. Nach der Operation war sie kurz in einem Heim zur Übergangspflege und kam dann wieder nach Hause. Dauerhaft in einem Pflegeheim leben wollte sie nicht. Leider ist Frau Emma in den letzten Wochen bereits dreimal gestürzt. Zusätzlich hatte sie einen grippalen Infekt mit Fieber.

Frau Emma gab immer wieder an, unter Schwindel zu leiden, und hatte einen unsicheren Gang. Daraufhin brachte sie die Familie zur Durchuntersuchung ins Krankenhaus, wo sie auf der internen Abteilung aufgenommen wird. Noch immer fiebert sie leicht. Innerhalb weniger Tage verschlechtert sich ihr Gesundheitszustand so stark, dass sie jegliche Nahrung und Flüssigkeit ablehnt. Sie presst die Lippen zusammen und dreht beim Versuch, ihr Essen einzugeben, den Kopf weg. Es gelingt den Pflegenden nicht, sie zu überzeugen, Nahrung und Flüssigkeit zu sich zu nehmen. Auch die Mundpflege lehnt sie ab.

Aufgrund der Verschlechterung wird Frau Emma zur PEG-Sondenanlage auf eine chirurgische Abteilung verlegt. Sie erhält Flüssigkeit in Form von Infusionen, die Körperpflege wird aufgrund ihres schlechten Allgemeinzustandes im Bett durchgeführt. Frau Emmas Zustand verschlimmert sich zunehmend, sie wehrt sich bei der Pflege und bei der Mundpflege beißt sie zu.

Die Ärzt*innen empfehlen den Angehörigen, für Frau Emma einen Pflegeheimplatz zu organisieren. Frau Emma könne mit ihrer Demenz und PEG-Sonde nicht mehr allein zu Hause leben. Dies gelingt den Angehörigen schon nach kurzer Zeit in einem Pflegeheim, das ca. 40 km von ihrem Wohnort entfernt ist.

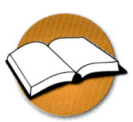

Zum Nachlesen

Arbeitsgruppe „Pflege und Ethik" der Akademie für Ethik in der Medizin e.V. (2005): „Für alle Fälle ...". Arbeit mit Fallgeschichten in der Pflegeethik. Hannover: Brigitte Kunz.

Dieses Buch beinhaltet eine Vielzahl von Fallgeschichten aus der Pflegepraxis, die von einer Arbeitsgruppe diskutiert und zusammengefasst wurden. Die Fälle sind folgendermaßen bearbeitet: Kurzbeschreibung der Fälle, Problemhintergrund, didaktische Verwendbarkeit, Zielgruppen sowie Hinweise zur Bearbeitung. Dieses Buch eignet sich daher sehr gut für Lehrpersonen und bietet eine umfassende Grundlage für den Ethikunterricht zur vertiefenden Auseinandersetzung mit moralischen Problemen der Pflege. Falldiskussionen können der Stärkung und Schulung der Urteils-, Argumentations- und Reflexionsfähigkeit sowie der Bewusstmachung eigener Wertmaßstäbe bei moralischen Problemen dienlich sein.

Fölsch, Doris ([3]2017): Ethik in der Pflegepraxis. Anwendung moralischer Prinzipien im Pflegealltag. Wien: facultas.

Zahlreiche Fallbeispiele aus der alltäglichen Pflegepraxis werden anhand der vier Prinzipien von Beauchamp und Childress umfassend diskutiert. Offene Fragen regen zu eigenen Überlegungen und zur ethischen Reflexion an.

Riedel, Annette/Linde, Anne-Christin (Hg.) (2018): Ethische Reflexion in der Pflege. Konzepte – Werte – Phänomene. Berlin: Springer.

Dieses Buch bietet eine vertiefende Auseinandersetzung mit ethischen Fragestellungen und Konflikten, die sich aus pflegebezogenen Phänomenen und Konzepten ableiten. Die Inhalte unterstützen den Reflexions- und Entscheidungsprozess und fördern die Entwicklung einer ethischen Kompetenz.

Steinkamp, Norbert/Gordijn, Bert ([3]2010): Ethik in der Klinik. Ein Arbeitsbuch zwischen Leitbild und Stationsalltag. Neuwied u.a.: Luchterhand.

Dieses Arbeitsbuch bietet eine Vertiefung zu diesem Kapitel, indem praxistaugliche Methoden und Modelle für ethische Fallbesprechungen vorgestellt und diese anhand von Fallbeispielen veranschaulicht werden.

5 Zusammenfassung und Schlussbetrachtungen

Der berufliche Alltag der Pflege ist gekennzeichnet durch Nähe, Interaktion und Beziehung mit vulnerablen, kranken und physisch sowie psychisch instabilen Menschen und ihren Angehörigen. Pflegerisches Handeln ist immer auch moralisches Handeln, welches sich auf das Ergebnis pflegetherapeutischer Maßnahmen auswirkt und das Wohlbefinden erheblich beeinflusst. Darin begründet sich ein reflektierter und verantwortungsbewusster Umgang, der ethische Kompetenz erfordert.

Pflegende agieren in ihrem Berufsalltag in einem Spannungsfeld zwischen Patient*innen, Angehörigen, Ärzt*innen und anderen Berufsgruppen, die in der Behandlung und Betreuung mitwirken. Sie stellen ein Bindeglied zwischen all diesen Professionen dar und müssen somit anhand ihrer fachlichen, reflexiven und ethischen Expertise ihre Diskursfähigkeit, aber auch Urteilskraft nutzen und immer wieder unter Beweis stellen. Ethische Entscheidungen in ihrem komplexen Arbeitsfeld erfordern, dass sie ihr pflegerisches Handeln argumentativ absichern können und sich in schwierigen, kritischen oder auch unbefriedigt gelösten Situationen Gehör verschaffen können.

Kann man Ethik lernen? Die Berufsethik der Gesundheits- und Krankenpflege stellt Instrumente für die Auseinandersetzung und Klärung pflegeethischer Werthaltungen zur Entwicklung einer eigenen Berufsidentität und ethischen Urteilsbildung in Bezug auf die pflegerischen Handlungsfelder bereit. Ein kongruent gelebtes Ethos setzt immerwährende Reflexion der verinnerlichten Werthaltung in Bezug auf eine professionelle Wertorientierung voraus. Die Aneignung der dafür erforderlichen ethischen Kompetenzen kann durch die Einübung von systematisierten Reflexions- und strukturierten Entscheidungsprozessen anhand von Fallbeispielen entwickelt und verfestigt werden. Die Transparenz und Nachvollziehbarkeit von Handlungen und Entscheidungen bildet eine Grundlage für qualitätsvolle Pflege und reduziert moralischen Stress.

Einige Inhalte sind mit den folgenden Abschnitten Berufsgeschichte und Berufskunde vernetzt und werden bei vertiefender Auseinandersetzung und Reflexion hervortreten. Moralisches Handeln hat immer schon das pflegerische Handeln geprägt. Eine ethisch reflektierte Grundhaltung wirkt sich auf alle künftigen Entwicklungen der Pflegewissenschaft, der Pflegepädagogik, des Pflegemanagements und nicht zuletzt der Pflegepraxis aus.

Literaturverzeichnis

Anzenbacher, Arno (⁷1999): Einführung in die Philosophie. Freiburg im Breisgau, Basel, Wien: Herder.

Arbeitsgruppe „Pflege und Ethik" der Akademie für Ethik in der Medizin e. V. (2005): „Für alle Fälle ...". Arbeit mit Fallgeschichten in der Pflegeethik. Hannover: Brigitte Kunz.

Aristoteles (⁴2000): Nikomachische Ethik. Aus dem Griechischen übersetzt von Olof Gigon. München: Deutscher Taschenbuch Verlag.

Arndt, Marianne (1996): Ein wissenschaftlicher Diskurs über Theorien der Moral und Ethik. In: Pflege 9/1, S. 26–29.

Arndt, Marianne (²2007): Ethik denken – Maßstäbe zum Handeln in der Pflege. Stuttgart: Georg Thieme.

Barmherzige Brüder Österreich (Hg.) (2010): Ethik-Codex. Orientierung an Hospitalität und Professionalität. Wien: facultas.

Baumann-Hölzle, Ruth/Riedel, Annette/Dinges, Stefan (2018): Ethische Entscheidungen strukturieren und begründen. In: Riedel, Annette/Linde, Anne-Christin (Hg.): Ethische Reflexion in der Pflege. Konzepte – Werte – Phänomene. Berlin: Springer, S. 31–40.

Bauschke, Martin (2010): Die goldene Regel als moralisches Weltkulturerbe. http://www.irisfamilienzentrum.de/fileadmin/Dokumente/Goldener_Regel_Vortrag_2011.pdf [Stand: 30.04.2013].

Bayertz, Kurt (1995): Verantwortung: Prinzip oder Problem? Darmstadt: Wissenschaftliche Buchgesellschaft.

Beauchamp, Tom L. (2005): Prinzipien und andere aufkommende Paradigmen in der Bioethik. In: Rauprich, Oliver/ Steger, Florian (Hg.): Prinzipienethik in der Biomedizin. Moralphilosophie und medizinische Praxis. Frankfurt, New York: Campus, S. 48–73.

Beauchamp, Tom L./Childress, James F. (⁴1994): Principles of Biomedical Ethics. New York, Oxford: Oxford University Press.

Beauchamp, Tom L./Childress, James F. (⁷2013): Principles of Biomedical Ethics. New York, Oxford: Oxford University Press.

Benner, Patricia/Wrubel, Judith (1997): Pflege, Streß und Bewältigung. Gelebte Erfahrung von Gesundheit und Krankheit. Aus dem Amerikan. übersetzt von Irmela Erckenbrecht. Bern, Göttingen, Toronto, Seattle: Hans Huber.

Bobbert, Monika (2002): Patientenautonomie und Pflege. Begründung und Anwendung eines moralischen Rechts. Kultur der Medizin, Band 5. Frankfurt am Main: Campus.

Bundesgesetz über Gesundheits- und Krankenpflegeberufe (Gesundheits- und Krankenpflegegesetz – GuKG), BGBl. I 108/1997. https://www.ris.bka.gv.at/GeltendeFassung.wxe?Abfrage=Bundesnormen&Gesetzesnummer=10011026 [23.02.2019].

Conradi, Elisabeth (2001): Take care. Grundlagen einer Ethik der Achtsamkeit. Frankfurt am Main: Campus.

Conradi, Elisabeth (2003): Vom Besonderen zum Allgemeinen – Zuwendung in der Pflege als Ausgangspunkt einer Ethik. In: Wiesemann, Claudia/Erichsen, Norbert/Behrendt, Heidrun/Biller-Adorno, Nikola/Frewer, Andreas (Hg.): Pflege und Ethik. Leitfaden für Wissenschaft und Praxis. Stuttgart: Kohlhammer, S. 30–46.

Dingens, Stefan (2018): Pflegeethik organisieren und implementieren. In: Riedel, Annette/Linde, Anne-Christin (Hg.) (2018): Ethische Reflexion in der Pflege. Konzepte – Werte – Phänomene. Berlin: Springer, S. 199–203.

Dörries, Andrea (2008): Ethik im Krankenhaus. In: Dörries, Andrea/Neitzke, Gerald/Simon, Alfred/Vollmann, Jochen (Hg.): Klinische Ethikberatung. Ein Praxisbuch. Stuttgart: Kohlhammer, S. 13–23.

Düwell, Marcus/Hübenthal, Christoph/Werner, Micha H. (Hg.) (³2011): Handbuch Ethik. Stuttgart, Weimar: Metzler.

Fenner, Dagmar (2010): Einführung in die Angewandte Ethik. Tübingen: Francke.

Fischer, Peter (2003): Einführung in die Ethik. München: W. Fink.

Fölsch, Doris (2008): Ethik in der Pflegepraxis. Anwendung moralischer Prinzipien im Pflegealltag. Wien: facultas.

Fölsch, Doris (²2012): Ethik in der Pflegepraxis. Anwendung moralischer Prinzipien im Pflegealltag. Wien: facultas.wuv.

Friesacher, Heiner (2016): Professionalisierung und Caring – passt das überhaupt zusammen? In: Kleibel, Veronika/Urban-Huser, Catherine (Hg.): Caring – Pflicht oder Kür? Gestaltungsspielräume für eine fürsorgliche Pflegepraxis. Wien: facultas, S. 55–71.

Fröhlich, Günter (2014): Theorie der Ethischen Beratung im Klinischen Kontext. Philosophische Grundlegung eines anwendungsbezogenen Modells zur Falldiskussion und Lösung wertbasierter Konflikte. Würzburg: Königshausen & Neumann.

Fürstler, Gerhard/Malina, Peter (2004): „Ich tat nur meinen Dienst". Zur Geschichte der Krankenpflege in Österreich in der NS-Zeit. Wien: facultas.

Gilligan, Carol (⁵1999): Die andere Stimme. Lebenskonflikte und Moral der Frau. Aus dem Amerikanischen übersetzt von Brigitte Stein. München: Piper.

Großklaus-Seidel, Marion (2002): Ethik im Pflegealltag. Wie Pflegende ihr Handeln reflektieren und begründen können. Stuttgart: Kohlhammer.

Großklaus-Seidel, Marion (2012): Pflegeethik als kritische Institutionenethik. In: Monteverde, Settimio (Hg.): Handbuch Pflegeethik. Ethisch denken und handeln in den Praxisfeldern der Pflege. Stuttgart: Kohlhammer, S. 85–97.

Heffels, Wolfgang M. (2003): Pflege gestalten. Eine Grundlegung zum verantwortlichen Pflegehandeln. Frankfurt am Main: Mabuse.

Hiemetzberger, Martina/Ruprecht, Barbara (2013): Unterricht in der Pflegepraxis – eine Frage der Haltung? In: Rundbrief. Tut Forschung weh? Vereinsorgan des Internationalen Fördervereins Basale Stimulation® e. V. 22/2, S. 10–15.

Höffe, Otfried ([5]1997): Lexikon der Ethik. München: C. H. Beck.

ICN-Ethikkodex für Pflegende (ICN = International Council of Nurses): Fassung aus dem Jahr 2014. https://www.oegkv.at/fileadmin/user_upload/International/DBfK-ICN-Ethikkodex_fuer_Pflegende-print-final2014__2_.pdf [Stand: 23.12.2015].

Institut für Pflegewissenschaft Universität Basel (2003): Stellungnahme: Pflege als Beruf. http://nursing.unibas.ch/ins/deut/stellungnahmen/headlines/inhalte/inhalt-4.html [Stand: 23.12.2015].

Jonas, Hans (1984): Das Prinzip Verantwortung. Versuch einer Ethik für die technologische Zivilisation. Frankfurt am Main: Suhrkamp.

Kant, Immanuel: Kritik der praktischen Vernunft. Grundlegung zur Metaphysik der Sitten. Werkausgabe Band VII (hg. von Wilhelm Weischedel). Frankfurt am Main: Suhrkamp.

Kleibel, Veronika/Urban-Huser, Catherine (Hg.) (2016): Caring – Pflicht oder Kür? Gestaltungsspielräume für eine fürsorgliche Pflegepraxis. Wien: facultas.

Kohlen, Helen (2012): Die Rolle von Pflegenden in Klinischen Ethikkomitees. In: Monteverde, Settimio (Hg.): Handbuch Pflegeethik. Ethisch denken und handeln in den Praxisfeldern der Pflege. Stuttgart: Kohlhammer, S. 193–201.

Kohlen, Helen (2016): Plädoyer für eine widerständige Care-Praxis – Zur Entwicklung von Care-Ethiken im internationalen Vergleich und ihrem Status in der Pflege. In: Kleibel, Veronika/Urban-Huser, Catherine (Hg.): Caring – Pflicht oder Kür? Gestaltungsspielräume für eine fürsorgliche Pflegepraxis. Wien: facultas, S. 15–26.

Körtner, Ulrich H. J. ([2]2012): Grundkurs Pflegeethik. Wien: facultas.wuv.

Kuhn, Andrea (2018): Pflegeethik – ein Mandat der Berufspolitik. In: Riedel, Annette/Linde, Anne-Christin (Hg.) (2018): Ethische Reflexion in der Pflege. Konzepte – Werte – Phänomene. Berlin: Springer, S. 205–211.

Küng, Hans (2012): Handbuch Weltethos. Eine Vision und ihre Umsetzung. München: Piper.

Lauber, Annette ([3]2012): Grundlagen beruflicher Pflege. Verstehen & pflegen 1. Stuttgart: Thieme.

Lay, Reinhard ([2]2012): Ethik in der Pflege. Ein Lehrbuch für die Aus-, Fort- und Weiterbildung. Hannover: Schlütersche.

Lenk, Hans (1991): Komplexe Ebenen der Verantwortung. In: Sänger, Monika (Hg.): Verantwortung. Arbeitstexte für den Unterricht. Stuttgart: Reclam, S. 64–73.

Lenk, Hans (1998): Konkrete Humanität: Vorlesungen über Verantwortung und Menschlichkeit. Frankfurt am Main: Suhrkamp.

Loewy, Erich H. (1995): Ethische Fragen in der Medizin. Wien: Springer.

Marckmann, Georg (2013): Ethische Grundlagen ärztlichen Handelns. In: Michalsen, Andrej/Hartog, Christiane S. (Hg.): End-of-Life in der Intensivmedizin. Berlin, Heidelberg: Springer, S. 3–15.

Marckmann, Georg (2015): Im Einzelfall ethisch gut begründet entscheiden: Das Modell der prinzipienorientierten Falldiskussion. In: Marckmann, Georg (Hg.): Praxisbuch Ethik in der Medizin. Berlin: Medizinisch Wissenschaftliche Verlagsgesellschaft, S. 15–22.

Marschütz, Gerhard (2009): theologisch ethisch nachdenken. Band 1: Grundlagen. Würzburg: Echter.

Mayer, Hanna (2016): Geleitwort. In: Kleibel, Veronika/Urban-Huser, Catherine (Hg.): Caring – Pflicht oder Kür? Gestaltungsspielräume für eine fürsorgliche Pflegepraxis. Wien: facultas. S. 5–8.

Meran, Johannes/Wallner, Jürgen (2016): Ablauf eines Ethikkonsils. In: Der Onkologe 22, S. 815. DOI 10.1007/s00761-016-0125-2.

Metz, Christian/Reitinger, Elisabeth (2010): Ethische Herausforderungen in Palliative Care. Palliativmedizin. 2. Teil. In: Klinik 2, S. 62–64.

Mill, John Stuard (2006): Utilitarism. Der Utilitarismus. Englisch/Deutsch. Übersetzt und herausgegeben von Dieter Birnbacher. Stuttgart: Reclam.

Monteverde, Settimio (2009a): Pflege – Die Ethik fürsorgerischer Zuwendung. In: Arn, Christof/Weidmann-Hügle, Tatjana (Hg.): Ethikwissen für Fachpersonen. Basel: Schwabe AG und EMH Schweizerischer Ärzteverlag AG.

Monteverde, Settimio (2009b): Pflegeethik zwischen Legitimation und Kritik pflegerischer Praxis. In: Bulletin der Schweizerischen Gesellschaft für Biomedizinische Ethik 58/3, S. 1–20.

Monteverde, Settimio (2012): Grundlagen. In: Ders. (Hg.): Handbuch Pflegeethik. Ethisch denken und handeln in den Praxisfeldern der Pflege. Stuttgart: Kohlhammer, S. 19–38.

Monteverde, Settimio (2015): Fürsorge als Tugend und als Wissen. Zur Genese pflegerischer Ordnungsmacht. In: Mathwig, Frank/Meireis, Torsten/Porz, Rouven/Zimmermann, Markus (Hg.): Macht der Fürsorge. Moral und Macht im Kontext von Medizin und Pflege. Zürich: Theologischer Verlag (TVZ), S. 181–194.

Neitzke, Gerald (2008): Praxis der klinischen Ethikberatung. In: Dörries, Andrea/Neitzke, Gerald/Simon, Alfred/Vollmann, Jochen (Hg.): Klinische Ethikberatung. Ein Praxisbuch. Stuttgart: Kohlhammer, S. 58–86.

Neitzke, Gerald (2015): Ethikberatung und Ethikkomitees als Instrumente der Entscheidungsunterstützung. In: Marckmann, Georg (Hg.): Praxisbuch Ethik in der Medizin. Berlin: Medizinisch Wissenschaftliche Verlagsgesellschaft, S. 23–34.

Nida-Rümelin, Julian (1996): Theoretische und Angewandte Ethik: Paradigmen, Begründungen, Bereiche. In: Ders. (Hg.): Angewandte Ethik. Die Bereichsethiken und ihre theoretische Fundierung. Ein Handbuch. Stuttgart: Alfred Kröner, S. 2–85.

Pauer-Studer, Herlinde ([2]2010): Einführung in die Ethik. Wien: facultas.

Pieper, Annemarie ([6]2007): Einführung in die Ethik. Tübingen, Basel: A. Francke.

Pieper, Annemarie/Thurnherr, Urs (Hg.) (1998): Angewandte Ethik: Eine Einführung. München: C. H. Beck.

Pillen, Angelika (2002): Gerechtigkeit und gute Pflege. In: Pflege 15, S. 163–169.

Pöltner, Günther (2002): Grundkurs Medizinethik. Wien: facultas.

Rabe, Marianne (2009): Ethik in der Pflegeausbildung. Beiträge zur Theorie und Didaktik. Bern: Hans Huber.

Rauprich, Oliver (2005): Prinzipienethik in der Biomedizin – Zur Einführung. In: Rauprich, Oliver/Steger, Florian (Hg.) (2005): Prinzipienethik in der Biomedizin. Moralphilosophie und medizinische Praxis. Frankfurt, New York: Campus, S. 11–47.

Reitinger, Elisabeth/Heller, Andreas (2010): Ethik im Sorgebereich der Altenhilfe. Care-Beziehungen in organisationsethischen Verständigungsarrangements und Entscheidungsstrukturen. In: Krobath, Thomas/Heller, Andreas (Hg.): Ethik organisieren. Handbuch der Organisationsethik. Freiburg im Breisgau: Lambertus, S. 737–765.

Riedel, Annette (2017): Pflegerische Ethik. http://www.bpb.de/gesellschaft/umwelt/bioethik/182461/pflegerische-ethik [09.08.2017].

Riedel, Annette/Behrens, Johann/Giese, Constanze/Geiselhart, Martina/Fuchs, Gerhard/Kohlen, Helene/Pasch, Wolfgang, Rabe, Marianne/Schütz, Lutz (2017): Zentrale Aspekte der Ethikkompetenz in der Pflege. Empfehlungen der Sektion Lehrende im Bereich der Pflegeausbildung und der Pflegestudiengänge in der Akademie für Ethik in der Medizin e. V. In: Ethik Med 29, S. 161–165. DOI: 10.1007/s00481-016-0415-7.

Riedel, Annette/Linde, Anne-Christin (2016): Herausforderndes Verhalten bei Demenz als wiederkehrender Anlass ethischer Reflexion im Krankenhaus. In: Internationale Zeitschrift für Philosophie und Psychosomatik (IZPP), (1), E-Journal. http://www.izpp.de/fileadmin/user_upload/Ausgabe_1_2016/003_IZPP_1_2016_Riedel_Linde.pdf.

Riedel, Annette/Linde, Anne-Christin (Hg.) (2018): Ethische Reflexion in der Pflege. Konzepte – Werte – Phänomene (E-Book). Berlin: Springer.

Ruppert, Sabine (2013): Entscheidungsfindungsmodelle in der Ethik. In: Kemetmüller, Eleonore: Berufsethik, Berufsgeschichte und Berufskunde für Pflegeberufe. Wien: facultas, S. 95–108.

Sauer, Timo (2015): Zur Perspektivität der Wahrnehmung von Pflegenden und Ärzten bei ethischen Fragestellungen. Empirische Daten und theoretische Überlegungen. In: Ethik Med 27, S. 123–140. DOI: 10/1007/s00481-014-0291-y.

SBK (Schweizer Berufsverband der Pflegefachfrauen und Pflegefachmänner) (2003): Ethik in der Pflegepraxis. Bern: SBK.

Schmücker, Reinold (2011): Schuld und Verdienst. In: Stoecker, Ralf/Neuhäuser, Christian/Raters, Marie-Luise (Hg.): Handbuch Angewandte Ethik. Stuttgart: Metzler, S. 131–134.

Schnabl, Christa (2005): Gerecht sorgen. Grundlagen einer sozialethischen Theorie der Fürsorge. Freiburg: Paulus.

Schnepp, Wilfried (1996): Pflegekundige Sorge. In: Pflege und Gesellschaft 2, S. 13–16.

Schnepp, Wilfried (2016): Caring – ein Stiefkind in der deutschen Pflegewissenschaft? In: Kleibel, Veronika/Urban-Huser, Catherine (Hg.): Caring – Pflege oder Kür? Gestaltungsspielräume für eine fürsorgliche Pflegepraxis. Wien: facultas, S. 72–82.

Schröder-Bäck, Peter (2014): Ethische Prinzipien für die Public-Health-Praxis. Grundlagen und Anwendungen. Frankfurt, New York: Campus.

Singer, Peter (3 2013): Praktische Ethik. Aus dem Englischen übersetzt von Oscar Bischoff, Jean-Claude Wolf und Dietrich Klose. Stuttgart: Reclam.

Spirig, Rebecca/Bruni, Katja/Meier, Mirjam/Meyer Hänel, Philipp/Staudacher, Diana (2016): Zuerst der Patient! Caring und konsequente Patientenorientierung – eine zukunftswichtige Kombination. In: Kleibel, Veronika/Urban-Huser, Catherine (Hg.): Caring – Pflege oder Kür? Gestaltungsspielräume für eine fürsorgliche Pflegepraxis. Wien: facultas, S. 27–38.

Steinkamp, Norbert (2012): Methoden ethischer Entscheidungsfindung im Pflegealltag. In: Monteverde, Settimio (Hg.): Handbuch Pflegeethik. Ethisch denken und handeln in den Praxisfeldern der Pflege. Stuttgart: Kohlhammer, S. 175–192.

Steinkamp, Norbert/Gordijn, Bert (2 2005): Ethik in der Klinik. Ein Arbeitsbuch zwischen Leitbild und Stationsalltag. Neuwied u. a.: Luchterhand.

Steinkamp, Norbert/Gordijn, Bert (3 2010): Ethik in der Klinik. Ein Arbeitsbuch zwischen Leitbild und Stationsalltag. Neuwied u. a.: Luchterhand.

Tschudin, Verena (2 1998): Ethik in der Krankenpflege. Dt. Übers.: Christine Andina. Überarb. von Dorothee Mäder u. Verena Tschudin. Basel: Recom.

van der Arend, Arie J. G. (1998): Pflegeethik. Wiesbaden: Ullstein Medical.

van der Arend, Arie/Gastmans, Chris (1996): Ethik für Pflegende. Bern: Hans Huber.

Vosman, Frans/Conradi, Elisabeth (2016): Einleitung – Schlüsselbegriffe der Care-Ethik. In: Conradi, Elisabeth/Vosman, Frans (Hg.): Praxis der Achtsamkeit. Schlüsselbegriffe der Care-Ethik. Frankfurt am Main: Campus, S. 13–32.

Waibl, Elmar (2004): Grundriß der Medizinethik für Ärzte, Pflegeberufe und Laien. Münster: Lit.

Wiesing, Urban (Hg.) (4 2012): Ethik in der Medizin. Ein Studienbuch. Stuttgart: Reclam.

Zimbardo, Philip G./Gerrig, Richard J. (7 1996): Psychologie. Bearbeitet und hg. von Siegfried Hoppe-Graff und Irma Engel. Berlin: Springer.

Zsifkovits, Valentin (2004): Medizinethik mit Herz und Vernunft. Münster: Lit.

Teil II
Geschichte der Pflege

von Irene Messner

1   Die Antike

Mit „Antike" wird die Kultur- und Staatenwelt des Mittelmeerraumes in der Zeit von ungefähr 1200 v. Chr. bis 500 n. Chr. bezeichnet. Einige Stichworte zur Antike sind:

> Alexander der Große • Aristoteles • Athen • „Brot und Spiele" • Christenverfolgungen • Christi Geburt • Cicero • Demokratie • Götterwelt • Julius Cäsar • Kultur • Kunst • Nero • Oikos • Peloponnesischer Krieg • Perserkriege • Platon • Polis • Punische Kriege • Rechtlosigkeit der Frauen • Römisches Reich • Sklaverei • Völkerwanderung • Wissenschaft

In vielen Lebensbereichen wie Politik, Kultur und Wissenschaft und nicht zuletzt in den Gesundheitsberufen finden wir bis heute die Spuren jener Zeit. Ein Beispiel dafür ist die Fachsprache, die in Medizin und Pflege verwendet wird, die zwar immer häufiger Anleihen an der englischen Sprache nimmt, deren Basis aber griechische und lateinische Bezeichnungen bilden. Die Antike gilt auch als Wiege der Wissenschaft; hier liegt der Ursprung des wissenschaftlichen Denkens, gekoppelt mit einer beginnenden Abkehr vom magischen, intuitiven Denken.

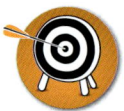

Nach dem Studium dieses Kapitels sollten Sie ...

... die zwei Ansätze der antiken Vorstellung zur Entstehung von Krankheit verstehen und die Unterschiede erklären können.

... Verfahren der Heilkunde in der Antike erklären können.

... Vertreter der antiken Heilkunde kennen und deren Arbeitsweise erklären können.

... die Auswirkungen der antiken Heilkunde auf unser Leben diskutieren können.

... Auswirkungen des Christentums auf die Entwicklung der Heilkunde und der Pflege sowie des Spitalwesens verstehen und diskutieren können.

1.1   Götterglaube als Grundlage des Gesundheits- und Krankheitsverständnisses – Theurgie

theurgisch
wundertätig, Geister bannend

Gesundheit war in der Antike ein Wert, den es zu erhalten galt, zumal Heilmittel im heutigen Sinne nur in sehr beschränktem Ausmaß zur Verfügung standen. Gesundheit und Schönheit waren eng verbunden, die Idealvorstellung orientierte sich an Göttern wie Aphrodite und Apollon.

Wie Gesundheit erhalten werden konnte, hing davon ab, an welchem Gesundheits- und Krankheitsverständnis man sich orientierte. **Das theurgische Konzept ging davon aus, dass Gesundheit und Krankheit göttlichem Einfluss unterliegen**.

Nach dem Verständnis der griechischen Antike war die Störung der natürlichen Ordnung eine Schuld, die – als Strafe der Götter – Krankheit bewirkte. Heilung konnte also nur erzielt werden, indem diese natürliche Ordnung wiederhergestellt wurde. Die Mittel dazu waren Katharsis, Reinigung und Läuterung sowohl physisch als auch in Bezug auf den Geist und den Glauben. In körperlicher Hinsicht war es auch erklärtes Ziel, dem Ideal der griechischen Götter näherzukommen. Es war wesentlich, religiöse und weltliche Gesetze einzuhalten, um gut und schön zu werden und um als rein zu gelten.

Im Eid des Hippokrates finden sich in den ersten Zeilen die in diesem Zusammenhang wichtigsten Gottheiten:

> *„Ich schwöre, Apollon, den Arzt, und Asklepios und Hygieia und Panakeia und alle Götter und Göttinnen zu Zeugen anrufend, dass ich nach bestem Vermögen und Urteil diesen Eid und diese Verpflichtung erfüllen werde".*

Asklepios galt als Gott der Heilkunst; seine beiden Töchter waren **Hygieia**, die Göttin der Gesundheit, und **Panakeia**, die Allheilende. Apollon, der Gott der Sühne und Reinheit, ist der Vater des Asklepios; er spielt, obwohl im Eid erwähnt, im **Asklepios-Heilkult** eine untergeordnete Rolle.

Die Tempelanlagen dieses Heilkults rund um Asklepios nannte man **Asklepieia**. Der Kranke suchte ein Asklepieion auf und wurde dort gegen Bezahlung behandelt. Die Behandlung umfasste ausführliche Anamnesen, Heilbäder, Gebete, Opfer und als wesentliches Element den heilenden **Tempelschlaf**, die Inkubation.

Man hoffte, dass die kranken Menschen aus dem Schlaf durch göttliche Hand geheilt erwachen oder in gottgesandten Träumen Ratschläge erhalten würden. Die Träume wurden von den Dienern des Tempels und von Ärzten gedeutet und Heilbehandlungen daraus abgeleitet. Besonders herausragende Heilerfolge wurden auf großen Steintafeln beschrieben.

Die folgende Inschrift stammt aus Epidaurus:

> *„Demonsthenes… gelähmt an den Beinen. Dieser kam in das Heiligtum auf einer Bahre und ging auf Stöcken gestützt herum. Als er sich im Heilraum zum Schlaf gelegt, sah er ein Gesicht. Er träumte, der Gott verordne ihm, vier Monate im Heiligtum zu bleiben, weil er in dieser Zeit gesund werden würde. Hierauf kam er innerhalb der vier Monate, als er an den letzten Tagen mit zwei Stöcken in den Heilraum hineingegangen war, gesund heraus."*

Rund um die Tempelanlagen gab es zahlreiche Möglichkeiten zur Unterhaltung und Therapie. Allerdings wurde nicht allen Einlass gewährt; Hochschwangere und Schwerkranke oder Sterbende hatten keinen Zutritt.

Ruinen derartiger Anlagen sind heute noch z. B. auf Kos zu finden. Sie wurden an Orten mit günstigen klimatischen Verhältnissen errichtet.

Asklepios/Äskulap
griech.-röm. Gott der Heilkunde, wurde als bärtiger Mann mit Stab, um den sich eine Schlange windet, dargestellt; der Äskulapstab ist heute noch das Symbol der Ärzt*innen und der Pharmazie

Inkubation
histor.: Tempelschlaf der Antike; med.: das Sichfestsetzen von Krankheitserregern im Körper

1.2   Rational-wissenschaftliches Denken als Grundlage des Gesundheits- und Krankheitsverständnisses

Einen anderen und neuen Weg schlugen die Anhänger*innen des **rational-wissenschaftlichen Konzepts** ein. Man versuchte damit, sich vom magischen Denken zu lösen und die Welt auf ihrer natürlichen Grundlage zu verstehen. Das Interesse richtete sich auf alle Erscheinungen der Natur: Es war eine Suche nach dem Ursprung des Kosmos. Dabei verband man praktische **Naturforschung und Philosophie** mit dem Ziel, das Leben im Einklang mit einer angenommenen Harmonie der kosmischen Weltordnung zu verstehen und zu führen (vgl. Mühlum et al. 1997, S. 76 f.). Auf diesen **naturphilosophischen Ansatz** gründete sich die **Humoralpathologie oder** Vier-Säfte-Lehre.

Vier-Säfte-Lehre

Krankheit entsteht, wenn die vier Säfte Blut, Schleim, schwarze und gelbe Galle in ein Ungleichgewicht geraten.

Die **Säftelehre** der Antike nahm ihren Ausgangspunkt im 5. Jahrhundert v. Chr. in Griechenland, und bis zum 17. Jahrhundert galt sie als eine der wichtigsten theoretischen Grundlagen der Medizin. Im Laufe der Zeit hat sie sich immer wieder verändert. Wurden anfangs nur zwei Säfte beschrieben, nämlich Galle und Schleim, kamen später Wasser und Blut dazu. Schließlich setzten sich die im Corpus Hippocraticum genannten vier Kardinalsäfte Blut, Schleim, gelbe und schwarze Galle durch. Grundlage dieser Säftekombination bildet das sogenannte empedokleische System, das den Grundsatz der Vierzahl vertritt; der Philosoph **Empedokles aus Agrigent** (ca. 495–435 v. Chr.) gilt als Begründer dieser Vier-Elemente-Lehre.

Schwarze Galle

Was konkret unter schwarzer Galle zu verstehen ist, ist ungeklärt. Eine Theorie besagt, es handle sich um eine Unterart der Galle, eine andere meint, es handle sich um Stuhl oder Urin, die durch Blutbeimengung schwarz erscheinen.

Die Vier-Säfte-Lehre beruhte nicht nur auf Spekulation, sondern auf gezielter Beobachtung des Menschen. Bei einer Verletzung blutet man, aus der Nase läuft Schleim, und beim Erbrechen schmeckt man die Bitterkeit der gelben Galle.

In einer **Weiterentwicklung der Säftelehre** wurden den einzelnen Säften jeweils eine **Jahreszeit**, eine **Eigenschaft** und auch eine **Lebensspanne** zugeordnet. Die **Qualitäten** sind warm, kalt, feucht und trocken; sie beschreiben die Säfte näher. Immer liegt der Beschreibung eine genaue Beobachtung zugrunde. Beispielsweise füllt „der Winter den Körper mit Schleim" (Kollesch/Nickel 2007, S. 76). Die Menschen spucken und schnäuzen im Winter schleimige Substanzen aus, daher entspricht der Schleim der Natur des Winters, Schleim fühlt sich kälter als Blut an und hat demzufolge diese Qualität.

Verfasst wurden die Thesen vermutlich von **Polybos**, einem **Arzt der Antike**, der in einigen Quellen als Schwiegersohn Hippokrates' bezeichnet wird. Polybos' Ausführungen wurden in den folgenden Jahrzehnten laufend erweitert.

Mit der Säftelehre wurde die Natur des Menschen rational erklärbar und auch argumentierbar. Man hatte ein Schema gefunden, mit dem sich die relevanten Fragen zur Entstehung von Gesundheit und Krankheit anschaulich darstellen ließen. Die ausgewogene Mischung unverdorbener Säfte war gleichbedeutend mit Gesundheit. War ein Saft im Übermaß vorhanden, verdorben oder im Körper umhergewandert, resultierte daraus ein Ungleichgewicht, folglich Krankheit, und zwar somatischer oder psychischer Natur. Nach dieser Theorie sind also alle **Erkrankungen auf Säftefehler** zurückzuführen, die wiederum als Folge ungesunder Lebensweise, falscher Ernährung oder klimatischer Einflüsse angesehen wurden.

> *„Der Körper des Menschen enthält in sich Blut, Schleim, gelbe und schwarze Galle, sie stellen die Natur eines Körpers dar, und ihretwegen empfindet er Schmerzen und ist er gesund. Gesund ist er nun besonders dann, wenn diese Substanzen in ihrer wechselseitigen Wirkung und in ihrer Menge das richtige Verhältnis aufweisen und am besten gemischt sind." (Diller, 1994 S. 204)*

Der Ausgleich der Säfte wird vom Körper selbst bewerkstelligt. Unterstützend sollten Brech- und Abführmittel, Aderlass oder Diätvorschriften wirken. Zu beachten war, dass ein und dasselbe Heilmittel in jeder Jahreszeit eine andere Wirkung entfalten sollte, je nachdem, welcher Saft vorherrschend war.

Unter diesen Gesichtspunkten erscheint es nur logisch, dass Behandlungen im Sinne von „contraria contrariis", also „Entgegengesetztes mit Entgegengesetztem bekämpfen" gesehen wurden. Wurde ein Überschuss an warmer und trockener Galle festgestellt, waren es kühlende und feucht machende Mittel, die Abhilfe schaffen sollten. Verdorbene Säfte sollten durch die Verabreichung von Brech- und Abführmitteln ausgeleitet werden, Blut wurde durch **Aderlass** gereinigt – eine Methode, die übrigens jahrhundertelang verwendet wurde.

Die Tatsache, dass sich die Humoralpathologie so lange halten konnte, wird auch dem Arzt **Galen aus Pergamon** (ca. 130–201 n. Chr.) zugeschrieben. Bei Galen kann bereits eher von Qualitätenlehre als von Säftelehre gesprochen werden. Er ordnete jedem der Säfte eine seelisch-geistige Eigenschaft zu und entwickelte auf diese Weise die Grundlage der Temperamentenlehre. Diese Lehre sieht den Menschen von Natur aus durch einen Saft dominiert an; somit kann er mit einer bestimmten Konstitution in Verbindung gebracht werden.

Temperamentenlehre kategorisiert Menschen nach ihrer Wesensart, beruhend auf dem in dieser Person vorherrschenden Saft: Sanguiniker, Phlegmatiker, Choleriker und Melancholiker

Ein niederländischer Arzt, Pieter van Foreest (1521–1597), sammelte und beschrieb Krankengeschichten in seinem Buch „Observationum et curationum medicinalium ac chirurgicarum opera omnia". Im Folgenden ein Auszug, in dem die Auslegung der Humoralpathologie am Krankheitsfall einer jungen Frau, die unter Melancholie oder „**Schwarzgalligkeit**" litt, beschrieben wird – Amenorrhoe führte nach damaliger Ansicht zur Beeinträchtigung der Gehirntätigkeit und galt als Ursache der Melancholie. Mit einem Aderlass wurde der Frau schließlich geholfen:

> *„Ein etwa 20jähriges Mädchen, ganz angebrannt und schwarz, war mehrere Monate lang verrückt und litt unter Wahnvorstellungen, so daß man sie schließlich als vom Teufel besessen ansah [...]. Nachdem sie von den geistli-*

chen Ärzten lange Zeit vergeblich Hilfe erbeten hatte, blieb das unglückliche Mädchen in diesem Wahnsinn. Als man endlich genug vom Beten hatte, fragten sie mich erneut um Rat [...], was in einem solchen Leiden geschehen könne. Ich aber, weil ich wußte, daß dieses Übel seinen Ursprung in der unterdrückten Menstruation hatte, schlug vor, die Vena saphena am Unterschenkel zu eröffnen. [...] Und, was wunderbar zu sagen ist, allein durch die Blutentziehung begann die Menstruation wieder richtig zu fließen, und in der Folge hatten wir das wahnsinnige Mädchen zu seiner früheren Gesundheit wiederhergestellt, so daß sie zugleich vom Wahnsinn, der Schlaflosigkeit und den anderen genannten Symptomen gänzlich befreit wurde.“ (zit. nach Schott 1993, S. 161)

Die Humoralpathologie hatte ihren Siegeszug angetreten und erstreckte sich im Laufe ihrer Weiterentwicklung nicht nur auf die Medizin, sondern auch auf die Theologie, Physik und Philosophie bis hin zur Astrologie, Musik und bildenden Kunst. Sie konnte sich in der Medizin bis ins späte 17. Jahrhundert behaupten.

1.3   Krankheiten heilen und gesund bleiben – Methoden und Möglichkeiten

Neben dem Glauben daran, dass Opfergaben und das Anrufen diverser Gottheiten Heilung versprechen, gelangten drei weitere Methoden, Krankheiten zu heilen bzw. gesund zu bleiben, zur Anwendung: die Behandlung durch Arzneien, die „Behandlung durch die Hand“ – d. h. die Chirurgie, die allerdings nur eingesetzt wurde, wenn alle anderen Maßnahmen ausgeschöpft waren – und die Diätetik, die sicher das wesentlichste Element war.

Das Wort **Diätetik** stammt vom griechischen Wort *diaita* ab und bedeutet „Lebensweise“. Der Begriff Diät leitet sich daraus ab. Im Gegensatz zur heutigen Begriffsbedeutung, die sich in erster Linie auf Ernährungsregeln bezieht, waren damals alle Bereiche des Lebens im Sinne einer Lebensordnung gemeint. Ziel dieser Lebensordnung war es, krankhafte Zustände zu verändern und Gesundheit zu erhalten.

Man unterschied dabei:

- ▶ die natürlichen Dinge (**res naturales**), die der Mensch nicht beeinflussen kann: z. B. Konstitution, individuelle Empfindlichkeit;
- ▶ die Dinge gegen die Natur (**res contra naturam**): „Widernatürliches“, z. B. Krankheitsfaktoren, giftige Stoffe;
- ▶ die nicht natürlichen Dinge (**res non naturales**): Lebensbereiche, die der Mensch selbst aktiv „ordnen“ kann, auf die er Einfluss hat.

Die sechs Lebensbereiche der „nicht natürlichen Dinge" sind:

1. **aer:** Licht und Luft
2. **cibus et potus:** Speise und Trank
3. **motus et quies:** Arbeit und Ruhe
4. **somnus et vigilia:** Schlaf und Wachen
5. **secreta et excreta:** Absonderung und Ausscheidung
6. **affectus animi:** Anregung des Gemüts

Mit der Diätetik sollten die „nicht natürlichen Dinge" geordnet werden. Diese waren ein wichtiger Teil der allgemeinen Behandlung, vor allem aber der Prophylaxe; die Vorschriften waren umfassend und zeitaufwendig. Empfohlen wurden u. a. eine harte Liegestatt, regelmäßige gymnastische Übungen, Anregung durch das Spiel, Bäder und vieles mehr. Da der gesamte Tagesablauf danach ausgerichtet war, konnten nur Menschen höherer Schichten alle Regeln tatsächlich befolgen.

Dass die Grundzüge der antiken Diätetik bis heute gültig sind, zeigt ein Vergleich der „nicht natürlichen Dinge" mit den allgemeinen Selbstpflegeerfordernissen (ASPE), die die Pflegewissenschafterin Dorothea Orem in ihrem Pflegemodell (1971) anführt.

Die acht Kategorien der ASPE lauten:

1. Aufrechterhaltung einer ausreichenden **Sauerstoffzufuhr**;
2. Aufrechterhaltung einer ausreichenden **Flüssigkeitszufuhr**;
3. Aufrechterhaltung einer ausreichenden **Zufuhr an Nahrungsmitteln**;
4. Aufrechterhaltung von **Aktivität und Ruhe**;
5. Gewährleistung einer Versorgung in Verbindung mit **Ausscheidungsprozessen** und Exkrementen;
6. Aufrechterhaltung eines Gleichgewichts zwischen **Alleinsein** und **sozialer Interaktion**;
7. Vorbeugung gegen Risiken für das Leben, das menschliche Funktionieren und das menschliche Wohlbefinden;
8. Förderung der menschlichen Funktionen und Entwicklungen innerhalb sozialer Gruppen, und zwar in Übereinstimmung mit dem menschlichen Potenzial, bekannten menschlichen Einschränkungen und dem Wunsch der Menschen, normal zu sein (Normalität).

Damals wie heute weiß man um die Wichtigkeit der Grundbedürfnisse des Menschen, die erfüllt werden müssen, um ein optimales Funktionieren, Gesundheit und Wohlbefinden zu erreichen oder zu erhalten (vgl. Dennis 2001, S. 69 f.).

Neben den Lebensregeln kamen Arzneien zur Anwendung, deren Herstellung und Gebrauch in vielen Büchern beschrieben wurde. Eines der bekanntesten Werke stammt von Galen aus Pergamon und umfasst elf Bücher: „Über Mischung und Wirkung der einfachen Heilmittel". Der Begriff Galenik geht auf ihn zurück.

Galenik
Lehre von der Zubereitung und Herstellung von Arzneimitteln

Galen wurde ca. 129 n. Chr. geboren und verließ seine Heimatstadt **Perga-mon**, um seine medizinische Ausbildung in anderen Städten zu erweitern. Auf diese Weise kam er u. a. nach Alexandria und verdingte sich auch als Gladiatorenarzt. In Rom wurde er durch seine therapeutischen Erfolge bekannt; er erhielt Zugang zum Kaiserhof und war der ärztliche Betreuer von Commodus, dem Sohn von Marc Aurel. Mit Galen erreichte die antike wissenschaftliche Medizin einen Höhepunkt; er war vielseitig interessiert und beschäftige sich mit allen Disziplinen der Heilkunde. Galen differenzierte Wirkung und Anwendung der Heilmittel. Man dürfe sich dabei nie auf den einfachen Sachverhalt beschränken, sondern

> *„[...] man muss wissen, bis zu welchem Grade Flohkraut und bis zu welchem Grad Nachtschatten [...] kühlen und bis zu welchem Grade [...] Zimt, Amomum [Kardamom; Anm. der Autorin] oder Majoran erwärmen [...]. Denn auf Grund solcher Kenntnis der Wirkungen wird es uns möglich sein, die einfachen Heilmittel selbst kunstgerecht anzuwenden und sie nach einer bestimmten Methode zusammensetzen zu können und sie außerdem, nunmehr in zusammengesetzter Form, richtig anzuwenden"* (Kollesch/Nickel 2007, S. 197).

Galen starb um das Jahr 200; sein Werk überdauerte Jahrhunderte und wurde bis in die Neuzeit hinein verwendet.

Neben Galens Schriften existieren von mehreren Autoren der Antike genaue Beschreibungen von Arzneistoffen, ihrer Wirkung, Anwendung und Indikation. **Dioskurides**, ein Arzt aus Kleinasien, der in der zweiten Hälfte des 1. Jahrhunderts nach Christi lebte und Verfasser der Schrift „Über die Arzneistoffe" ist, beschreibt, wann und wo Pflanzen gesammelt werden sollen, aber auch, wie sie aufbereitet und aufbewahrt werden sollen. So sollen beispielsweise „Blüten und alle duftenden Bestandteile in kleinen, nicht feuchten Kisten aus Lindenholz lagern" (Kollesch/Nickel 2007, S. 195 f.). **Marcellus**, ein hoher Beamter des römischen Kaiserhofes, verfasste um 400 ein **Nachschlagewerk für Laien**; seine Heilmittelsammlung enthält viele Mittel, bei denen **magische Praktiken** eine Rolle spielen. So empfiehlt er gegen Bauchkneifen:

> *„Indem man mit dem linken Daumen und den beiden kleinsten Fingern den Bauch reibt, sagt man: ‚Es stand ein Baum mitten im Meer, und dort hing ein Krug voll von menschlichen Därmen; drei Jungfrauen gingen herum, zwei banden fest, eine wickelte wieder ab.' Das sagt man dreimal, und dreimal spuckt man aus, wobei in gleicher Weise [mit dem linken Daumen; Anm. der Autorin] die Erde berührt wird."* (Kollesch/Nickel 2007, S. 205 ff.)

Die „Behandlung durch die Hand", also die Chirurgie, findet sich in vielen Schriften der Antike. Knochenbrüche, das Schienen und Einrenken werden ebenso beschrieben wie die Blutstillung und die Entfernung von Hämorrhoiden mittels Glüheisen. Das chirurgische Wissen nimmt jedoch nur einen kleinen Part ein im bekanntesten medizinischen Werk der Antike, dem „Corpus Hippocraticum", welches auch als eine der Wiegen der Wissenschaft angesehen wird (vgl. Diller 1994, S. 109).

Das Corpus Hippocraticum stellt die größte und bekannteste Sammlung medizinischer Bücher dar, die im 3. Jahrhundert in Alexandria zu diesem Gesamtwerk zusammengefasst wurde. Der Name geht zurück auf **Hippokrates von Kos;** er gilt auch als Autor mehrerer Schriften, die darin zu lesen sind. Welche Bücher tatsächlich von ihm stammen, ist allerdings unklar; sehr wahrscheinlich ist, dass er der Urheber des „**Prognostikons**" war.

Hippokrates ist wohl der bekannteste Vertreter der antiken Heilkundigen. Er lebte um 430/400 v. Chr. auf der Insel Kos und wird als „Vater der Medizin" bezeichnet. Über seine Person ist nur wenig bekannt; sicher ist lediglich, dass er als Arzt und Lehrer tätig war. Er stammte aus einer Familie, die dem Ärztestand angehörte. Wie damals üblich, war er als Wanderarzt unterwegs und soll dabei sogar bis nach Persien gereist sein.

Hippokrates verkörperte den vollkommenen Arzt: jemand, der ein reines Leben führt, hilfsbereit, gütig und kunstfertig ist. Zwei seiner Grundprinzipien sind: „Wenn schon nicht nützen, dann vor allem nicht schaden" und „Wo Liebe zum Menschen, da ist Liebe zur Heilkunst".

Als Arzt „hippokratisch" zu sein, galt als tugendhaft – dies spiegelt sich auch im hippokratischen Eid wider. Auch heute noch sprechen Ärzt*innen bei Abschluss des Studiums ein Gelöbnis, das auf diesen Eid zurückzuführen ist.

Der Arzt der Antike war männlich und ein Physikus, also jemand, der die Beschaffenheit der Dinge, ihre Eigenarten und Beziehungen, ihre Veränderungen und Entwicklungen registrierte und zu ordnen versuchte. So hatte er die Aufgabe, die Person und das gesamte Umfeld, d. h. sowohl Lebensgewohnheiten als auch Klima, Umgebung etc., genau zu beobachten.

Im „**Prognostikon**" beschreibt Hippokrates die Symptome verschiedener Erkrankungen und welche Aufschlüsse diese Symptome über den weiteren Verlauf der Erkrankungen geben können. Wesentliche Bestandteile der Heilkunst waren Prognose und Anamnese. Ein Arzt konnte seine Kunstfertigkeit unter Beweis stellen, indem er nicht nur den Ausgang der Erkrankung vorhersah, sondern auch den bisherigen Verlauf der Krankengeschichte schildern konnte. Es galt z. B., das Gesicht des Kranken zu beobachten: War es „sich selbst nicht mehr ähnlich" und „die Nase spitz, die Wangen hohl, die Schläfen eingefallen und die Ohren kalt und zusammengeschrumpft, die Gesichtshaut hart, gespannt und schrumpelig und die Farbe des ganzen Gesichtes blaß oder schwärzlich", musste man den Kranken nach eventuellen Ursachen, wie schlechter Schlaf, Durchfall oder Hunger, befragen. Traf keine dieser Ursachen zu und war eine Besserung des Zustands nicht absehbar, galt dies als Anzeichen des nahenden Todes (vgl. Diller 1994, S. 192).

Wolff/Wolff (2011 S. 44 f.) erkennen im Corpus Hippocraticum neben dem Medizintheoretischen auch Pflegetheoretisches, vorausgesetzt man wendet die festgelegten Regeln „stillschweigend" auch auf die, nicht explizit genannte, Pflege an. Es finden sich u. a. Handlungsanweisungen für Hydrotherapie, das Laxieren oder die Diätetik – pflegerische Aufgaben, auch im heutigen Sinne. Zudem sollten sie die Selbstheilungskräfte des Körpers fördern und

Corpus Hippocraticum
Gibt die Lehrauffassung der Koischen Ärzteschule wieder und umfasst 60–70 Schriften.

Hippokratischer Eid
Beschreibt u. a. die Schweigepflicht, die Verpflichtung stets zum Nutzen der Kranken zu handeln und das Leben zu schützen.

Prognose
Vorhersage einer zukünftigen Entwicklung auf der Grundlage einer kritischen Beurteilung der gegenwärtigen Situation

Anamnese
Vorgeschichte einer Krankheit

die Kranken unterstützen, auch wenn Heilung nicht mehr möglich war. Wer die Kunst der Pflege erlernen wollte, brauchte die natürliche Anlage, Arbeitslust, Unterricht und Unterweisung sowie Zeit und jemanden, der ihm das Wissen beibringen konnte. Die Aufgabe der Pflege wurde von den Schülern der Ärzte übernommen. Sie begleiteten ihre Meister und blieben bei den Kranken, wenn die Hausgemeinschaft die notwendige Beobachtung und Behandlung und Pflege nicht gewährleisten konnte.

Neben den Ärzten und ihren Schülern hatten Hebammen und kräuterkundige Frauen großen Anteil an der Versorgung der Bevölkerung.

Insbesondere in Rom war die Volksmedizin sehr verbreitet; erst ab dem 3. Jahrhundert v. Chr. siedelten sich hier griechische Heilkundige an. **Aulus Cornelius Celsus** (25 v. Chr.–50 n. Chr.), einer der wichtigsten Medizinschriftsteller des 1. Jahrhunderts n. Chr., verfasste das Werk „Über die Medizin" in lateinischer Sprache. Seine Schriften beruhen auf dem Corpus Hippocraticum, schließen aber auch Erkenntnisse der alexandrinischen Ärzte **Herophilos von Chalkedon** (ca. 325–255 v. Chr.) und **Erasistratos von Keos** (ca. 305–250 v. Chr.) mit ein; beide sind wichtige Anatomen der Antike. Herophilos erkannte u. a. den Unterschied zwischen sensorischen und motorischen Nerven, beschrieb die menschliche Leber und das Gehirn.

Celsus gliederte sein Buch in Diätetik, Pharmazeutik und Chirurgie. Die Bücher zur Diätetik werden von Wolff und Wolff (2011, S. 46) als eine der ersten Buchpublikationen für die Pflege bezeichnet, da Verhaltensregeln für Gesunde und Kranke, die Zusammenhänge zwischen Konstitution, Lebensalter und Jahreszeiten sowie Ernährungs- und Diätvorschriften bei diversen Krankheitsbildern beschrieben sind.

Weitere griechische Ärzte ließen sich in Rom nieder, wie **Asklepiades von Bithynien** (geboren um 124 v. Chr.), ein griechischer Arzt und Philosoph. Er war ein sehr guter Beobachter, praktisch geschickt, gebildet und daran interessiert, die griechische Heilkunde in Rom zu etablieren. Durch sein geschicktes Auftreten und seine Heilerfolge beeindruckte er die Römer und gelangte so zu großem Ansehen. Er gilt als derjenige, der den wissenschaftlichen Aspekt der Heilkunde nach Rom gebracht hat.

Soranos von Ephesos (98–138 n. Chr.) war um 100 n. Chr. in Rom tätig; seine Schriften haben ein sehr hohes wissenschaftliches Niveau und zählen zu den wertvollsten Texten der Antike. Bis heute bekannt ist er durch seine **Abhandlungen zu Gynäkologie**, **Geburtshilfe** und **Säuglingspflege** (vgl. Kollesch/Nickel 2007, S. 67–69).

In weiterer Folge entwickelten sich einige unterschiedliche medizinische Schulen, und in der Antike entstanden die ersten Krankengebäude – die sogenannten **Valetudinarien** – zur Aufnahme kranker Sklaven. Dahinter stand nicht Großmut der Gutsbesitzer, sondern wirtschaftliches Interesse. Das Gesellschaftswesen der Antike beruhte auf Sklaverei; für Gutsbesitzer war es entsprechend wichtig, die Arbeitskraft der versklavten Menschen zu erhalten. Die Idee der Valetudinarien wurde später für Militärlazarette übernommen, ist aber nicht gleichzustellen mit einem staatlich organisierten Gesundheitswesen.

Leitspruch des Asklepiades von Bithynien
Der Arzt soll sicher, schnell und angenehm heilen und dafür einfache und erprobte Mittel verwenden.

Soranos von Ephesos: Wer ist dazu geeignet eine gute Hebamme zu sein?
„Geeignet aber ist diejenige Frau, die der Schrift kundig ist, die eine schnelle Auffassungsgabe und ein gutes Gedächtnis besitzt, die arbeitsfreudig, integer und ganz allgemein in ihrem Wahrnehmungsvermögen nicht beeinträchtigt ist, die über gesunde Glieder verfügt und kräftig ist, die aber, wie einige behaupten, auch lange schlanke Finger und nicht über die Fingerkuppen herausragende Nägel hat."

In Schriften zu den Militärlazaretten finden sich die sog. **Capsarii**, sie unterstützten die Ärzte bei ihren Tätigkeiten und leisteten erste Hilfe im Gefecht. In den byzantinischen Nosocomien übernahmen die **Parabolani**, meist Mönche, die Aufgabe der Pflege und waren auch Krankenträger (vgl. Wolff/Wolff 2011, S. 47).

In der Antike waren Pflege und Medizin meist in einer Hand; erst viel später kam es zu einer Trennung der beiden Tätigkeiten. Die herausragende Leistung der Antike liegt in der Begründung des wissenschaftlichen Denkens und in der Niederschrift der Theorien, die somit verbreitet, diskutiert, kritisiert, erweitert und gelehrt werden konnten.

Die Beobachtung und ganzheitliche Wahrnehmung der Kranken war wesentlicher Bestandteil der Behandlung: Die Grundbedürfnisse des Menschen sollten erfasst und unterstützt werden, und obwohl sich die Methoden deutlich von den modernen unterscheiden, lässt sich etwas erkennen, das wir heute als Kernkompetenz der Pflege sehen können. Die Pflege der Heilbedürftigen war Aufgabe der Sklaven; von einer Berufsgruppe der Pflegenden kann nicht gesprochen werden, auch wenn sich Gemeinsamkeiten finden lassen.

Erste Hilfe im Gefecht
Capsarii trugen in einer Bronzekapsel Verbandszeug mit sich und begleiteten die Legionen auf ihren Märschen und im Gefecht. Die Blutstillung erfolgte durch Tamponaden oder Kompression.

1.4 Das Christentum und sein Einfluss auf den Pflegeberuf

Einen gesellschaftlichen Umbruch erlebten die Menschen der Antike durch die Entstehung des Christentums. Die Gruppe der Christen konnte ihr Selbstverständnis und ihre Identität nur vor dem Hintergrund einer hellenistischen Gesellschaftsordnung herausbilden.

Nach dem Tode Jesu von Nazareth bildete sich in Rom die erste christliche Gemeinde. Das Christentum war verboten und galt als eine Religion der niedrigen Schichten. Erst als das römische Weltreich an Einfluss verlor, bekannten sich immer mehr freie Bürger zum Christentum. Unter Kaiser Nero (37–68 n. Chr.) wurden die Christen verfolgt, erst im frühen 4. Jhdt. wurde das Christentum durch Konstantin den Großen als Staatsreligion anerkannt.

Die Christen waren durch ihren Glauben verpflichtet, ihren Nächsten zu helfen. Der selbstlose Dienst am hilflosen Nächsten, die Caritas, als Dienst an Gott setzte sich durch.

Die Unerschrockenheit und Selbstlosigkeit der christlichen Gemeinden jener Zeit beeindruckten viele Menschen und trugen zur schnellen Verbreitung des Christentums bei. Arbeit, Eigentum und Almosen waren drei sittliche Pflichten aller Mitglieder der urchristlichen Gemeinden. Jeder, der arbeiten konnte, war dazu verpflichtet; nur Arbeitsunfähigen gebührte Barmherzigkeit. Eigentum galt als Frucht der Arbeit und daher als sittlich gerechtfertigt; zudem bildete es die Basis dafür, Almosen zu verteilen. Jeder, der Eigentum besaß, hatte die Verpflichtung, dem „Nächsten in Liebe Almosen zu geben".

Konstantin der Große (280–337) verlegte die Hauptstadt des Römischen Reiches nach Byzanz, das ihm zu Ehren in Konstantinopel (heute Istanbul) umbenannt wurde.

caritas
lat. für Nächstenliebe, Hochschätzung

Gebote der heiligen Schrift
z. B.: *„Wahrlich, ich sage euch, was ihr getan habt einem dieser meiner geringsten Brüder, das habt ihr mir getan"* (Evangelium nach Matthäus)

„Eine auf der Nachahmung des mit-leidenden Gottes beruhende Ethik der Nächstenliebe und der gegenseitigen Fürsorge zu schaffen" (Käppeli 2004, S. 77), war auch äußeren Umständen geschuldet. Es gab Kriege, Verfolgung, Unterdrückung, Naturkatastrophen, daraus resultierende Hungersnöte und ausbrechende Seuchen. Für das Überleben der Gemeinschaft war es somit einfach notwendig, diakonische Systeme und somit auch die Versorgung Kranker zu initiieren.

Die Einstellung der Christen zu Gesundheit, Krankheit und Leid war anders als die der alten Griechen. Die Christen nahmen eine positive Umdeutung des Leidens vor: Tod und Krankheit brauchte man nicht zu fürchten, denn sie gaben den Menschen Gelegenheit, sich vor Gott zu bewähren. Der Wert der Gesundheit relativierte sich mit der Perspektive auf das Kommende, das Reich Gottes. Das bedeutete nicht, dass Gesundheit keinen Stellenwert hatte, aber sie stand im Dienste des Nächsten und war nicht selbstbezogen. Im Christentum war Gesundheit ein erstrebenswertes Gut, um damit dem Nächsten zu dienen. Das irdische Leben diente als **Vorbereitung auf das Jenseits**. Die Fürsorge für andere beruhte auf dem Gedanken der **brüderlichen Nächstenliebe und Barmherzigkeit** – eine Einstellung, die die Krankenpflege bis heute entscheidend geprägt hat.

Organisiert war die Caritas der frühen Kirche in Form der **Diakonie**. Der Begriff stammt vom griechischen *diakonein,* das mit *schlichtem Dienen* übersetzt werden kann. Diakon bedeutet Diener oder Knecht. Die Diakone des frühen Christentums waren ursprünglich Gehilfen der Apostel. Jeder **Bischof** hatte innerhalb seiner Gemeinde für die Ausübung der Nächstenliebe Sorge zu tragen. Im folgenden Zitat sind die Obliegenheiten der Diakone dargestellt:

> *„Sie [die Diakone; Anm. der Autorin] sollten den Schwachen, Fremden und den Witwen dienen, Vater der Waisen sein, in allen Häusern der Armen umhergehen, um Not, Krankheit oder Bedürftigkeit festzustellen. Die Diakone sollten die Fremden versorgen, die Paralytischen und Schwachen waschen, damit sie eine Erquickung hatten in ihren Schmerzen. Jedem sollte das Nötigste zuteil werden. Sie sollten auch die Herbergen besuchen, um festzustellen, ob Arme oder Kranke eingekehrt oder ein Toter vorhanden seien. In Seestädten sollten sie am Strande nachsehen, ob das Meer einen Toten an Land gespült habe und, falls dem so war, ihn begraben."* (Käppeli 2004, S. 199)

Die Diakonie konnte in den frühen christlichen Gemeinden von Männern und Frauen ausgeführt werden. Im Neuen Testament findet man z. B. in der Gestalt von Phoebe eine Diakonissin, die den Römern den Brief des Apostels Paulus überbringt. Erst später wurden die Aufgaben aufgeteilt: Während die Männer vor allem den Bischof bei der Verwaltung der Gemeinde unterstützten, wurde den Frauen die Fürsorge gegenüber Kranken und Hilfsbedürftigen aufgetragen. Keine dieser Hilfeleistungen erfolgte gegen Entgelt, der Dienst am Nächsten galt als Tugend und wurde für „Gottes Lohn" geleistet.

Einige verwitwete und wohlhabende römische Patrizierfrauen rund um den Kirchenvater Hieronymus stellten ihre Häuser zur Verfügung und pflegten dort selbst Kranke und Bedürftige, um sich dadurch Seelenheil im Jenseits zu erwerben. **Fabiola von Rom** (gestorben 399 n. Chr.) war eine römische Wohltäterin und Heilige, die ihr Vermögen zur Unterstützung der Armen verwendete. Im nachstehenden Nekrolog des Hieronymus über Fabiola wird deutlich, wie weit die Begriffe Barmherzigkeit und Nächstenliebe gefasst waren und gelebt wurden:

> *„... Fabiolas ganzes Besitztum ... bot sie um billiges Geld zum Verkauf an. Nachdem sie es veräußert hatte, bestimmte sie den Erlös für die Armen. Zuerst errichtete sie ein Krankenhaus, in welches die Kranken von der Straße aufgenommen werden sollten. Dort wurden dann die von Schwäche und Hunger erschöpften Glieder der Unglücklichen wieder gestärkt. Soll ich nun das mannigfache Elend der Menschen aufzählen, die verstümmelten Nasen, die ausgestochenen Augen, die halbbrandigen Füße, die abgestorbenen Hände, die wassersüchtigen Leiber, die kraftlosen Hüften, die geschwollenen Beine und das Leid jener, deren angefressenes und faulendes Fleisch von Maden strotzte? Wie viele, die mit ekelerregendem Aussatz behaftet waren, trug sie selbst auf ihren Schultern? Wie oft hat sie die eiternden Wunden, welche andere nicht einmal ansehen konnten, ausgewaschen? Mit eigener Hand reichte sie die Speisen dar und flößte dem noch atmenden Leichnam Suppe ein ... Aber wie ich der Magenschwäche ... Rechnung trage, so erhebe ich den Eifer einer vollkommenen Seele bis in den höchsten Himmel. Ein großer Glaube überwindet diese Dinge ... Jener, von dem wir uns abwenden, wenn wir ihn nicht ansehen können, dessen Anblick uns zum Erbrechen reizt, ist unseresgleichen, er ist aus demselben Lehm gebildet, er ist aus denselben Bestandteilen zusammengesetzt wie wir. Was er leidet, können auch wir leiden müssen. Seine Wunden sollen wir wie eigene ansehen, und jede Herzenshärte anderen gegenüber wird durch einen mitleidigen Gedanken an uns selbst gebrochen werden. ... Hätte ich der Zungen und Sprachen tausend und eine eherne Stimme, nicht vermöchte ich nennen die Namen der Gebrechen, welche Fabiola in solche Erquickung für die Elenden umwandelte, dass selbst viele gesunde Arme die Kranken beneideten ..."* (Käppeli 2004, S. 206 f.)

Mit der Legalisierung der christlichen Religion entstanden die ersten **öffentlichen Einrichtungen** zur Betreuung Hilfsbedürftiger, da es den Christen nun möglich wurde, ihren Auftrag zur tätigen Nächstenliebe auch außerhalb des privaten, versteckten Bereiches auszuüben, und dies auch unterstützt wurde.

Helena, die Mutter Konstantins, stiftete in Konstantinopel den Bau einer Einrichtung für Hilfsbedürftige (vgl. Wolff/Wolff 2011, S. 51). Diese Einrichtungen waren auch zur Aufnahme Fremder gedacht, daher nannte man sie griechisch **Xenodocheion** (*xenos* = griech. für Fremder) bzw. lateinisch **Hospital** (*hospes* = lat. für Gastfreund, Fremder). Es handelte sich dabei mehr um eine soziale Einrichtung für Kranke, Alte und hilfsbedürftige Menschen; erst im 18. Jahrhundert entstanden Krankenhäuser im heutigen Sinn.

Gerokomeion nannte man die Einrichtung, in der vorwiegend alte Menschen betreut wurden, in einem **Nosokomeion** waren es Kranke.

Die Hospitäler breiteten sich rasch über Nordeuropa aus; viele Bischöfe und christliche Könige unterstützten diese Bewegung. Gegen Ende des 4. Jahrhunderts entstanden die ersten Klöster. Damit begann ein neues Zeitalter der Krankenpflege und Heilkunde: Nun übernahmen die Ordensfrauen und -männer den barmherzigen Dienst am Nächsten. Das Christentum war mittlerweile in allen sozialen Schichten verbreitet, und das Mönchtum bot den Gläubigen ein neues Betätigungsfeld für die Ausübung der christlichen Lehre.

Das Christentum beeinflusste auch die Haltung der Gesellschaft zu Gesundheit und Krankheit. Eine Erkrankung wurde vielfach als Strafe, Wille Gottes interpretiert und der rational-wissenschaftliche Aspekt vermehrt außer Acht gelassen. Dies galt auch für die Behandlung: „Die christlichen Kirchenväter lehnten zwar die Medizin nicht völlig ab, unterstrichen jedoch mit Verweisungen auf die Wunderheilungen Christi die Ohnmacht der irdischen Bemühungen des gewöhnlichen Arztes im Gegensatz zur Allmacht des Glaubens als Therapeutikum" (Wolff/Wolff, 2011, S. 53).

Die christliche Auffassung von Nächstenliebe und Barmherzigkeit bestimmt zum Teil heute noch die Krankenpflege. Das Motiv des mitleidenden Gottes ist zentraler Glaubensinhalt und Leitmotiv christlich-religiös motivierter Pflegender. Sie sehen in ihrem selbstlosen Einsatz für die Kranken und Leidenden den Ausdruck der Gottes- und Nächstenliebe, also ihrer spirituellen Haltung. Das aus ihrer Haltung resultierende eigene Leiden nehmen sie als Gnade Gottes wahr. Die neuzeitliche christlich-religiöse Krankenpflege deckt sich also mit den Vorstellungen der Spätantike.

„Ordensfrauen und Krankenpflege in der Mitte des 20. Jahrhunderts" lautet der Titel einer Studie von Borker et al. (1999), in der Augustinerinnen über ihr Leben als Ordensfrau und ihre gleichzeitige Tätigkeit als Krankenpflegerin berichten. Die Ergebnisse dieser Arbeit zeigen Parallelen zu den Anfängen der christlichen Krankenpflege, galt es doch auch für die Ordensfrauen der jüngsten Vergangenheit, „immer da zu sein" und zur Verfügung zu stehen, rund um die Uhr, für Patient*innen, Schwestern und Pfleger, Ärzt*innen. Kam der Chefarzt, „mußte alles tiptop bis auf das i-Tüpfelchen stimmen. Aber der Chefarzt kam zu ungeregelten Zeiten, wir bekamen vorher Bescheid. Es wurde generell geschellt, dann wußten wir, die Visite kam" (Borker et al. 1999, S. 339). Diese Verfügbarkeit wurde durch die räumliche Anwesenheit vor Ort, da der Arbeitsplatz auch der Wohnort war, verstärkt. Der Dienst am Nächsten war ein wichtiger Bestandteil, der zum Teil mit großen persönlichen Opfern und Anforderungen verbunden war – Freizeitausgleich war generell nicht vorgesehen, es war jedoch erlaubt, sich tagsüber ein wenig hinzulegen, wenn in der Nacht viel gearbeitet worden war. Arbeitszeiten waren nicht geregelt, Ordensregeln hatten Priorität und mussten eingehalten werden: „Der Sonntag war immer ziemlich hart, da mußten wir immer sehr früh anfangen, damit man dann bis zur Messe fertig war. Da waren sie morgens naßgeschwitzt, wenn sie in die Messe gingen." (Borker et al. 1999, S. 339) Die „Zerrissenheit" zwischen der Verantwortung gegenüber dem Orden und der Verantwortung in Bezug auf die Krankenpflege war die Folge und wurde als herausfordernd bis überfordernd erlebt.

Die freiberufliche Krankenpflege des ausgehenden 19. Jahrhunderts hingegen distanzierte sich vom religiösen Hintergrund. Da aber vor allem in Deutschland viele Pflegende aus bürgerlichen Häusern kamen, die traditionell der Kirche sehr nahestanden, blieb auch die freiberufliche Pflege vom **christlich-humanistischen Ideal** geprägt. Hochstehende moralisch-ethische Werte, die gemeinschaftliche Lebensform der Pflegenden, wie sie vor allem in Deutschland bis in die 60er-Jahre des letzten Jahrhunderts üblich war, Arbeitsbedingungen, schlechte Bezahlung, Berufskleidung etc. bewirkten, dass sich freiberufliche Schwestern und ihre Praxis nicht sehr von der religiös motivierten Pflege unterschieden. An der Förderung der Pflege als Wissenschaft hatte die christlich motivierte Pflege, für die Gottes- und Nächstenliebe sowie das **Dienen im Vordergrund** standen, nur geringen Anteil. Erst seit die Ausbildung für Krankenpflege institutionalisiert wurde, hat sich das verändert (vgl. Käppeli 2004, S. 379 ff.).

Vertiefung des Lernstoffes

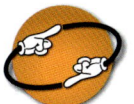

Zusammenfassung

- ▶ Theurgisches Konzept
- ▶ Asklepios-Heilkult
- ▶ Rational-wissenschaftliches Konzept
- ▶ Humoralpathologie
- ▶ Corpus Hippocraticum
- ▶ Galen aus Pergamon
- ▶ Temperamentenlehre
- ▶ Diätetik
- ▶ Die „nicht natürlichen Dinge"
- ▶ Hippokrates
- ▶ Aulus Cornelius Celsus
- ▶ Valetudinarium
- ▶ Caritas
- ▶ Diakonie
- ▶ Hospital

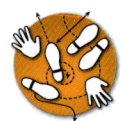

Zum Üben

1. Welche Einstellung zu Gesundheit hatten die Menschen der Antike?

2. Was versteht man unter dem theurgischen Krankheitskonzept?

3. Was versteht man unter dem rational-wissenschaftlichen Krankheitskonzept?

4. Wovon leitet sich die Humoralpathologie ab und was versteht man darunter?

5. Welche Behandlungsmöglichkeiten verwendete die Humoralpathologie? Erklären Sie anhand eines Beispiels.

6. Was ist unter dem Begriff Diätetik zu verstehen?

7. Wer wird als Vater der Medizin bezeichnet und welche Eigenschaften wurden ihm zugesprochen?

8. Wie entwickelte sich die Heilkunde in Rom?

9. Worauf beruht die christliche Caritas und von wem wurde sie hauptsächlich ausgeübt?

10. Was verstand man zu damaliger Zeit unter Hospital?

11. Welche Auswirkungen hat die christliche Caritas auf die heutige Pflege?

Zum Nachlesen

Eckart, Wolfgang U. ([6]2009): Geschichte der Medizin. Berlin u.a.: Springer.
Für alle an der Medizingeschichte Interessierten; kompakte Darstellung von der Antike bis zum 20. Jahrhundert.

Flashar, Helmut (2016): Hippokrates, Meister der Heilkunst. München: C.H. Beck.
Beschreibung der Heilkunde Griechenlands mit dem Schwerpunkt auf dem Wirken Hippokrates'.

Hauff, Adelheid M. von (Hg.) (2007): Frauen gestalten Diakonie. Band 1 + 2. Stuttgart: Kohlhammer.
Lebensbilder von Frauen der Diakonie – von den Anfängen bis ins 20. Jahrhundert.

Käppeli, Silvia (2004): Vom Glaubenswerk zur Pflegewissenschaft. Bern u.a.: Hans Huber.
Für alle, die Interesse daran haben, welchen Einfluss der biblische Auftrag der Nächstenliebe auf die gegenwärtige Pflege hat.

Kollesch, Jutta (Hg.) (1994): Antike Heilkunst: Ausgewählte Texte aus den medizinischen Schriften der Griechen und Römer. Ditzingen: Reclam.
Auszüge aus Originalquellen geben interessante Einblicke in die Denkweise der antiken Medizin.

Leven, Karl-Heinz (Hg.) (2005): Antike Medizin, Ein Lexikon. München: C.H. Beck.
Wissenschaftlich fundiertes Nachschlagewerk.

von Vilas, Hans (2012): Der Arzt und Philosoph Asklepiades von Bithynien. Bremen: Unikum.
Biografie des bekannten Arztes der Antike.

2   Mittelalter

In der Geschichte Europas wird die Zeit zwischen dem Ende der Antike (um 500 n. Chr.) und dem Beginn der Neuzeit (um 1500 n. Chr.) allgemein als Mittelalter bezeichnet. Den Übergang ins Mittelalter bildet der Zerfall der griechisch-römischen Antike.

In alphabetischer Reihenfolge einige Begriffe, die untrennbar mit dem Mittelalter verbunden sind:

> Buchdruck • Byzantinisches Reich • Christliche Geisteshaltung • Dreifelderwirtschaft • Feudalismus • Frauenfeindlichkeit • Geozentrisches Weltbild • Hundertjähriger Krieg • Investiturstreit • Islam • Jeanne d'Arc • Judenpogrome • Karl der Große • Klostergründungen • Kreuzzüge • Lehnswesen • Pestepidemien • Rittertum • Scholastik • Ständegesellschaft • Universitätsgründungen • Völkerwanderung • Zünfte

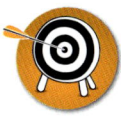

> **Nach dem Studium dieses Kapitels sollten Sie ...**
>
> ... die Bedeutung der Klöster und Ordensgemeinschaften für die Heilkunde verstehen und diskutieren können.
>
> ... die Auswirkungen der Universitätsgründungen erörtern können.
>
> ... Einrichtungen der Krankenversorgung im Mittelalter beschreiben können.

Durch den Zerfall des Römischen Reiches kam es im Mittelalter zu einem Verlust an Wissen. Neue Träger und Bewahrer von Gelehrsamkeit wurden die Klöster. Europa stand weiter unter dem Zeichen des Christentums, d. h. die Einstellung zu Gesundheit, Krankheit und Caritas hatte sich nicht geändert. Weiterhin war Gesundheit erstrebenswertes Gut und Notwendigkeit, um sich und seine Familie zu erhalten und auch, um den Dienst am Nächsten leisten zu können.

Die Behandlung des kranken Nächsten umfasst immer den ganzen Menschen:

> *„[...] [E]s wird kein Unterschied gemacht zwischen einer höheren Seelsorge [...] und einer niedrigen Leibsorge. Da wird aber auch nicht unterschieden zwischen einem gemeinen ‚natürlichen‘ Leben und einem zu erstrebenden ‚höheren‘ Leben, nicht um ‚seelische‘ Bedürfnisse oder ‚geistige‘ Werte. Da gibt es kein so blasses wie häretisches ‚Rette deine Seele‘, sondern immer nur die alleinverbindliche gemeinsame Sorge um den ganzen Menschen! Es kann daher nicht ernst genug genommen werden, dass in ihrem Verwurzelungsgrund die Pflegedienste wie auch das theologische Amt aufs engste miteinander verbunden waren.“ (Schipperges 1990, S. 193)*

Heilkunde und Lebenskunde waren in der Welt des Mittelalters ganz und gar eins; Heilkunde war eingewoben in das tägliche Leben mit seinen Grundbedürfnissen. Wir finden hier also wieder die Diätetik der Antike, erweitert und verbunden mit der christlichen Lehre: „In diesem Beachten des rechten Gleichgewichts liegt die Erhaltung der Gesundheit. Und die Entfernung dieser sechs Dinge vom rechten Gleichgewicht bewirkt die Krankheit, da Gott, der Herrlichste und Höchste, es so zulässt" (Michael Herr, Arzt aus Kolmar [1533]; zit. nach Schipperges 1990, S. 225).

Regimen Sanitatis Salernitanum
„Willst du dich tüchtig erhalten, gesund,
so höre, was wir dir künden itzund:
Fort mit den drückenden Sorgen: Zorn ist,
o glaub mir, gemein:
Nimmst du nur kargen Imbiss,
hüt' dich vor starkem Wein:
Hast du gespeist, so erhebe dich gern:
halte den Schlaf dir um Mittag fern!
Halte den Harn zurück nicht lang,
regt sich's im Darm, so folge dem Drang.
Tust du genau, wie wir es dir weisen,
wirst du lange durchs Leben reisen."

Beruhend darauf entstand im 13. Jahrhundert ein volkstümliches Gesundheitsbuch, das **„Regimen Sanitatis Salernitanum"**. Es ist in Versen und humorvoll abgefasst, wurde in mehrere Sprachen übersetzt und konnte daher viele Menschen erreichen; es war weniger ein medizinisches Werk als eine Anleitung zur Selbsthilfe.

Einige Aussagen daraus finden wir in Sprichwörtern wieder, z. B.: „Nach dem Essen sollst du ruhn/oder tausend Schritte tun".

Während also der Dienst am Nächsten weiterhin die Grundlage in der Versorgung Kranker war, änderten sich die Einrichtungen, in denen Kranke versorgt wurden. Vor dem Hintergrund der Hilfeleistung am Nächsten entstanden dauerhafte Institutionen, die in der Lage waren, Notleidende aufzunehmen und Kranke zu pflegen. Es entwickelte sich ein komplexes System an Versorgungseinrichtungen, zunächst die Krankenpflege in den Klöstern, dann die Versorgung in den Hospitälern bis zur Entstehung der ersten bürgerlichen Krankenanstalten. Und es entstanden die ersten Universitäten, an denen Medizin gelehrt wurde.

2.1 Klöster und geistliche Ordensgemeinschaften in Westeuropa

Bis zum 12. Jahrhundert waren die Ordensregeln der Benediktiner die Grundlage des Mönchtums. Die Benediktiner gehen zurück auf **Benedikt von Nursia**, geboren um 480 in der Nähe von Nursia in Umbrien und gestorben 547 auf dem Monte Cassino bei Neapel. Die **Abtei von Monte Cassino** wurde von ihm gegründet, sie ist auch das Mutterkloster der Benediktiner. Dieses Kloster wurde im Zweiten Weltkrieg bei der Schlacht um Monte Cassino zerstört und nach dem Krieg nach den Originalplänen wieder errichtet. Neben der bekannten Ordensregel **„Ora et labora"** („Bete und arbeite") übertrug Benedikt von Nursia seinen Mitbrüdern in Kapitel 36 der **„Regula benedicti"** die Sorge über Gesunde und Kranke. Doch nicht nur die Pflege der Kranken und Armen war den Klostergemeinschaften wichtig, sondern auch die Ausbildung.

„Kapitel 36: Die kranken Brüder

1. *Die Sorge für die Kranken muss vor und über allem stehen: man soll ihnen so dienen, als wären sie wirklich Christus;*
2. *hat er doch gesagt: ‚Ich war krank, und ihr habt mich besucht‘,*
3. *und: ‚Was ihr einem dieser Geringsten getan habt, das habt ihr mir getan.‘*
4. *Aber auch die Kranken mögen bedenken, dass man ihnen dient, um Gott zu ehren; sie sollen ihre Brüder, die ihnen dienen, nicht durch übertriebene Ansprüche traurig machen.*
5. *Doch auch solche Kranke müssen in Geduld ertragen werden; denn durch sie erlangt man größeren Lohn.*
6. *Daher sei es eine Hauptsorge des Abtes, dass sie unter keiner Vernachlässigung zu leiden haben.*
7. *Die kranken Brüder sollen einen eigenen Raum haben und einen eigenen Pfleger, der Gott fürchtet und ihnen sorgfältig und eifrig dient.*
8. *Man biete den Kranken, sooft es ihnen guttut, ein Bad an; den Gesunden jedoch und vor allem den Jüngeren erlaube man es nicht so schnell.*
9. *Die ganz schwachen Kranken dürfen außerdem zur Wiederherstellung ihrer Gesundheit Fleisch essen. Doch sobald es ihnen besser geht, sollen sie alle nach allgemeinem Brauch auf Fleisch verzichten.*
10. *Der Abt sehe es als eine Hauptsorge an, dass die Kranken weder vom Cellerar noch von den Pflegern vernachlässigt werden. Auf ihn fällt zurück, was immer die Jünger verschulden.“*

Diese Ordensregeln bilden noch heute die Basis des Benediktinerordens (vgl. stiftmelk.at).

Im Konzil **von Aachen** (816) wurden die Domherren verpflichtet, Hospitäler zu errichten. Die Ausübung der Heilkunde und Krankenpflege wurde somit großteils in die Hände der Ordensgemeinschaften gelegt. Jedes noch so kleine Kloster sollte über ein eigenes Haus zur Krankenpflege verfügen. Im Jahr 830 entstand im **Kloster St. Gallen** ein Musterplan, der allerdings nie in dieser Weise verwirklicht wurde. Er enthielt Krankensäle, Badehaus, Latrinenanlagen, Ärztehaus, eine Apotheke, Ärztezimmer, ein Aderlass-Haus, einen Kräutergarten und natürlich eine Kirche.

Im sogenannten **Hospitale pauperum** kümmerte man sich um die Versorgung der Armen, im **Hospitium** kümmerte man sich um jene Hilfsbedürftigen, die aus den höheren Schichten stammten, oder um reiche Reisende. Für die Pflege und Behandlung kranker Klosterbrüder war das **Infirmarium**, das einen eigenen Vorstand hatte, vorgesehen. An das Infirmarium schlossen eine eigene Küche, Speiseraum, Badehaus, Behandlungsraum für den Aderlass, eine Kapelle und die Unterkünfte für den Arzt und Apotheker an.

Erkrankte ein Mönch, wurde er im Infirmarium für die Dauer seines Siechtums behandelt. Er war von sämtlichen Pflichten befreit und erhielt zudem noch eine besondere Behandlung. Um rasch wieder zu Kräften zu gelangen, stand z. B. Fleisch öfter auf dem Speiseplan, und auch wohltuende Bäder sollte der Kranke regelmäßig nehmen. Wohl wissend, dass eine

Konzil
Versammlung einer Kirche, bei der bischöfliche Aufgaben, Befugnisse, Regeln usw. festgelegt werden.

Im **Arzneikräutergarten** sollten in 16 Beeten u. a. Liebstöckel, Pfefferminze, Brunnenkresse, Bockshorn, Rosen und Weißlilien gepflanzt werden.

derartige Sonderbehandlung auch zu Missbrauch führen kann, mussten sich die kranken Brüder ob ihres Zustandes regelmäßig rechtfertigen.

Mitte des 12. Jhdts. entwickelten sich in den Städten und entlang der Pilgerwege zunehmend selbstständige Hospitäler, die sich ganz der Fürsorge Bedürftiger widmeten. Die Klöster in diesen Regionen konnten den Bedarf nicht mehr decken. Diese neuen **Hospitäler** wurden von Bruderschaften und Orden getragen, die meisten trugen den Namen „**St. Spiritus**", da sie dem Heiligen Geist gewidmet waren. Diese Ordenshospitäler waren auch die Vorläufer kommunaler Einrichtungen. Die Ordensgemeinschaften wurden in der Ausübung der Versorgung von Laienbrüdern und Laienschwestern wie Tertiaren und Beginen unterstützt (vgl. Wolff/Wolff 2011, S. 65 f.).

Außerhalb der Klosteranlagen entstanden **Leprosorien**; diese Einrichtungen dienten zur Aufnahme Aussätziger, also Menschen, die an **Lepra** oder anderen mit Hautausschlägen verbundenen Erkrankungen litten. Die flächendeckende Errichtung von Leprosorien war eine der ersten durchgreifenden Maßnahmen der Gesundheitsfürsorge.

2.1.1   Krankenpflege der Klostermedizin

In den Klöstern war ein Mönch mit der Verwaltung und Leitung der klösterlichen Spitalsanlagen betraut. Vom Titel dieser Funktion, „Servitor infirmorum", stammt die Bezeichnung **Infirmarius**, der **Krankenmeister**. Er hatte dafür Sorge zu tragen, dass die Kranken alles hatten, was sie benötigten. In der Regel hatte er daher eine kleine Wirtschaft zur Verfügung, leitete eine kleine Apotheke, bereitete selbst Heiltränke und verfügte über jene Kompetenzen, die zur Ausübung der kleinen Chirurgie vonnöten waren. Das weibliche Pendant dazu war die **Infirmaria**, die **Krankenschwester**.

Für die Kranken gab es weder Gebot noch Verbot. Regelmäßig sah die Äbtissin, der Abt nach ihnen, und für das geistige und leibliche Wohl war gesorgt.

Die Klostermedizin war ein funktionierendes System: Vor Ort war alles vorhanden, um die Versorgung Kranker gewährleisten zu können. Erst in weiterer Folge war es notwendig, neue Wege zu beschreiten. Gründe dafür waren Pilgerfahrten, Kreuzzüge und auch die beginnende Säkularisierung im hohen Mittelalter.

2.2   Weltliche Ordensgemeinschaften

Neben den geistlichen Orden nahmen sich auch sogenannte weltliche Orden vermehrt der Krankenpflege an. Es waren Laiengemeinschaften, die sich aber unter den Schutz der Kirche stellten. Bekannt ist die **Kongregation** der Brüder und Schwestern vom Orden des Heiligen Geistes, auf die die **Heilig-Geist-Spitäler** zurückgehen.

Kongregation

lat. *grex* = Herde, Schar; Zusammenschluss mehrerer Klöster eines Ordens zu einem Verband

Heilig-Geist-Spitäler

karitative Einrichtungen zur Alten- und Krankenpflege, die zum Teil bis heute bestehen, z. B. in Nürnberg

Der Zustrom zu den **Frauenklöstern** war zu dieser Zeit sehr groß. Für viele Frauen war es die Suche nach einem sinnvollen, religiösen Leben, die sie dorthin führte, andere zogen das Kloster einer Muntehe vor. Die Muntehe war die gebräuchlichste Eheform des Mittelalters: Mit der Hochzeit ging die Bestimmungsgewalt über die Frau vom Brautvater auf den Ehemann über. Für unverheiratete und verwitwete Frauen war das Klosterleben eine Möglichkeit der Versorgung. Auf keinen Fall zu vernachlässigen ist, dass die Klöster eine hervorragende Aussicht auf Bildung boten, die es außerhalb der Klostermauern nicht gab.

Viele Orden verweigerten jedoch die Aufnahme von Frauen oder die Gründung von Frauenklöstern. Da nur Priester befugt waren, die Sakramente zu spenden, zu lehren und zu unterrichten, mussten sie diese Tätigkeiten auch in den Frauenklöstern übernehmen und fühlten sich dadurch überlastet. Daneben sah man die Frau auch als sittliche Gefährdung an (vgl. Schmölzer 1994, S. 60 ff.).

„Da es auf der Welt nicht mehr gibt, was in seiner Schlechtigkeit den Frauen gleichkommt, und das Gift von Vipern und Drachen dem Mann weniger schadet als ihre Nähe, verkünden wir hiermit, dass wir zum Wohle unserer Seele, unseres Leibes und unserer Besitztümer von nun an keine Schwestern mehr in unseren Orden aufnehmen und uns von ihnen wie von wildgewordenen Hunden fernhalten wollen." (Schrift aus dem Prämonstratenserkloster Marchthal; zit. nach Shahar 1984, S. 49)

Einige Frauen organisierten sich daher in **Beginengemeinschaften**, die im 12. Jahrhundert vom Gebiet des heutigen Belgien ihren Ausgang nahmen und sich dann entlang des Rheins ausbreiteten. Die Beginengemeinschaften hatten keine übergreifende Institution wie die Orden und kommunizierten wenig, daher gab es große regionale Unterschiede. Zunächst wurde das Zusammenleben in diesen Gemeinschaften sowohl von weltlicher als auch von kirchlicher Seite wohlwollend betrachtet und sogar unterstützt, dies änderte sich aber relativ bald.

Die **Beginen** bildeten religiöse Gemeinschaften, die im Vergleich zu Ordensgemeinschaften relativ viele Freiheiten gewährten. Die Ordensfrauen durften sich innerhalb einer Hausordnung frei bewegen, privates Eigentum besitzen, einem Handwerk nachgehen und sich „durch ihrer Hände Arbeit" selbst erhalten. Sie lebten fromm und enthaltsam, und es war möglich, aus der Gemeinschaft auszutreten (vgl. Schmölzer 1994, S. 250 f.). Keuschheit war somit ein Gebot; verstieß man dagegen, wurde man aus der Gemeinschaft ausgeschlossen.

In Amsterdam und Brügge können heute noch Beginenhöfe besichtigt werden.

Den Beginen beizutreten hatte nicht nur religiöse Gründe; es war auch eine Möglichkeit, dem „normalen" Frauenleben, das ein Unterwerfungsverhältnis zum Ehemann, körperliche Züchtigung, viele Pflichten und wenig Rechte einschloss, zu entkommen. Weiters bot der Beitritt Zugang zu Bildung, die vor allem verheirateten Frauen sonst verwehrt war. Die meisten Beginen entstammten dem niederen Adel und dem Stadtpatriziat, der Anteil von Frauen aus dem niederen Bürgertum und dem Handwerk dürfte eher gering gewesen sein (vgl. Dinzelbacher/Bauer 1988, S. 14). Die Anziehungskraft dieser Konvente für die Frauen des Mittelalters ist gut vorstellbar. Betritt man den Beginenhof mitten in Amsterdam, vermitteln die kleinen Häuschen mit ihren Gärten einen beschaulichen und friedlichen Eindruck. Die Kapazitäten waren begrenzt, es konnten bei Weitem nicht alle Frauen, die sich für das Beginentum interessierten, aufgenommen werden.

Frauenfeindlichkeit im Mittelalter
Aus der Sicht der Kirche war die Frau gleichzusetzen mit Sinnlichkeit, Körperlichkeit, mit dem Unvollkommenen und der Vergänglichkeit, der Mann aber mit der zu Gott strebenden Geistseele. Da der Frau die Schuld für die Erbsünde und ein permanentes Streben zur Beherrschung der männlichen Geistseele zugeschrieben wurden, galt sie als ein sündhaftes, minderwertiges Geschöpf.

Häresie
von der offiziellen Kirchenmeinung abweichende Lehre, Irrlehre, Ketzerei

Manche Autor*innen bezeichnen das Beginentum als bewusste oder auch unbewusste Emanzipationsbestrebung vieler Frauen, die sich den entwürdigenden Bedingungen des Frauendaseins und der auf der Lehrmeinung vieler Kirchenväter basierenden Frauenfeindlichkeit im Mittelalter entgegenstellten (vgl. Beer 2001, S. 12).

Ihr Auskommen finanzierten die Beginen über Lohnarbeit verschiedenster Art. Beschrieben wird das Brauen von Bier, das Schreiben von Büchern, das Herstellen von Kerzen und Seifen bis hin zum Backen von Brot und Hostien, um nur einen Teil zu nennen. Ehrenamtlich engagierten sie sich zusätzlich in sozialen Bereichen. Sie versorgten Obdachlose und Arme, pflegten Kranke, betreuten Sterbende und bestatteten die Toten. Auch hier ist der Dienst am Nächsten das Motiv dieses Engagements. Die Wichtigkeit der Beginen für die Krankenpflege liegt darin begründet, dass sie durch ihre **seelsorgerische und krankenpflegerische Tätigkeit** eine zentrale gesellschaftliche Bedeutung hatten.

Um ihre Anerkennung und auch einen gewissen Schutz mussten die Beginen ständig kämpfen. Wurden sie zunächst wohlwollend behandelt, schlug dieses Wohlwollen Mitte des 13. Jahrhunderts um: Der **Verdacht der Häresie** entstand; schließlich wurden die Beginengemeinschaften am Konzil von Vienne (1311) verboten. Dieses Verbot wurde mehrmals zurückgenommen und erneut bekräftigt. Die Unsicherheit in der Beginenfrage führte zu unterschiedlicher Handhabung je nach Einstellung der Bischöfe und Inquisitoren: In manchen Gegenden wurden sie vertrieben und ihr Eigentum wurde eingezogen; in anderen stellten sich Bischöfe und Gemeinden schützend vor sie. Bis zum 16. Jahrhundert verschwanden die Beginengemeinschaften fast ganz (vgl. Schmölzer 1994, S. 253 ff.).

Franz von Assisi (etwa 1181–1226) gründete eine andere Gemeinschaft: die **Tertiare**, einen **Laienorden** für beide Geschlechter, dem u. a. auch Elisabeth von Thüringen angehörte. **Elisabeth von Thüringen** (1207–1231), Landgräfin von Thüringen, gilt als die **deutsche „Nationalheilige"** des Mittelalters. Sie war wegen ihrer karitativen Dienste sehr populär und wurde im Jahr 1235 heiliggesprochen.

Elisabeth war die Tochter des ungarischen Königs und wurde bereits mit vier Jahren an den Hof ihres zukünftigen Gemahls nach Thüringen gebracht; sie wuchs in der Obhut ihrer zukünftigen Schwiegermutter auf. Mit vierzehn heiratete sie **Ludwig von Thüringen**, der mittlerweile die Regentschaft übernommen hatte. Die Ehe wird als glücklich beschrieben, und es gingen drei Kinder daraus hervor. Elisabeth war von den Lehren Franz von Assisis sehr beeindruckt und versuchte ihr Leben danach auszurichten. Trotz ihrer gesellschaftlichen Stellung arbeitete sie im Hospital und pflegte insbesondere Kranke mit Aussatz usw. besonders aufopferungsvoll. Bei vielen Gelegenheiten verteilte sie Almosen, zum Teil als groß angelegte Hilfsaktionen. Bei einem Kreuzzug starb ihr Mann, und von nun an war **Konrad von Marburg**, ihr Beichtvater, ihr spiritueller Führer, dem sie sich auch zu Gehorsam verpflichtet hatte. Konrad galt als Dogmatiker und war zu jener Zeit bereits ein berüchtigter **Inquisitor**.

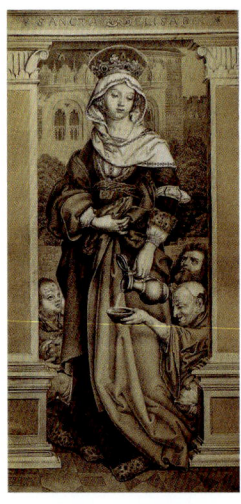

Elisabeth von Thüringen

Elisabeth entschloss sich nun für ein Leben in Armut; ihr Erbteil verwendete sie, mit Konrads Einwilligung, für Almosen und zur Errichtung eines Spitals, in dem sie bis zu ihrem Lebensende als **Spitalsschwester** tätig war. Sie starb im Alter von 24 Jahren.

2.3 Ritterorden

Ab dem 11. Jahrhundert entstand durch die **Kreuzzüge**, **Wallfahrten** und **Pilgerreisen** ein vermehrter Bedarf an Fürsorge, der durch die Klöster nicht mehr gedeckt werden konnte. Die ersten **geistlichen Ritterorden**, meist männliche Ordensgemeinschaften, entstanden während der Kreuzzüge und waren ursprünglich zum **Schutz und Geleit der Pilger** ins Heilige Land gegründet worden.

Die **Johanniter** gründeten im 11. Jahrhundert das erste Johanniterspital in Jerusalem. Entlang der Pilgerwege gab es bescheidene Unterkünfte, die im Laufe der Zeit zu beachtlicher Größe mit Kapazitäten von mehreren Hundert Personen anwuchsen. Da eine Pilgerreise oft zur Heilung eines Leidens gemacht wurde, war die Krankenversorgung eine wichtige Aufgabe in diesen Häusern der Gäste Gottes oder **Hôtels-Dieu**, wie sie auch genannt wurden. Es waren dies ursprünglich Pilgerherbergen, die bald zu Einrichtungen für die Kranken- und Altenversorgung wurden. Einige findet man heute noch, z. B. in Beaune in Frankreich. Diese Herberge ist heute noch zu besichtigen und wurde bis in die 1970er-Jahre als Hospital genutzt. In Teilen davon ist derzeit eine Pflegeeinrichtung für ältere Menschen untergebracht. Die Versorgung in den Hospitälern oblag geistlichen Schwestern und Brüdern und ihren Gehilfen; Ärzte wurden nur bei Bedarf herangezogen.

Ein Auszug aus der **Hospitalordnung der Johanniter zu Jerusalem** (1182) gibt Einblick:

> *„Die Betten sollen in Länge und Breite so bequem wie möglich zum Ruhen gemacht werden, jedes Bett soll eine Zudecke erhalten und passende Betttücher. Je zwei Kranke erhielten gemeinsam einen Schafpelz, ein paar Schuhe und Wollmütze, die sie anzogen, wenn sie zu den Klosetts gingen. An drei Wochentagen sollten die Kranken frisches Hammel- oder Schweinefleisch bekommen, oder wenn sie dies nicht vertrugen, gab es Hühnerfleisch. Für jeden Krankensaal stehen neun Helfer zur Verfügung, die den Kranken die Füße waschen, ihre Tücher reinigen, die Betten richten, den Schwachen die Speisen reichen und liebevoll zu trinken geben sowie in allen Dingen dem Wohl der Kranken gehorchen.“ (zit. nach Schipperges 1990, S. 206).*

Die ritterlichen Spitäler hatten fest angestellte **Ärzte** und Belegzahlen, die mit heutigen Krankenhäusern durchaus mithalten können: Man spricht von 900 bis 2000 Bedürftigen, die versorgt werden konnten (vgl. Schipperges 1987, S. 227). Das Hospital war zumeist ein Einzelgebäude und von der Bauweise her so konzipiert, dass alle Hilfsbedürftigen einen direkten Blick auf den Altar hatten. Die Betten waren meist parallel an den Seiten angeordnete hölzerne Alkoven, die durch Vorhänge optisch abgetrennt werden konnten. Hospitäler waren autarke Betriebe, d.h. in der Regel gehörte zu jedem Hospital auch Land, das entsprechend bewirtschaftet wurde: Weinbau, Viehzucht, Gemüseanbau usw. wurde betrieben – ein System, das sich lange halten konnte.

2.4   Entstehung bürgerlicher Krankenanstalten

Ausgehend vom 12. Jahrhundert entstanden vor allem in den Städten bürgerliche Krankenanstalten. Das Spital war Teil der bürgerlichen Wohlfahrtspflege geworden, die im Gegensatz zur christlichen Caritas die Bezahlung ihrer Leistungen, wo möglich, einforderte. Die Architektur der Spitäler änderte sich: Waren früher die Säle kreuzförmig auf einen Altar hin ausgerichtet, damit die Kranken und ihre Betreuer ungehindert am Gottesdienst teilhaben konnten, rückte der Altar nun auf die Seite und befand sich in der Krankenkapelle. Säkularisierte Einrichtungen waren aber auch bürgerliche Spitäler keineswegs! Die Organisation und Leitung lag immer häufiger in den Händen sogenannter **Bruderschaften** (fraternitas), die in späterer Zeit in Bezug auf die Sozialversorgung vorbildhaft wirkten, wie z.B. die Krankenladen der Zünfte, die als Vorläufer der Sozialversicherungen angesehen werden können. Viele Hospitäler waren Stiftungen reicher Bürger, die häufig durch die Angst vor dem Fegefeuer dazu motiviert wurden und so ihren Dienst am Nächsten leisteten.

Die Aufnahme stand allen Bedürftigen offen, auch ohne finanzielle Mittel. Die Aufnahmedauer betrug zwischen wenigen Stunden bis hin zu Jahren. Über die Krankheitsarten und die persönlichen Daten der Hilfesuchenden wurde genau Buch geführt, ebenso über persönliche Gegenstände, die mitgeführt wurden (vgl. Schipperges 1987, S. 230 f.). Im 15. Jahrhundert setzte sich der Brauch durch, ein Hospitalbett als Altersvorsorge zu kaufen; man sicherte sich so seine „Pfründe".

Von Krankenversorgung oder Gesundheitswesen im heutigen Sinne kann nicht gesprochen werden – bei Weitem nicht jeder kam in den Genuss der Klostermedizin, in den Hospitälern fanden je nach Einzugsgebiet Pilger oder Menschen der Umgebung Aufnahme. Ärzte waren nur in wenigen Krankenanstalten angestellt, meist wurden sie nur als Konsiliare berufen. Die Pflegenden, ob geistliche oder weltliche Orden waren in den Hospitälern meist auf sich selbst gestellt und damit sehr selbstständig in ihrem Handeln. Die Mehrheit der Bevölkerung nahm die Pflege in einem Hospital gar nicht in Anspruch, sondern bediente sich traditioneller Heilmethoden oder wandte sich an Berufsgruppen wie die Bader, Barbiere, Hebammen usw.

Pfründe
Der Begriff leitet sich aus dem Lateinischen ab (*praebere* = gewähren). Im Mittelhochdeutschen wurde dann pfrüende, pfruonde daraus.

2.5 Das Wissen und die Verbreitung der Heilkunde

In den Klöstern wurde das Wissen um die Heilkunde bewahrt, gepflegt und erweitert. Im Hochmittelalter (12. Jahrhundert) wurden die Lehren der Antike durch Wissen aus dem arabischen Raum ergänzt. Möglich wurde dies durch die Tätigkeit von **Übersetzerschulen**; bekannt sind hier insbesondere die **Schule von Salerno** (Italien) und jene aus **Toledo** (Spanien). Arabische Texte wurden nun ins Lateinische übersetzt. Viele dieser Texte hatten ihren Ursprung in Griechenland, sie gelangten in den arabischen Raum, wurden dort von arabischen Heilkundigen erweitert und kamen wieder zurück. Übersetzt wurden auch die naturphilosophischen Schriften des Aristoteles, die zunächst von der Kirchenhoheit abgelehnt worden waren; sie wurden daher verboten und erst Mitte des 13. Jahrhunderts wurde dieses Verbot aufgehoben. Vor allem die Ansichten Aristoteles' über die Ewigkeit der Welt und die absolute Gültigkeit der Naturgesetze, die das Geschehen von Wundern ausschlossen, galten als nicht akzeptabel für die Kirche.

> Salerno gelangte nicht nur als Übersetzerschule zu großer Berühmtheit, sondern auch als **Ärzteschule**. Ab 1140 konnten sich hier Männer und anfänglich auch Frauen zu Ärzt*innen ausbilden lassen.

Das „erste und umfassende medizinische Lehrbuch", welches sich in einen theoretischen und in einen praktischen Teil gliederte und große Berühmtheit erlangte, wurde von **Constantinus Africanus** geschrieben bzw. übersetzt und auch interpretiert. Constantinus, dessen Geburtsjahr unbekannt ist, wurde im heutigen Tunesien geboren und dürfte vermutlich als Wanderhändler ausgedehnte Reisen im Mittelmeerraum unternommen haben. Während seiner Reisen sammelte er auch **medizinische Schriften** von arabischen, persischen, jüdischen und islamischen Gelehrten, die er später übersetzte. Seine Übersetzertätigkeit begann er in Salerno, bevor er in Monte Cassino sesshaft wurde, wo er auch 1087 starb. Anzumerken ist, dass es zu Constantinus und seinem Wirken viele offene Fragen in der Geschichtswissenschaft gibt; aber sein Ruf als Übersetzer und die Bedeutung seines Werkes sind unbestreitbar.

Ein anderes Werk, das Buch der **Trotula**, ist ein Hinweis darauf, dass sich bereits in damaliger Zeit Spezialisten für einige Fachgebiete herauskristallisierten. In diesem Fall handelte es sich um eine Abhandlung, welche der Gesundheit der Frau und frauenspezifischen Krankheiten gewidmet war. Genauer ging es um die „Umstände der Frauen, die Behandlungen für Frauen und die Schönheitspflege".

Das Buch selbst verbreitete sich in den nächsten Jahrhunderten in ganz Europa und wurde auch in andere Sprachen übersetzt; Mitte des 16. Jahrhunderts gab es davon eine gedruckte Ausgabe.

Die Urheberschaft des Buches wird einer Frau namens **Trota**, die in Salerno ansässig war, zugeschrieben; das bedeutet, dass es auch Frauen möglich war, sich wissenschaftlich zu betätigen, wenn dies auch unüblich war. Eine andere bekannte Frau, die als Schriftstellerin wissenschaftlicher Literatur gilt, ist die bis in die Gegenwart bekannte **Hildegard von Bingen** (1098–1179). Sie vereinte die Lehre der Theologie mit der Naturwissenschaft, die sie unter dem Aspekt einer göttlichen Ordnung in Einklang zu bringen suchte.

Aus dem Buch Trotula
Als Anwendung gegen unerwünschten Haarwuchs wurde dazu geraten, Egel in einem Topf zu Pulver zu brennen, um dieses Pulver auf die gewünschte Stelle aufzutragen. Diese Rezeptur sollte das Nachwachsen der Haare verhindern.

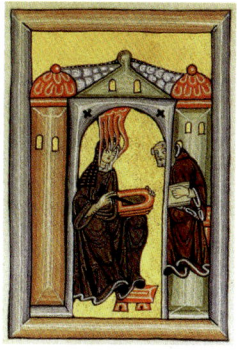

Hildegard von Bingen

Im Hochmittelalter finden wir die Anfänge der Universitäten. Studierte man im Mittelalter an einer Universität, so folgte der Lehrplan den sogenannten sieben freien Künsten. Darunter waren u.a. **Vorlesungen** zu Grammatik, Rhetorik, Dialektik, Geometrie, Musik und Astronomie zu verstehen. Diese allgemeinbildenden Vorlesungen waren die Vorbereitung auf eine der drei Hauptstudienrichtungen – Jura, Theologie und Medizin.

Im Gegensatz zu heute folgten die Studien anfangs keinem festgelegten Curriculum oder rechtlichen Normen. Lediglich das Ablegen einer Prüfung war, zumindest in manchen Regionen, vorgeschrieben. Der Staufenkönig Friedrich II. erließ dazu in der Konstitution von Melfi eine dahingehende Ausbildungsverordnung:

> *„[I]m Hinblick auf den schweren Nachteil und nicht wiedergutzumachenden Schaden, der aus der Unerfahrenheit der Ärzte entstehen könnte, befehlen wir, daß keiner unter dem Deckmantel des ärztlichen Titels es wagen soll zu praktizieren, wenn er nicht vorher in Salerno im öffentlichen Disput der Professoren durch eine Prüfung bestätigt ist."* (Schipperges 1987, S. 197)

Aus diversen medizinischen Texten, die in Salerno übersetzt wurden, entstand ein Kompendium: die **Articella**, welches als Lehrbuch für das Studium der Medizin an einigen Universitäten verwendet wurde. Der Inhalt befasste sich mit Theorie (wie Physiologie, Pathologie und Hygiene) und Praxis (Chirurgie, Diätetik und Arzneimittellehre).

Chirurgische Eingriffe waren allerdings risikoreich. Hätte ein geistlicher Arzt durch eine Operation den Tod eines Menschen verschuldet, hätte das den Entzug des Priesteramtes zur Folge gehabt. Der Geistlichkeit wurde es daher verboten „Blut zu vergießen". Mehrere Konzilsbeschlüsse hatten zur Folge, dass es zu einer Trennung von Medizin und dem Handwerk der Chirurgen der Bader und Barbiere kam. Diese formale Trennung endete erst mit der Säkularisierung während der Französischen Revolution, und war auch der Beginn der Trennung zwischen Therapie und Krankenpflege: „Mit der Beendigung der Periode von Mönchen und Nonnen ausgeübten Heilbehandlung und Pflege setzte gleichzeitig auch eine Jahrhunderte lange Trennung von ärztlicher Therapie und Krankenpflege im Bereich der Spitäler ein." (Wolff/Wolff 2011, S. 69)

Der Ärztestand genoss hohes Ansehen, sah man doch in Christus selbst den ersten Arzt.

Die Unterrichtssprache in der Medizin war Latein und damit verbunden war, dass sich die Medizin von anderen Heilberufen noch mehr abgrenzte. Während an den Ärzteschulen wie Salerno der Praxisbezug als wichtig erachtet wurde, wurde an den Universitäten, die an die theologischen Fakultäten angegliedert waren, die Theorie in den Mittelpunkt gestellt. Dazu kam, dass der Glaube starken Einfluss auf die Inhalte des Studiums nahm. Gefördert durch einflussreiche Männer der Politik und des Klerus, erschienen nun erste Lehrpläne für das Studium der Medizin. Universitäten waren privilegierte Vereinigungen lehrender und lernender Männer – da Lesen und Schreiben Voraussetzung war und das nur in den Klosterschulen ge-

---

Vorlesung
Der Begriff der Vorlesung lässt sich auf den Zeitraum des Mittelalters zurückführen – wurden den Studierenden die Texte doch vorgelesen. Diskussionen und das Sich-Einbringen der Studierenden war den höheren Semestern vorbehalten.

Das **Studium der Medizin** in Salerno dauerte fünf Jahre, nach absolvierter Prüfung musste der junge Physikus ein Jahr gemeinsam mit einem erfahrenen Arzt praktizieren.

Konzil von Montpellier (1162), Tours (1163), Paris (1212) und Lateran (1215)

Lehrpläne
Viele Lehrpläne orientierten sich an den Schriften Galens und damit an der Humoralpathologie. Die Untersuchung von Puls und Harn waren für ihn wesentlich zur Erstellung einer Diagnose. Die Therapie erfolgte mit Arzneien.

lehrt wurde, waren dies größtenteils Geistliche. Die wissenschaftliche Medizin wurde die Domäne der Männer. Die studierten Ärzte waren theoretisch hochgebildet, elitär und wurden oft vom Adel als Leibärzte engagiert. Später gelang es, sie auch in Städten als Amtsphysikusse zu gewinnen.

Auch in den Frauenorden wurden Mädchen unterrichtet. Sie waren meist aus gutem Haus, da für die Aufnahme und Erziehung im Kloster eine beträchtliche Mitgift erforderlich war. Diese Frauen waren anfangs zu den Universitäten zugelassen. Mit Beginn des 14. Jahrhunderts begann die Zurückdrängung der Frauen aus der medizinischen Versorgung, die Approbation wurde ihnen untersagt, sie konnten den Beruf der Ärztin nicht ausüben. Ebenso wurde der Zugang zu den Universitäten sehr eingeschränkt. Frauen waren daher mehr und mehr in der Krankenpflege tätig, die allerdings nicht an eine Ausbildung gebunden war. Die Krankenpflege in den Klöstern verlagerte sich zusehends zu den weiblichen Ordensgemeinschaften. Es kam zur Gründung neuer Orden, die sich schwerpunktmäßig der Betreuung Kranker widmen sollten. Frauen arbeiteten auch als Baderinnen oder Hebammen oder galten als heilkundig.

An der **Wiener Universität** wurden **Frauen** erst **1897**, mehr als 500 Jahre nach der Gründung dieser Universität (1365), für ein **Studium** (an der Philosophischen Fakultät) zugelassen.

Die erste Medizinerin, die in Wien studierte und ihr Doktorat erhielt, war **Margarete Hilferding-Hönigsberg.** Sie wurde als Tochter eines Arztes 1871 in Wien geboren. Margarete wollte studieren, aber wie bei allen Maturantinnen üblich, war der Passus „Zugangsberechtigung zur Universität" in ihrem Zeugnis gestrichen. Sie ließ sich daher als außerordentliche Hörerin einschreiben; als im Jahr 1900 Frauen endlich für das ordentliche Medizinstudium zugelassen wurden, inskribierte sie sofort. Ihre bis dahin absolvierte Zeit wurde ihr angerechnet und am 24. Dezember 1903 feierte sie ihre Promotion. Sie arbeitete als praktische Ärztin in Wien-Favoriten und auch als Schulärztin. Als Jüdin fiel sie wie viele andere jüdische Ärzt*innen dem Nationalsozialismus zum Opfer; sie verstarb 1942 auf dem Transport in das Vernichtungslager Treblinka (vgl. Bolognese-Leuchtenmüller/Horn 2000, S. 43 ff.).

2.6   Methoden der Heilkunde und Heilberufe im Mittelalter

Wenn auch die Medizin und die Ausbildung der Mediziner im Mittelalter eine erste Blüte erlebten, darf man doch nicht davon ausgehen, dass der Bevölkerung im Allgemeinen ein Arzt zur Verfügung stand. Die Primärversorgung wurde durch eine Reihe anderer Gesundheitsberufe wie Barbiere und Bader, Hebammen, Chirurgen, Wundärzte, Steinschneider, Zahnbrecher, Starstecher, dem Apotheker und heilkundigen Frauen und Männern geleistet.

Die sogenannte „**kleine Chirurgie**", also das Schienen von Knochenbrü-
chen, die Versorgung frischer Wunden und kleinerer Verletzungen, lag in
den Händen der **Barbiere** und **Bader**. Barbiere durften neben dem Schnei-
den der Haare und der Rasur auch zur Ader lassen und übernahmen vielfach die „Funktion von anatomischen Dienern (Prosektoren) an den medizinischen Fakultäten" (Schipperges 1987, S. 97).

In einer Badestube wurden ebenfalls die Tätigkeiten der kleinen Chirurgie ausgeübt, es wurde zur Ader gelassen und Schröpfköpfe wurden angesetzt. Ein Bader übte also einen Heilberuf aus. Bader und Barbiere waren
beides Lehrberufe und waren in Zünften organisiert. In den Zünften wurden Regelungen für die Ausbildung und die Berufsausübung festgelegt.
Nach der Lehre konnte man es durch eine mehrjährige Wanderzeit zum
Meister bringen.

Das **Badewesen** war besonders in den Städten verbreitet; privat hatten nur
die gehobenen Gesellschaftsschichten Zugang zu einem Bad. Das Baden
wurde empfohlen, über die Häufigkeit gab es jedoch sehr unterschiedliche
Aussagen von einmal pro Monat bis zweimal pro Jahr. Für kranke Menschen galt auf jeden Fall, nur auf Empfehlung eines Arztes zu baden. Mit
Bädern wollte man auch allerlei Leiden kurieren, unter anderem sollten
sie bei Melancholie und manchem Kummer Abhilfe schaffen. Nach der
damaligen Lehrmeinung konnten über die durch das Wasser geöffneten
Poren die schlechten Säfte den Körper verlassen.

Badestuben waren zum Teil nur getrennt nach Geschlechtern zu benutzen, zum Teil aber auch für Frauen und Männer gemeinsam bestimmt.
Die gemeinsame Benutzung des Badehauses war dann auch der Grund
für das Ende der Badehäuser – nachdem die **Syphilis** auf dem Vormarsch
war, hatten sie keinen guten Ruf mehr und wurden folglich von vielen
Menschen gemieden.

Die **Chirurgen** hatten bereits in der Antike einen Sonderstatus, waren
ihre Tätigkeiten doch solche, die nicht von Medizinern ausgeübt wurden
bzw. ausgeübt werden durften (Blut vergießen). Trotzdem war die Chirurgie Bestandteil der Medizinerausbildung. Der Beruf des Chirurgen wurde entweder an der Universität gelehrt oder – wesentlich häufiger – war
ein Handwerksberuf. Zur Berufsgruppe der Handwerkschirurgen zählten
u. a. auch die Steinschneider, Zahnbrecher, Starstecher und Wundärzte.
Die Ausbildung dauerte drei Jahre: Der Lehrling musste zur Ader lassen,
schröpfen, Wunden versorgen, Salben rühren und Brüche schienen. Hatte
er ausgelernt, ging er, wie damals üblich, auf Wanderschaft, um sein Wissen bei anderen Meistern zu erweitern. Vorlesungen an einer Universität
zu besuchen, war dabei durchaus üblich.

Dem Chirurgen standen bebilderte Lehrbücher zur Verfügung; bekannt
ist die Abbildung des Wundenmannes: die Darstellung eines Menschen
mit allen möglichen Wundarten, von der Verletzung durch das Schwert bis
zum Treten auf einen Nagel. Wunden wurden ausgebrannt oder beschnit-
ten und genäht; es gab Anleitungen zum Nähen einer Wunde oder zum

**Versorgung einer
Brandwunde**
Verwendet wurden Lein-
oder Lilienölumschläge.
Oder die Brandstelle
wurde mit Mehl, Eiweiß
oder Eidotter bedeckt.
Die Praxis, Mehl auf eine
Brandwunde zu stäuben,
galt auch noch vor we-
nigen Jahrzehnten als
Hausmittel.

Anlegen eines Wundverbandes (vgl. Schipperges 1987, S. 96–116). Daneben wurde die **Diätetik** als fixer Bestandteil der Behandlung angesehen und es wurden Ratschläge dazu erteilt.

Die Behandlung Kranker mit **Heilkräutern** und diversen **Arzneien** war weit verbreitet, und damit auch der Beruf des **Apothekers**. Durch eine Bestimmung Friedrichs II. wurden später Medizin und Pharmazie voneinander getrennt.

Da es den Ärzten der katholischen Kirche verboten war, Frauen praktisch zu untersuchen und die **Hebammen** über einen großen Erfahrungsschatz verfügten, blieb die **Geburtshilfe** die Domäne der „**Weißfrauen**", wie sie auch genannt wurden. Sie konnten ihren Beruf ausüben, ohne auf Ärzte angewiesen zu sein. Ihr Wissen erhielten sie einerseits durch die praktische Erfahrung, aber auch durch mündliche Überlieferung. Am Übergang in die nächste Epoche der Geschichte erschien „Der schwangeren Frauen und Hebammen Rosengarten", ein Buch zur Geburtshilfe, verfasst bzw. übersetzt von Eucharius Rößlin, einem Apotheker und Arzt aus Frankfurt am Main. Es ist das erste bedeutende Handbuch zur Geburtshilfe; unter anderem bezieht es sich auf Soranus von Ephesos. Es wurde im 16. Jahrhundert auch ins Deutsche übersetzt, und aufgrund einer leicht verständlichen Sprache war es lange das Standardwerk der Hebammenausbildung.

2.7 Weise Frauen und Hexenverfolgungen

Die **Hexenverfolgungen** hatten ihren Ausgangspunkt am Ende des Mittelalters von ca. 1400 bis 1800 – der Höhepunkt lag im 16. und 17. Jahrhundert – und sie besaßen sowohl soziale als auch religiöse Dimensionen. Wie viele Opfer es tatsächlich gab, ist nicht nachweisbar; sicher ist, dass es vorwiegend Frauen waren.

Über das Leben und Wirken der als Hexen verurteilten Frauen und Männer ist wenig bekannt. Wenige von ihnen konnten schreiben, und nachdem es kaum jemanden gab, der für sie Partei ergriff, wurde nur wenig hinterlassen, was Aufschluss geben kann. Die Motive der Verfolger und deren Sichtweise ist allerdings sehr gut dokumentiert. Das Ende der Hexenprozesse finden wir erst in der Zeit der Aufklärung. Preußens König Friedrich Wilhelm I. erließ 1714 ein Edikt „gegen die Abstellung der Mißbräuch bey denen Hexen Prozessen". Unter dem Einfluss ihres Arztes Antonius de Haen folgte Maria Theresia von Österreich diesem Beispiel (vgl. Schmölzer 1994, S. 408).

Ob und in welchem Ausmaß die Hexenverfolgungen zu einem Verlust von Volkswissen geführt haben, ist mittlerweile umstritten.

In den 1970er-Jahren wurden die Hexenverfolgungen unter dem Gesichtspunkt der Geschlechterforschung neu interpretiert. Das war wiederum die Grundlage für das von Ehrenreich und English verfasste Buch „Hexen, Hebammen und Krankenschwestern". Die Autorinnen gehen davon aus, dass gerade Frauen, die sehr viel Wissen über die Natur und Heilmittel hatten, Opfer der Hexenverfolgungen wurden, und dadurch

Hexenhammer
Der Hexenmeister Jakob Sprenger und sein Mitbüttel Henricus Institorus veröffentlichten 1487, begrüßt durch Papst Innozenz VIII., den „Hexenhammer". Insgesamt gab es 29 Auflagen davon; es war eines der meistgedruckten Werke der damaligen Zeit. Im „Hexenhammer" findet man genaueste Angaben über das Wirken der Hexen, Möglichkeiten der Abwehr, Verhörtechniken usw. Ein Zitat aus dem Hexenhammer besagt: „Wenn eine Frau alleine denkt, denkt sie Böses."

das Wissen dieser „weisen Frauen" verloren ging. Dass unter den Opfern heilkundige Frauen und auch Männer waren, ist anzunehmen, ob die Verfolgung tatsächlich Einfluss auf den Beruf der Krankenpflege und einen Verlust von Volkswissen zur Folge hatte, bedarf noch genauer Forschung.

Zusammenfassend lässt sich sagen, dass im Mittelalter mehrere Entwicklungen parallel liefen, die auf die Krankenpflege Einfluss hatten: zum Ersten die Entwicklung des **Hospitalwesens** von der Versorgung in den Klöstern über die Hospitäler der **Ritterorden** und entlang der Pilgerwege bis zu den ersten bürgerlichen Krankenanstalten. Die **Klostermedizin** und die Gelehrten der Klöster wirken bis in unsere Zeit nach; Hildegard von Bingen und Paracelsus sind nur zwei davon.

Zum Dritten gab es eine Veränderung im Bildungssystem: Zu den Klosterschulen, die männlichen und verpflichtenderweise auch weiblichen Mitgliedern der Ordensgemeinschaften zumindest Lesen und Schreiben beibrachten, kamen die Universitäten, die für Frauen nicht oder kaum zugänglich waren. Damit verschob sich die medizinische Heilkunde in die Hände der Männer, die pflegerische Versorgung der Kranken oblag vorrangig den Ordensschwestern, aber auch Ordensbrüdern und den weltlichen Orden wie den Tertiaren und Beginen. Das alles fand in einer Zeit statt, die geprägt war durch Hunger, Kriege und Epidemien wie Pest und Lepra.

Vertiefung des Lernstoffes

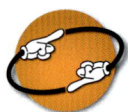

Zusammenfassung

▶ Gelehrte des Mittelalters und deren Lehren

▶ Krankenpflege in den Klöstern

▶ Universitätsgründungen

▶ Heilberufe wie Bader, Barbiere, Wundärzte

▶ Weltliche Orden in der Krankenversorgung

▶ Ritterorden

▶ Hôtel-Dieu / Heilig-Geist-Spitäler

▶ Weise Frauen und andere Heilkundige

▶ Die Pest und andere Krankheiten des Mittelalters

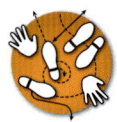

Zum Üben

1. Welches Standardwerk der Heilkunde entstand im Mittelalter und warum war es so populär?

2. Wie kam es dazu, dass die Ausübung der Heilkunde und Krankenpflege hauptsächlich bei den christlichen Ordensgemeinschaften lag?

3. Wer war Benedikt von Nursia und welche Bedeutung hatten seine Ordens-regeln für die Entwicklung der Krankenversorgung?

4. Wozu kam es durch das Verbot, „Blut zu vergießen", das den Geistlichen auferlegt war?

5. Was versteht man unter weltlicher Ordensgemeinschaft und welche Aufga-ben hatte sie?

6. Wer waren die Beginen, welche Aufgaben übernahmen sie?

7. Wodurch entstanden die Ritterorden?

8. Wo entstanden Herbergen zur Versorgung der Pilger und wie nannte man sie?

9. Wo entstanden die ersten bürgerlichen Krankenanstalten?

10. Wie wirkte sich die Hexenverfolgung auf die Heilkunde aus?

11. Warum wurden gerade Frauen häufig Opfer der Hexenprozesse?

Zum Nachlesen

Grün, Anselm (2017): Benedikt von Nursia. Freiburg: Herder.
Die Benediktinerregeln in moderner Sprache, nicht nur als Teil der Pflegege-schichte interessant.

Hornfisher, Daniel (Hg.) (2012): Die kleine Wundarznei. Bearbeitete Neuaus-gabe der Ausgabe Straßburg 1608. Iserlohn: Schulten, F.
Die Lehren des Paracelsus übersetzt ins Hochdeutsche und mit Kommenta-ren des Autors versehen.

Jankrift, Kay Peter (2003): Krankheit und Heilkunde im Mittelalter. Darmstadt: Wissenschaftliche Buchgesellschaft.
Geht der Frage nach dem Umgang mit Krankheit im Mittelalter nach.

Matheus, Michael (2005): Funktions- und Strukturwandel spätmittelalterlicher Hospitäler im europäischen Vergleich. Stuttgart: Steiner.

Schipperges, Heinrich (1993): Die Kranken im Mittelalter. München: C. H. Beck.

Schipperges, Heinrich (1990): Der Garten der Gesundheit. Medizin im Mittel-alter. München: dtv.

Schipperges, Heinrich (2001): Hildegard von Bingen. München: C. H. Beck.
Drei Werke des Autors, die die Lebens- und Symbolwelt des Mittelalters ver-ständlicher machen und uns Zugang verschaffen zur Vergangenheit; schöne beispielhafte Darstellungen zu Pflege und Medizin.

Sieck, Annerose/Sieck, Jörg R. (2008): Heilerinnen im Mittelalter. Das verlore-ne Wissen der Frauen. Wien: Tosa.
Heilkunst und Wissen der mittelalterlichen Frauen werden anschaulich ge-schildert.

3   Frühe Neuzeit

Der Beginn der Neuzeit wird u. a. mit der Entdeckung Amerikas im Jahr 1492 durch Christoph Kolumbus markiert; wir befinden uns also an der Wende vom 15. zum 16. Jahrhundert. Im Folgenden auch hier wieder – sozusagen als Einstimmung auf die nächsten Jahrhunderte, die auch als Frühe Neuzeit (1500–1800) bezeichnet werden und deren Ende mit der Französischen Revolution 1789 angesetzt wird – einige Begriffe bzw. Ereignisse, die mit diesem Zeitalter assoziiert werden.

> Alphabetisierung • Aufklärung • Barock • Dampfmaschine • Dreißigjähriger Krieg • Entstehung der Irrenanstalten • Französische Revolution • Galileo Galilei • Geldwirtschaft • Heliozentrisches Weltbild • Hexenverfolgungen • Immanuel Kant • Industrialisierung • Judenverfolgungen • Kolonialismus • Kolumbus • Kopernikus • Krankheitslehre • Leonardo da Vinci • Ludwig XIV. • Marco Polo • Maria Theresia • Martin Luther • Michelangelo • Mikroskop • Naturwissenschaft • Rationalismus • Reformation • Renaissance • René Descartes • Pockenschutzimpfung • Prävention • Reunionskriege • Rokoko • Säkularisierung • Schulpflicht • Syphilis • Voltaire • Welthandel • Wohlfahrtsstaat

In der Medizin der Frühen Neuzeit wurde der Ruf nach Veränderung lauter; eine Überarbeitung der antiken Lehren wurde gefordert, eine Welle der Professionalisierung machte sich bemerkbar. Griechisch wurde – neben Latein – vermehrt als Bildungssprache genutzt. Viele Quellen wurden neu übersetzt und durch den Buchdruck verbreitet, es entstanden neue Lehren, die zum Teil auch Verwirrung hervorriefen. Gesellschaftlich war der Humanismus das Ideal jener Zeit, das Bürgertum gewann immer mehr an Einfluss. Frei zu argumentieren, unabhängig von blindem Glauben an Autoritäten, und sich als Mensch frei zu entfalten, sich zu bilden und auch im Diesseits leben zu dürfen, wurden neue Ideale. Universitäten orientierten sich immer häufiger weltlich, und die Domäne der Kirche verlor an Bedeutung an den Hochschulen. Allgemein gab es immer öfter Bedarf an Expertise, die auf universitärer Ausbildung beruhte. Es ist auch die bürgerliche Schicht, die im Interesse einer Versorgung der Bevölkerung Stadtärzte engagierte und Hospitäler errichtete. Es waren allerdings immer noch kriegerische Zeiten – Hunger, Pest und Lepra waren weit verbreitet. **Martin Luther** (1483–1546) veröffentlichte seine Thesen, die Glaubensgemeinschaft der Christen spaltete sich und die Inquisition war an ihrem Höhepunkt angelangt.

3.1 Organisationsformen der Krankenpflege und ihre Entstehung

Die Klostermedizin verlor langsam an Einfluss und es entstanden neue Organisationsformen zur Versorgung Hilfsbedürftiger. Von besonderer Bedeutung war hier 1540 die Ordensgründung der **Barmherzigen Brüder** durch **Johannes von Gott** in Granada, Spanien. In Frankreich gründete der Priester **Vinzenz von Paul**, als er Missstände in der Kranken- und Armenversorgung in einer kleinen französischen Gemeinde entdeckte, die **Confrérie des Dames de la Charité**, die Bruderschaft der Damen der christlichen Liebe, später **Vinzentinerinnen** genannt, und den Männerorden der Lazaristen (Vinzentiner). An seiner Seite stand **Louise de Marillac**; sie gilt als Gründerin des ersten Mutterhaussystems.

3.1.1 Johannes von Gott – die Barmherzigen Brüder

Johannes von Gott (8. März 1495–8. März 1550) wurde als João Cidade Duarte in Portugal in der Nähe von Lissabon geboren; er gilt als Gründer des Ordens der **Barmherzigen Brüder** und **Pionier des Krankenhauswesens**. Der Orden legte neben den drei üblichen Gelübden (Armut, Keuschheit und Gehorsam) ein viertes, das der Hospitalität (Gastfreundschaft), ab. Rasch breiteten sich die Barmherzigen Brüder über ganz Europa aus; auch heute haben sie noch großen Einfluss.

Johannes von Gott kam aus einfachen Verhältnissen und nachdem er Verschiedenstes erlebt hatte, lernte er in einem Hospital das Leid Kranker kennen. Diese Erfahrung bewog ihn, sich der Krankenpflege zu widmen. Er mietete ein Haus, um dort seine Vorstellungen zu verwirklichen. Er begann, die Patient*innen nach Krankheiten getrennt unterzubringen, sorgte dafür, dass täglich ein Arzt nach ihnen sah und führte mit jedem Neuzugang am ersten Tag ein ausführliches Gespräch. Er kümmerte sich um gute hygienische Bedingungen; jeder Kranke sollte ein eigenes Bett haben und die Wäsche regelmäßig gewechselt werden. Der Zustand der Kranken sollte beobachtet und darüber Bericht erstattet werden; über den Verlauf der Therapie wurde Buch geführt. Abends sammelte er Geld und Lebensmittel, um den Betrieb seines Krankenhauses zu sichern.

Anfangs wurde Johannes von Gott belächelt, schon bald aber wurde sein selbstloser Einsatz bewundert und geschätzt und er konnte ein zweites Hospital eröffnen. Er kam bei einem Unfall ums Leben und nach seinem Tod fand sein Wirken eine Fortsetzung durch **Antón Martin**, einem seiner Helfer; es folgten weitere Spitalsgründungen und 1571 erfolgte die offizielle Anerkennung der Spitalsbrüder durch Papst Pius V.

Johannes von Gott wurde 1690 heiliggesprochen, 1886 zum Patron der Hospitäler und Kranken und 1930 zum Patron der Krankenpfleger und ihrer Vereinigungen erklärt (vgl. Österreichische Ordensprovinz 2016).

3.1.2   Vinzenz von Paul – die Vinzentiner und Vinzentinerinnen

Vinzenz von Paul (24. April 1581–27. September 1660) wurde in arme Verhältnisse hineingeboren. Er war das dritte von sechs Kindern einer Bauernfamilie aus der Gascogne, Frankreich. Seine Familie hatte für ihn das Priesteramt bestimmt und mit vierzehn begann er seine Ausbildung, mit 19 erhielt er die Priesterweihe und begann zu studieren.

Arbeit fand er zunächst in einem Pensionat. Nach einigen Jahren, in denen er sich mehr schlecht als recht über Wasser hielt und in denen ihm noch in erster Linie seine persönliche Karriere und gesellschaftlicher Aufstieg wichtig waren, wurde er zum Almosenverteiler der **Königin Margarete von Valois**. Hier wurde er nun zum ersten Mal mit dem Leid und dem Elend der Bevölkerung konfrontiert, wie er es davor noch nie gesehen hatte. Er entwickelte ein starkes Solidaritätsgefühl mit den Ärmsten und Kranken und gelangte zu der Einsicht, dass seine Berufung darin bestand, zum Gönner der Ärmsten seiner Zeit zu werden. 1614 bekam er die Pfarrei Chattilon-Les-Dombes bei Lyon und begann die Bevölkerung zu mobilisieren, um den Armen zu helfen. Er gründete die **Confréries de la Charité**, die **Bruderschaft der Nächstenliebe**. Diese Organisation hatte das Ziel, dass jeden Tag jemand anderer für das leibliche und seelische Wohl Kranker oder in Not Geratener sorgen sollte. Elf Frauen, die später als Vorläufer der Gemeinschaft der Dienerinnen der Nächstenliebe in die Geschichte eingehen sollten, bildeten den harten Kern. Bald gab es an vielen Orten derartige Pflegegemeinschaften. Es vergingen noch einige Jahre mit unermüdlichem Einsatz für die Armen und Kranken, eher er in Paris auf **Louise de Marillac** traf und die **Confrérie des Dames de la Charité** gründete. Louise leistete ihm in vielfältiger Weise Beistand. Vinzenz von Paul kümmerte sich auch um Häftlinge, Findelkinder und Geisteskranke, und das unermüdlich bis zu seinem Tod. Er starb, 79 Jahre alt, am 27. September 1660. **Vinzenz von Paul** wurde 1737 heiliggesprochen; er gilt als der **Begründer der neuzeitlichen Caritas**.

3.1.3   Louise de Marillac – die grauen Schwestern, das Mutterhaussystem

Louise de Marillac (verwitwete Le Gras) lebte von 1591 bis 1660. Louise war fromm und hätte das Leben im Kloster gerne vorgezogen, wurde aber verheiratet. Nach dem frühen Tod ihres Mannes – Louise war zu diesem Zeitpunkt 33 Jahre alt – war sie jedoch sehr verzweifelt. **Vinzenz von Paul**, den sie mittlerweile gut kannte, riet ihr, sich zu beschäftigen. Sie übernahm daher die Aufsicht über die vielen Confréries. Sie organisierte, unterrichtete und kümmerte sich um alle Angelegenheiten der Bruderschaften.

In Paris unterstützten zunächst die Damen der Gesellschaft die Vereinigung. Sie vernachlässigten aber bald ihre Pflichten, daher wurden junge Landmädchen, die allgemein als fromm, arbeitsam und kräftig galten, angeworben, um deren Aufgaben zu übernehmen. 1633 übergab Vinzenz eine Gruppe von Mädchen der Obhut von Louise; sie und ihre Mädchen bezogen ein Haus in Paris – die Genossenschaft der Töchter der christlichen Liebe, bald auch Vinzentinerinnen genannt, war entstanden.

Eine Gemeinschaft zu gründen, die nicht in einem Klosterverband lebte, war nicht einfach, doch Vinzenz wollte seine Schwestern nicht hinter Klostermauern sehen. Er wollte, dass sie Pfarrschwestern waren und nichts anderes, und er war auch in der Ausübung der christlichen Pflichten großzügig: „Wenn ihr zur Stunde des Morgengebetes einem Kranken Medizin bringen müsst, so seid ganz beruhigt, Ihr lasst dann Gott zum Willen, denn wenn ihr einen Kranken zehnmal am Tag besucht, so begegnet ihr zehnmal Gott" (Schermann 2015, Pos. 959).

Die jungen Frauen trugen die Kleidung verheirateter Frauen, um unbehelligt allein auf der Straße gehen zu können, und weiße, gestärkte Hauben, die sogenannten Cornettes. Da der Stoff ihrer Kleider grau war, wurden sie auch **Sœurs grises**, die **Grauen Schwestern**, genannt. Von ihrem Mutterhaus aus wurden die Mädchen nun zu ihren Arbeitsstätten entsandt. Als die Zahl der Mitarbeiterinnen stetig stieg, arbeitete Louise de Marillac Regeln für sie aus; sie wurde die erste Oberin der „Barmherzigen Schwestern". Die Schwestern waren weder durch eine Klausur noch durch ein Gelübde gebunden, es war ihnen daher auch möglich, außerhalb des Hauses zu arbeiten. Sie wurden unterrichtet, mussten lesen, schreiben und rechnen lernen, sich aber auch Fachkenntnisse, etwa über das Schröpfen oder den Aderlass, aneignen. Einfachen Mädchen Unterricht zu geben, war zur damaligen Zeit nahezu verpönt; Louise ließ sicher aber, überzeugt von der Wichtigkeit ihres Tuns, nicht davon abhalten.

Die Schwestern waren verpflichtet, den Anordnungen der Ärzte vertrauensvoll und immer Folge zu leisten. Ihre Popularität nahm zu, und bald waren sie weithin bekannt und anerkannt. 1639 sollte erstmals eine Gruppe der Barmherzigen Schwestern die gesamte Pflege in einem Hospital übernehmen. Aus diesem Grund wurde von Louise de Marillac ein Vertrag mit folgenden Inhalten aufgesetzt:

▶ Die Schwestern unterstehen in Fragen der allgemeinen Ordnung und in geistlichen Dingen dem Mutterhaus;

▶ dieses hat das Recht, sie von der Dienststelle abzuziehen;

▶ die Hospitalleitung stellt Unterkunft, Verpflegung und Betreuung im Krankheitsfall zur Verfügung und verpflichtet sich, die Würde der Schwestern zu achten – sie dürfen beispielsweise nicht im Beisein eines/r Patient*in zurechtgewiesen werden;

▶ in arbeitsmäßigen Angelegenheiten sind die Schwestern dem Hospital unterstellt, sie leisten die erforderliche Arbeit und haben ärztlichen Anordnungen unbedingt zu gehorchen.

Dieser Vertrag war ein Vorläufer der **Mutterhausverträge** späterer Zeiten; er bot den Mädchen und Frauen Ausbildung, Arbeit und auch Schutz. **Louise de Marillac** führte ihr Werk bis zu ihrem Tod fort. Sie starb, wenige Monate vor Vinzenz von Paul, am 15. März 1660, wurde 1934 heiliggesprochen und gilt als **Schutzpatronin der Sozialarbeiter**.

Die **Vinzentinerinnen** sind heute unter dem Namen **AIC** (Association Internationale de Charité) die größte katholische Frauengemeinschaft mit 24.000 Mitgliedern und waren auch Vorbild für den von der Friedensnobelpreisträgerin Mutter Teresa gegründeten Orden „Missionarinnen der Nächstenliebe".

3.2   Die Entstehung der ersten Krankenhäuser

Die gesellschaftlichen Veränderungen brachten es mit sich, dass sich Struktur und Verwaltung der Hospitäler veränderten. Immer häufiger wurden sie Einrichtungen der öffentlichen Hand; viele wurden über Schenkungen und Stiftungen, die von der Stadt verwaltet wurden, finanziert. Es kam die Ansicht auf, dass die Gesundheitserhaltung und Krankenversorgung der Bevölkerung eine allgemeine Aufgabe sei, die auch festgelegte Regeln brauche. Viele Anordnungen zu Berufen wie Apotheker und Bader wurden herausgegeben, nach wie vor deckten diese gemeinsam mit Hebammen, Chirurgen und Wundärzten einen Großteil der Leistungen im Gesundheitsbereich ab.

In den **Bürgerspitälern** fand man Arme, Kranke und Pfründner. Hatte jemand eine infektiöse Erkrankung, kam er in ein **Pest- und Siechenhaus** oder in ein **Leprosorium**. Findelkindern und Waisen standen **Waisenhäuser** zur Verfügung. Eigene **Syphilis-Hospitäler**, in denen sich Erkrankte mehr oder weniger erfolgreich mit Quecksilberkuren und Gujak-Holz behandeln lassen konnten, wurden gegründet. In den sogenannten **Nosokomien** (Krankenhäusern) wurden Patient*innen für einen bestimmten Zeitraum stationär aufgenommen, wurden behandelt und sollten dann wieder entlassen werden.

Das Spital der Frühen Neuzeit war häufig ein großes Wirtschaftsunternehmen in einer Stadt und brauchte daher eine gute Verwaltung.

Das Wiener Bürgerspital war auf Eigenversorgung ausgerichtet und besaß daher u. a. Fleischbänke, Wälder, Getreidespeicher, Weingärten, Zinshäuser und drei Brauhäuser. Es galt neben dem Wiener Hof als größter Wirtschaftsbetrieb der Residenzstadt. Der Spitalmeister und seine für die Küche zuständige Frau waren hauptverantwortlich für die wirtschaftlichen und administrativen Aufgaben (vgl. Scheutz/Weiß 2015, S. 288 ff.).

Ärzte waren nach wie vor zumeist nur als Konsiliare in den Hospitälern und ersten Krankenhäusern zu finden; sie waren auf die Beobachtungen der Pflegenden angewiesen, um ihre Patient*innen gut behandeln zu können. Vermehrt entstand der Wunsch nach ausgebildetem Personal. Es wurden Unterweisungen für Krankenwärter herausgegeben, in denen immer wieder betont wurde, wie wichtig eine gute „Wartung" für den Heilerfolg sei.

Georg Dethardingen, Arzt aus Kiel, schrieb 1679, dass für den Heilerfolg derjenige, der den Kranken pflegte, ebenso wichtig sei wie der *„Medico"* selbst, da der Krankenwärter die *„Abwechslung der Krankheit siehet und merket"* und dem Medico, der sonst nichts darüber wüsste, Bericht geben müsse. Selbstverständlich hat der Pflegende Anordnungen wie die Verabreichung von Medikamenten gewissenhaft auszuführen, und keinesfalls darf durch Verwahrlosung und Unachtsamkeit der *„Krancke ins höchste Verderben gesetzet werden"*, da, wenn ein Patient Schaden nimmt, aus welchen Gründen auch immer, dies *„dem Medico beygemessen"* werde. Als am besten für die Krankenpflege geeignet hielt Dethardingen nicht zu junge Frauen (über 40 Jahre), weil sie besser wachen könnten und wüssten, was *„schwarz und weiß"* sei, weil sie aber andererseits auch noch nicht so alt seien, dass sie den Kranken durch *„verdrießliches murren"* vergrämen würden. Außerdem seien sie gut bei Kräften, könnten daher dem Kranken aufhelfen, *„ihm das Bette zurechtelegen"* und das *„Gemach und was in demselben enthalten ordentlich und auffgepuzet [...] halten"* (Panke-Kochinke 2001, S. 40).

Die Wärterinnen sollten nicht zu viel plaudern, vor allem mit ihrem Gerede die Patienten hinsichtlich ihrer Prognose nicht beunruhigen; stattdessen sollten sie ihnen Mut zusprechen und beherzt sein sowie im Zweifels- und Notfall immer nach dem Medico rufen, *damit „durch die Verabsäumung der Krancke nicht seinen Geist aufgeben möge"* (ebd.).

Welche Aufgaben Wärterinnen und Mägde in einem Spital übernahmen, beschreibt die **„Ordnung der Mägde im Straßburger Spital 1547"**. Sie soll exemplarisch Einblick in die Arbeit in einem Hospital im 16. Jahrhundert geben:

Ordnung der Mägde im Straßburger Spital 1547

„Es sollen alle Mägde, die ob den Spital angenommen werden, versprechen und geloben, dem Spital treu und ergeben zu sein, [...] sie sollen auch gleich den Kranken täglich, sofern sie es vermögen und die Betreuung der Kranken dies zulässt, in die Predigt und zum Worte Gottes gehen. [...]

Sie sollen auch alle dem Schenken, der Meisterin, der Küsterin und der Brotmutter (nur die Kranken betreffend) gehorsam sein, und was die ihnen als Dienst für den Kranken auftragen, das sollen sie ohne alle Widerrede tun, wie nämlich Fußwasser bereiten, Betten machen, [...] die Stube, den Hof oder anderes fegen, Feuer machen, die Tische, Ecken und Winkel [...], Fußschemel und Servierbretter scheuern und reinigen, den Kranken kochen oder ihnen das Gekochte geben etc. Sie auch kämmen und bürsten, sie legen, heben, waschen, zum Stuhlgang und wieder davon weg (wenn nötig) führen etc., nichts ausgenommen, womit den Kranken gedient werden mag. Und soll alle Zeit daran denken, was wir den Bedürftigen tun, das tun wir für Christus selbst [...].

Sie sollen auch den Kranken ihre Morgensuppe [...] auftragen und gleich austeilen, nicht einem zuviel und dem anderen zuwenig geben, [...] sie sollen auch den Kränksten und Schwächsten, ja den Gelähmten ihr Essen und Trinken (weil sie es selbst nicht ohne Nachteil nehmen können) in deren Münder führen und fleißig und sorgfältig darauf achten, dass sie dieselben nicht mit heißer Kost beschütten oder verbrennen, sondern mit Verstand diese und dergleichen alle, ja alle Dinge ausrichten. Sie sollen auch zwischen den Mahlzeiten (wo es nötig ist) den Kranken kochen, es sei Tag oder Nacht [...].

Sie sollen auch täglich die Betten der Kranken machen und das nicht nur einmal am Tag, sondern so oft und häufig es für die ganz Schwachen, die die ganze Zeit im Bett liegen müssen, nötig ist, damit sie sich nicht wund le-

gen und dann jedermann desto mehr dadurch belastet und geschwächt wird. Es sollen auch die Betten und Strohsäcke, auch Kissen und Bettlaken nicht verfaulen oder verderben oder zu Schanden gehen oder zerstört werden [...].

Sie sollen auch den Kranken gegenüber in allen Dingen mit Worten und Taten freundlich sein, sie nicht anschnauzen, nicht mit ihnen zanken oder hadern, sie in keiner Weise schmähen oder beschimpfen, sondern in allen Dingen sich ihnen erkenntlich zeigen und dies auch von Herzen tun, wie sie das möchten, dass es ihnen geschähe (wenn sie dort lägen) mit Waschen, Reinigen, Heben, Bürsten, Kämmen, damit das Ungeziefer nicht überhand nimmt und ein solcher Gestank entsteht, dass weder sie noch die anderen bleiben möchten und Kranke und Gesunde darüber vergehen möchten und versterben [...]." (zit. nach Rüller 1999, S. 9)

Deutlich wird hier der Aufgabenbereich, der sowohl eindeutig pflegerische Elemente enthält als auch eine Fülle an hauswirtschaftlichen Tätigkeiten – ein Umstand, der Pflegende bis ins vorige Jahrhundert begleitet hat.

3.3   Krankenversorgung und Krankenpflege im 18. Jahrhundert

Im angehenden 18. Jahrhundert war der Staat immer mehr bestrebt, eine öffentliche Gesundheitsversorgung aufzubauen, um mit Präventivmaßnahmen und öffentlicher Gesundheitsbelehrung das Volk gesund zu erhalten. Das Motiv dazu lag in der fortschreitenden Industrialisierung, die es mehr und mehr notwendig machte, die Arbeitskraft des Einzelnen zu erhalten.

Die Hospitäler – immer noch ihren alten Traditionen verpflichtet – quollen über, die räumliche Enge und die vielen Hilfesuchenden erschwerten die Arbeitsbedingungen für Pflegende; dazu gab es hygienische Missstände.

Um die Personalknappheit in den Griff zu bekommen, wurden **Lohnwärter*innen** eingestellt. Viele davon waren jedoch ungebildet und hatten keinen guten Leumund, was dazu führte, dass sie ihre Dienste nur mangelhaft versahen. Manchmal war es sicher mehr Aufsicht als Pflege. Pflegeorden waren nur begrenzt verfügbar, die Versorgung in den Hospitälern wurde immer schwieriger. Begüterte Bürger hätten damals zur Behandlung einer Erkrankung niemals ein Krankenhaus aufgesucht. Natürlich kann man davon ausgehen, dass die Qualität der Versorgung regional unterschiedlich war. Im Gegensatz dazu errang die Ärzteschaft immer mehr Ansehen; Medizin und die Erforschung des menschlichen Körpers wurden nun als Grundlage der Wissenschaft am Menschen betrachtet. Tierversuche wurden zur gängigen Methode der Forschung, neues Wissen entstand, und die Ausbildung der Ärzte fand nun neben dem Studium auch direkt am Krankenbett statt.

3.3.1 Das Krankenhaus am Beispiel des Wiener Allgemeinen Krankenhauses

Neue Krankenanstalten mit Spezialabteilungen entstanden, alte Hospitäler wurden adaptiert. Das **Aufnahmekriterium** war nunmehr die **medizinische** und nicht mehr die soziale **Indikation**.

Als Vorbild für viele Städte galt das **Wiener Allgemeine Krankenhaus**, 1784 von Kaiser Joseph II. gegründet. Wien war mit 250.000 Einwohnern eine große Stadt und die Versorgung musste gesichert werden.

Dieses Krankenhaus verfügte bereits über eine moderne Struktur, war in Abteilungen gegliedert und stand unter medizinischer Leitung. Den Abteilungen waren Ärzte, Pfleger*innen und Studierende zugeteilt. Architektonisch war das Allgemeine Krankenhaus ebenfalls ein Musterbeispiel, es wurde an ausreichende Belüftung ebenso gedacht wie an Heizungen. Das Wiener AKH hatte Platz für 2.000 Patient*innen, die von insgesamt 140 Wärter*innen versorgt wurden (vgl. Dorffner 2000, S. 31). Im Jahre 1784 war etwa die Hälfte des Wartpersonals männlich, um 1858 war es nur mehr ein Zehntel.

Das Wiener AKH bot eine Vielzahl an Verbesserungen wie kleinere Krankenzimmer und sogar Einzelzimmer. Erstmals gab es ein eigenes Gebäude für psychisch Kranke, einen Rundbau, der „**Narrenturm**" genannt wurde.

In diesen Spitälern wurde direkt am Krankenbett gelehrt und geforscht. Ärzte wurden nicht mehr nur als Konsiliare bestellt, sondern praktizierten vor Ort. Das Ansehen der Klinikärzte wuchs, sie konnten nun eine wissenschaftliche und praktische Ausbildung vorweisen. Die Pariser Schule war dabei das erste große Zentrum der klinisch orientierten Medizin, Vorbild für die zu einem späteren Zeitpunkt entstandenen und berühmten medizinischen Schulen in Berlin und Wien. Die **Erste Wiener Medizinische Schule** entstand damals, **Gerard van Swieten** (1700–1772), Leibarzt Maria Theresias, gilt als ihr Begründer.

Johann Peter Frank (1779–1819), ein deutscher Arzt aus Rothalben, verfasste das „System einer vollständigen medizinischen Polizey", eine Grundlage des öffentlichen Gesundheitsdienstes. Darin erklärt er auch, dass die Ausbildung von Heilpersonal „zu den landesherrlichen Pflichten und Aufgaben für die Gesunderhaltung der Bevölkerung" zu rechnen sei (Wolff/Wolff 2002, S. 52). Frank war ein Kollege von **Anton May** (1742–1814), dem die Ausbildung von Pflegekräften ebenfalls sehr wichtig war. Frank kam 1795 nach Wien und reorganisierte hier die Militärmedizin; 1805 wurde er zum Vorstand des Allgemeinen Krankenhauses Wien bestellt und reorganisierte auch dieses innerhalb von drei Jahren.

Das Krankenhaus wurde gesellschaftsfähig, und auch Adelige und reiche Bürger suchten im Bedarfsfall die Spezialabteilungen auf; das Hospital entwickelte sich immer mehr zu einem Krankenhaus im heutigen Sinne.

3.2   Die Pflege – Wärter*innen und Subchirurgen

Das Pflegepersonal war dieser Entwicklung nicht gefolgt und bestand vorwiegend aus ungebildeten Wärter*innen. Erschwert wurde die Situation durch die Aufhebung katholischer Pflegegemeinschaften im Zuge der Französischen Revolution. Nun galt es, die anstehenden Probleme zu bewältigen; viele Ärzte entwickelten Vorschläge die Ausbildung der Pflegenden betreffend.

Wolff und Wolff (2002, S. 37–47) gehen davon aus, dass sich aus dem Berufsbild der Bader, Barbiere und Handwerkschirurgen eine **Frühform des Pflegeberufes** entwickelte. Grund dafür war, dass die promovierten Ärzte des 18. Jahrhunderts die Chirurgie wieder als ihr Fach ansahen und auch praktizierten. Möglich wurde das durch die fortschreitende Säkularisierung: Ein Arzt gehörte nicht mehr unbedingt dem Klerus an. So ist beispielsweise bekannt, dass im Bürgerspital zu Prag **Oberkrankenwärter als Krankenpflegelehrer** fungierten. Die Oberkrankenwärter ihrerseits waren geprüfte Chirurgen, die eine Ausbildung an einer medizinisch-chirurgischen Lehranstalt zu absolvieren hatten. In Prag war der Oberkrankenwärter Bruder Pacificus Lieb Lehrer; die Ausbildung verlief so, „dass ein Jahr lang jeweils eine Woche hindurch täglich von 5 bis 20 Uhr (unterbrochen von einer Mittagspause) unter der theoretischen und praktischen Anleitung des Oberkrankenwärters Krankenpflegedienst im Hospitalsaal geleistet wurde" (Wolff/Wolff 2002, S. 39). Dies lässt den Schluss zu, dass Krankenpflege in Theorie und Praxis in jenen Bereichen, wo chirurgische Gehilfen, Subchirurgen, ausgebildet wurden, Ausbildungsgegenstand war. In diesem Sinne war Pflege im Beruf des Subchirurgen bis Mitte des 19. Jahrhunderts – und damals übrigens nur von Männern ausgeübt – auch im Sinne einer Heilbehandlung zu verstehen. Mit dem Auslaufen des Chirurgieberufes übernahmen die Mediziner die Heilbehandlung, die Pflege aber blieb anderen überlassen.

Wolff und Kastner (2002, S. 48 f.) unterscheiden drei Niveaus, die durchaus auch parallel anzutreffen sind. Auf dem niedrigsten Niveau fand eine bloße Belehrung über Aufgaben und Pflichten durch mündliche und schriftliche Instruktion statt. Auf dem zweiten Niveau wurde mit systematisch aufgebauten Lehrbüchern gearbeitet, die z. B. auch einem Hospitalvorsteher zur Verfügung standen, der sie an das Personal weitergeben konnte. Das höchste Niveau schließlich stellte die Ausbildung an einer Pflegeschule dar.

Instruktionen, wie sie für die erste Stufe vorgesehen sind, gab es häufig; in der „Tagesordnung" des Wiener Allgemeinen Krankenhauses aus dem Jahr 1796 war die „Bedienung der Kranken" vorgeschrieben. So sollte um 6 Uhr die Säuberung der Zimmer stattfinden, wobei zumindest einige Fenster und auch die „Zuglöcher" zu öffnen waren. Im Winter wurde dann bis 7 Uhr geheizt, zur selben Zeit kamen die „Besuche der Ärzte und Wundärzte". Um 8 Uhr gab es Frühsuppe, die vorgeschriebenen Rezepte waren in die Apotheke zu bringen usw. Während um 11 Uhr das Mittagessen zu reichen war, erhielten jene, die als zahlende Insassen galten, um 11:30 Uhr ihr Essen. Die Wärter sollten dabei auf eine gerechte Verteilung der Portionen sehen, hatten *„sich aber vor heimlicher Entwendung der Brühen Semmelschnitten oder einen Theil des Fleisches, unter der Strafe der Dienstentlassung, zu enthalten"* (Tages-Ordnung [März 1796], ÖstA/AVA, Hofkanzlei, IV. L. 7, Krankenhäuser N.Ö., Karton 1301, 336/1796 im österr. Staatsarchiv, Wien).

Die Bemühungen **Franz Anton May**s (1742–1814), in manchen Quellen wird er auch als Franz Anton Mai bezeichnet, sind der zweiten Ausbildungsstufe zuzuordnen. Er war Professor und Hebammenlehrer aus Heidelberg und erkannte, dass eine schlechte Wartung nicht nur Hindernis für eine rasche Genesung, sondern häufig auch Todesursache war (vgl. Sticker 1960, S. 62).

Er galt aber als sehr interessiert und kämpfte engagiert gegen die soziale Not seiner Zeit an. Arbeitsmedizin, die Verhütung von Unfällen, der Kampf gegen die Syphilis und ansteckende Krankheiten lagen ihm ebenso am Herzen wie die Ausbildung. Unter anderem verfasste er „Stolpertus ein junger Arzt am Krankenbette"; darin beschreibt er die ersten Schritte eines jungen Arztes, die Stolpersteine und den Weg bis hin zum „Expertus". Er beschränkte sich in seinen Ausführungen allerdings nicht nur auf die Medizin, sondern wollte Missstände durch schlecht ausgebildete Wärter*innen beheben. Daher gründete er mit Unterstützung des Kurfürsten und gegen den Willen vieler Kollegen 1781 in Mannheim eine „öffentliche Schule zur Erziehung wohlunterrichteter Krankenwärter".

Für die dreimonatige Ausbildung, die mit einer Prüfung vor einer Kommission abschloss, verfasste er auch ein Lehrbuch. Inhalte seines Lehrbuchs „Unterricht für Krankenwärter zum Gebrauch öffentlicher Vorlesung" waren „leicht fassliche Grundsätze aus der Naturlehre, Diätetik und Vorsagungslehre".

Am Ende der Ausbildung stand ein Eid, der Verhaltensregeln für die Wartung der Kranken enthielt wie:

▶ für Reinlichkeit der Wäsche und des Bettes sorgen

▶ Armen und Reichen gleich zu begegnen

▶ ungewöhnliche Erscheinungen dem Arzt zu melden

▶ Anordnungen des Arztes wie Klistiere sorgfältig vorzubereiten und zu verabreichen

▶ nüchtern, wachsam, verschwiegen, vorsichtig, liebreich, gefällig, geduldig, unverdrossen, mitleidig, unbestechlich und herzhaft zu sein

Diese von May verfasste Pflichtenlehre hatte lange Bestand und wurde auch in den folgenden Jahrhunderten als Maßstab für die Bewertung herangezogen (vgl. Wolff/Wolff 2011, S. 100).

Die Idee Franz Anton Mays fand nicht den Zuspruch, den er sich dafür erhofft hatte, er konnte zwar einen weiteren Kollegen davon überzeugen diese Kurse durchzuführen, aber darüber hinaus fand die Idee keine Verbreitung.

Kurpfuscherei
Das Argument gegen die Gründung der Schule sahen die Mediziner darin, dass Kurpfuscher herangebildet werden könnten.

Vorsagungslehre
ist die Krankenbeobachtung durch den Wärter, der „mit allen seinen fünf Sinnen Schildwache am Krankenbett des Kranken zu stehen hat" (vgl. Seidler/Leven 2003, S. 171).

May war nicht der erste Arzt, der im deutschsprachigen Raum ein Lehrbuch für die Krankenpflege herausbrachte. Jacob Oetheus' Abhandlung „Gründlicher Bericht/Lehr und Instruction/von rechtlichem und nutzlichem brauch der Artzney/de Gesunden/Krancken und Kranckenpflegern/samt angehenckter erklärung/allerhand irrungen und mißbräuch/welche beydenselben allenthalben einfallen/In drey Thail unterschieden" (Wellner; zit. nach Wolff 1997, S. 142 f.) erschien 1584 in Dillingen/Deutschland. Sie war auch für den Gebrauch im Haus bestimmt und erschien in mehreren Auflagen. Balthasar Schuppius richtete sein im Jahr 1661 in Lübeck erschienenes Buch **„Die Krancken-Wärterin"** direkt an das Wartpersonal. Ab dem 17. Jahrhundert wurden in mehreren Städten von Ärzten Bücher und Instruktionen für die Krankenwartung verfasst. Ungeklärt ist, ob und in welcher Weise diese dem Wartpersonal zugänglich gemacht wurden (vgl. Wolff/Wolff 2011, S. 91–98).

Vertiefung des Lernstoffes

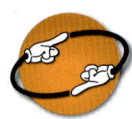

Zusammenfassung
- ▶ Johannes von Gott
- ▶ Vinzenz von Paul
- ▶ Louise de Marillac
- ▶ Vinzentinerinnen
- ▶ Barmherzige Brüder
- ▶ Barmherzige Schwestern
- ▶ Mutterhausvertrag
- ▶ Syphilis-Hospitäler
- ▶ Georg Dethardingen
- ▶ Lohnwärter*innen
- ▶ Wiener Allgemeines Krankenhaus
- ▶ Franz Anton May

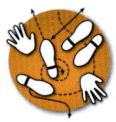

Zum Üben
1. Wer war Johannes von Gott und was gründete er?
2. Was veranlasste Vinzenz von Paul zur Gründung seiner Bruderschaft und welche Aufgaben übertrug er den Mitgliedern?
3. Welche Bedeutung hat Louise de Marillac für die Vinzentinerinnen?
4. Was war das Besondere an den Barmherzigen Schwestern im Vergleich zu geistlichen Ordensgemeinschaften?

5. Nennen Sie die Inhalte des Vertrages, den Louise de Marillac für ihre Schwestern aufgesetzt hat.

6. Welche pflegerischen Tätigkeiten finden Sie im Text „Ordnung der Mägde im Straßburger Spital 1547", welche anderen Aufgaben hatten die Mägde noch zu erfüllen?

7. Warum kam es zur Entstehung der ersten Krankenhäuser im heutigen Sinne und welche Erkrankung war der eigentliche Auslöser?

8. Wie begründete Georg Dethardingen den Wunsch nach ausgebildetem Pflegepersonal?

9. Welche Eigenschaften sollen Pflegende seiner Ansicht nach haben?

10. Welche Veränderungen in Medizin und Pflege lassen sich im 18. Jahrhundert erkennen und welche Auswirkungen hatten sie?

11. Welche drei Niveaus in der Ausübung des Pflegeberufs unterscheiden Wolff und Kastner?

12. Wodurch wollte Franz Anton May die Missstände durch schlecht ausgebildetes Personal beheben?

Zum Nachlesen

Kolling, Hubert (2008): Biografisches Lexikon zur Pflegegeschichte: „Who was who in nursing history", Band 4. München: Elsevier.
Ebenso wie die von Horst-Peter Wolff herausgegebenen Bände 1–7 ein umfassendes Nachschlagewerk zu Persönlichkeiten der Pflege.

Panke-Kochinke, Birgit ([5]2018): Die Geschichte der Krankenpflege (1679–2000). Ein Quellenbuch. Frankfurt/Main: Mabuse.
Briefe, Verordnungen, Buchauszüge … – kurze Texte, chronologisch geordnet, die Geschichte lebendig werden lassen.

Regal, Wolfgang/Nanut, Michael (2005): Medizin im historischen Wien. Von Anatomen bis zu Zahnbrechern. Wien, New York: Springer.
„Reiseführer" durch die Geschichte der berühmten Wiener Medizinischen Schule, enthält viele Informationen zu Ausstellungen und Museen.

Wolff, Horst Peter/Wolff, Jutta ([3]2019): Krankenpflege im Berufsbild des „Subchirurgen" zwischen 1750 und 1850. In: Wolff, Horst Peter (Hg.): Studien zur deutschsprachigen Geschichte der Pflege. Frankfurt/Main: Mabuse.

Wolff, Horst Peter/Wolff, Jutta (2011): Krankenpflege: Einführung in das Studium ihrer Geschichte. Frankfurt/Main: Mabuse.
Behandelt alle Epochen der Pflegegeschichte und ergänzt die in diesem Buch beschriebenen Kapitel.

4   Späte Neuzeit

Die Späte Neuzeit reicht vom Ende der Frühen Neuzeit (um 1800) bis zum Ersten Weltkrieg. Daran anschließend folgt die Zeitgeschichte; damit ist jener Zeitraum gemeint, der noch durch Erzählungen von Zeitzeugen erfahren werden kann.

Neuere Geschichte
Dieses Kapitel widmet sich der Neueren Geschichte. Im Folgenden wieder in alphabetischer Reihenfolge eine Auswahl von Begriffen, wichtigen Persönlichkeiten und Ereignissen, die diesen Zeitraum geprägt haben.

> Alternativmedizin • Arbeiterbewegung • Asepsis • Choleraepidemien • Dampfschiff • Eisenbahn • Emanzipationsbewegung • Evolutionstheorie • Ignaz Philipp Semmelweis • Kinderkrankenhäuser • Krankenpflegeschulen • Krankenversicherung • Krimkrieg • Marxismus • Märzrevolution • Napoleonische Kriege • Narkose • Nationalismus • Parlamentarismus, modern • Robert Koch • Romantik • Säuglingsfürsorgestellen • Sebastian Kneipp • Sozialismus • Stethoskop • Telegrafie • Theodor Billroth • Wilhelm Conrad Röntgen

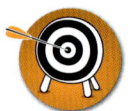

> **Nach dem Studium dieses Kapitels sollten Sie ...**
>
> ... die Situation der Pflege zu Beginn des 19. und 20. Jahrhunderts sowie die daraus resultierenden Reformen darstellen können.
>
> ... bedeutende Persönlichkeiten für die Entwicklung der Pflege kennen und über deren Leben und Werk Bescheid wissen.
>
> ... die unterschiedlichen Organisationsformen der Pflege kennen und Gemeinsamkeiten sowie Unterschiede erläutern können.

4.1   Pflege als Beruf – Ausbildungsbestrebungen

Die Nachfrage nach ausgebildetem Personal war ungebrochen, aber ein Großteil der Pflegetätigkeit wurde nach wie vor von Wartpersonal ausgeführt; für die Ausübung der Pflege waren keinerlei Fachkenntnisse vonnöten. Die Bezahlung war trotz schwieriger Arbeitsbedingungen sehr schlecht. Trinkgelder und Geschenke waren Teil des Lohnes. Vielerorts hätte es die angespannte finanzielle Situation der Krankenhäuser auch nicht erlaubt, besser ausgebildetes und damit teureres Personal anzustellen. Das Ansehen des Wartpersonals in der Öffentlichkeit und beim Ärztestand war miserabel. Der Berliner Arzt Johann Friedrich Dieffenbach beschrieb das 1832 ziemlich drastisch:

„§3 Es ist ein wahrer Jammer anzusehen, welche Menschen man als Kran-
kenwärter und Wärterinnen anstellt. Jeder Alte, Versoffene, Triefäugige, Blin-
de, Taube, Lahme, Krumme, Abgelebte, jeder, der zu nichts in der Welt mehr
taugt, ist dennoch nach Meinung der Leute zum Wärter gut genug. Men-
schen, die ein unehrliches Gewerbe getrieben haben, Faulenzer, Taugenichtse,
alle die scheinen vielen noch außerordentlich brauchbar als Krankenwärter.
So ist denn dieser schöne, edle Beruf in Verruf gekommen. Man suche Kran-
kenwärter und welcher Auswurf der Menschheit sammelt sich da und wie
wenig ehrbare, brave, tüchtige Menschen ...“
(Möller/Hesselbarth 1998, S. 57)

Die Medizin hingegen erlebte weiterhin einen Aufschwung. Weltweit guten Ruf hatte die **Zweite Wiener Medizinische Schule**, aus der berühm-
te Persönlichkeiten der Medizin wie **Theodor Billroth** und **Ignaz Philipp
Semmelweis** hervorgingen. Ausgangspunkt für die Gründung der Zweiten
Wiener Medizinischen Schule war die Idee des Pathologen **Carl Freiherr
von Rokitansky** (1804–1878), der gemeinsam mit dem Internisten **Joseph
Skoda** (1805–1881) in den 1830er-Jahren begann, systematisch Befun-
de ante und post mortem miteinander zu vergleichen. Klinische Symp-
tomatik, Auskultations- und Perkussionsbefunde sowie Sektionsbefunde
wurden einander gegenübergestellt und systematisch erfasst. Temperatur,
Puls und Atmung wurden gemessen, die Daten dokumentiert und analysiert. Im Mittelpunkt der neuen „Theorie der Medizin“ und damit der
Diagnosestellung stand nun nicht mehr die Humoralmedizin, sondern
der klinische Befund im Zusammenhang mit Gewebsveränderungen. Man
kann von Pionierleistungen auf dem Gebiet der Medizin sprechen, auch
wenn nicht alle Erkenntnisse sofort auf Begeisterung stießen. Diese Erfahrung musste **Ignaz Philipp Semmelweis** (1818–1865) machen. Er war der
Meinung, dass obduzierende Ärzte selbst das **Kindbettfieber** übertrugen,
und führte die Händehygiene mit wässriger Chlorkalklösung ein. Dadurch
konnte ein Rückgang der Infektionen erreicht werden. Trotz seiner Erfolge
war man seiner Theorie gegenüber aber skeptisch, und ironischerweise
starb Semmelweis, der Begründer der **Antisepsis**, selbst an einer Pyämie.

Theodor Billroth, auf den in späterer Folge noch einmal eingegangen
wird, zählt ebenfalls zu den bekanntesten Vertretern der Wiener Schule,
wie später auch **Karl Landsteiner** (1868–1943). Dieser entdeckte die **Blut-
gruppen** und den Rhesusfaktor, eine Voraussetzung für das Gelingen von
Bluttransfusionen (vgl. Maisel 2016).

Theodor Billroth
Gründer der ersten
Krankenpflegeschule
auf dem Gebiet des
heutigen Österreich

Zur selben Zeit forschten, insbesondere in Berlin an der Charité, Ärzte,
die damals wie heute Berühmtheiten sind: **Robert Koch** (1843–1910), der
Begründer der Bakteriologie und Mikrobiologie, der 1905 den Nobelpreis
erhielt, und **Emil von Behring** (1854–1917), der ein Heilmittel gegen Diph-
terie entwickelte und dafür ebenfalls mit dem Nobelpreis geehrt wurde. **Rudolf Virchow** (1821–1902), beschrieb erstmals die Zelle als kleinste Einheit
und erkannte, dass Erkrankungen auf dieser Ebene entstehen können. Er
war politisch engagiert und setzte sich dafür ein, die Lebensbedingungen
der Bevölkerung zum Wohle und Schutz der Gesundheit zu verbessern.

Robert-Koch-Institut
Public-Health-Institut
und zentrale Forschungs-
einrichtung in Deutsch-
land

„Jedes grössere Krankenhaus sollte eine Schule zur Ausbildung von Pflegern und Pflegerinnen sowohl in praktischer als in theoretischer Richtung besitzen. Die Unterhaltung solcher Schulen müsste der Stadt, der Provinz oder dem Staat obliegen" (Virchow 1879, S. 55–56, zit. nach Hilmar 2017, S. 112).

Virchow'sche Trias
Beschreibt die ursächlichen Faktoren der Entstehung von Beinvenenthrombosen, die von Virchow erstmals beschrieben wurden.

Virchow beschäftigte sich u. a. auch mit der Frage der **Pflegeausbildung**, er war Gegner der konfessionellen Pflege und Befürworter weltlicher, gut ausgebildeter Pflegepersonen. Er nahm dazu am 6. November 1869 im Rahmen eines Vortrags bei der Berliner Frauen-Vereins-Conferenz Stellung. Er kritisierte dabei die Hierarchie in den Ordenshäusern, dass als „Nebenzweck" der Pflege das Missionieren der Patient*innen verfolgt wurde und regte an, dass Pflegekräfte in Krankenhäusern in Theorie und Praxis ausgebildet werden sollten. Virchow war der Meinung, dass Frauen aus besseren Kreisen für den Beruf rekrutiert werden sollten, er sah die Frau als besonders geeignet für die Pflege an. Als gutes Beispiel nannte er England und die Nightingale-Schulen. Wohl auch deshalb, weil er der Meinung war, dass Pflegekräfte Bildung brauchen, dabei bezog er sich stark auf naturwissenschaftliche Anteile, aber auch Gesundheitserziehung im Rahmen einer „Gesundheits- und Krankenpflege" (vgl. Virchow 1879, zit. nach Hilmar, 2017, S. 103–113).

Die Medizin erlebte also eine Hochblüte, qualifiziertes Krankenpflegepersonal wurde immer wichtiger und Reformen im Pflegebereich dringend nötig. Neben der allgemeinen Gesundheitsfürsorge und damit auch der Erhaltung der Arbeitskräfte mussten die zahlreichen Verwundeten der Kriege adäquat versorgt werden. Die Französische Revolution hatte dazu beigetragen, dass sich die Anzahl der katholischen Pflegegemeinschaften stark reduziert hatte. Um die Lage zu verbessern, hob Napoleon I. das Verbot der weiblichen Ordensgemeinschaften auf. Rasch breitete sich der Gedanke der christlichen Nächstenliebe wieder aus. In der Auswahl der Schwestern wurde man wählerischer, um sich vom Wartpersonal mit seinem schlechten Ruf zu distanzieren und um bekannte Missstände zu vermeiden. Ihre Tätigkeit versahen die Schwestern wie immer in selbstloser Hingabe, angeleitet von erfahrenen Mitschwestern, aber ohne theoretische Ausbildung.

Das protestantische Gegenstück zu den katholischen Gemeinschaften entstand aus dem Gedanken, die Diakonie des frühen Christentums wiederzubeleben und die Frauen der Gemeinde für die Pflege Kranker und Hilfsbedürftiger zu motivieren. So gründete beispielsweise **Amalie Sieveking** den **Verein für Armen- und Krankenpflege** in Hamburg. Amalie Sieveking (1794–1859), Kaufmannstochter aus Hamburg, arbeitete freiwillig in der Armenfürsorge. Nachdem sie sich während einer Choleraepidemie (1831) bewährt hatte, übertrug man ihr die Aufsicht über die Pflegekräfte. Sie motivierte viele Frauen, es ihr gleichzutun. Die Mitglieder des Vereins waren meist unverheiratete und gebildete Frauen, die ehrenamtlich arbeiteten; häufig wurden sie in der Hausfürsorge eingesetzt. Ihr Ziel, die Pflege als Erwerbstätigkeit für die bürgerliche Frau zu etablieren, konnte Sieveking jedoch nie erreichen.

4.1.1 Theodor und Friederike Fliedner – die Diakonissen aus Kaiserswerth

Für Deutschland von besonderer Bedeutung waren der evangelische Pfarrer Theodor Fliedner, seine erste Frau Friederike sowie seine zweite Frau Caroline. Seine Forderung war es, aus der Krankenpflege einen Beruf mit Ausbildung zu machen und das Ansehen der Krankenpflege in der bürgerlichen Gesellschaft zu heben.

Georg Heinrich Theodor Fliedner (1800–1864) bekam 1822 die Pfarre in Kaiserswerth zugesprochen, 1828 heiratete er **Friederike Wilhelmine Münster** (1800–1842). Friederike war später die erste Vorsteherin der Diakonissenanstalt in Kaiserswerth. Nach dem Tod Friederikes übernahm seine zweite Frau Caroline Fliedner (geborene Bertheau, 1811–1892) diese Aufgabe. Eine „Bildungsanstalt für evangelische Pflegerinnen" zu gründen sah Theodor Fliedner den katastrophalen Verhältnissen in den Krankenhäusern geschuldet, wo seiner Meinung nach die Kranken eher sich selbst überlassen waren denn gepflegt wurden. Am 13. Oktober 1836 eröffnete er also die erste dieser Bildungseinrichtungen; bis zu seinem Tod am 4. Oktober 1864 hatte er 83 Stationen im Ausland und 26 eigenständige Häuser aufgebaut.

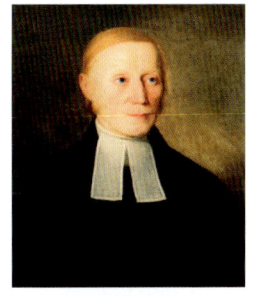

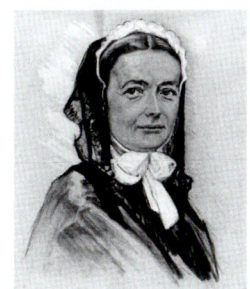

Theodor und Friederike Fliedner

Nachdem der Versuch gescheitert war, das Amt der **Vorsteherin für die Diakonissenanstalt** extern zu besetzen, übernahm Friederike 1837 selbst diese Rolle. Als Vorsteherin war man für die wirtschaftlichen und personellen Belange des Mutterhauses zuständig und war ebenso Erzieherin und Mutter der Zöglinge – das bedeutete auch die aktive Beteiligung an der Krankenpflege und zudem Reisen zu den Anstalten außerhalb von Kaiserswerth. Friederike hatte elf Kinder geboren, acht davon starben im Kindesalter und sie selbst nach der Geburt ihres letzten Kindes. Ab ihrem 37. Lebensjahr war sie Ehefrau, Mutter und stand dem Pfarrhaushalt sowie der Diakonissenanstalt vor. Man kann davon ausgehen, dass dies alles nur unter Aufbringung nahezu übermenschlicher Kräfte möglich war.

Die Diakonissenanstalt in Kaiserswerth

In einem zum Krankenhaus umgebauten Gebäude in Kaiserswerth gründete Theodor Fliedner nun die erste Diakonissenanstalt, eine Ausbildungsstätte für Pflegerinnen. Neu dabei war, dass Fliedner mehrere frühere Ansätze miteinander verknüpfte: erstens das System des Mutterhauses nach dem Vorbild der Barmherzigen Schwestern, zweitens Unterricht, der von Ärzten abgehalten wurde, wie es schon Franz Anton May vorgesehen hatte, drittens den Vereinsgedanken nach dem Vorbild der „Vaterländischen Frauenvereine" (Organisationen der Kriegskrankenpflege) und viertens die Anlehnung an die frühchristliche Diakonie.

Ihre praktische Ausbildung bekamen die Pflegerinnen am Krankenbett unter Anleitung einer erfahrenen Diakonisse; die theoretische Ausbildung beinhaltete Anatomie, Arzneimittelkunde, Grundlagen der Pflege und Hygiene. Fliedner erkannte, wie wichtig eine gute Ausbildung war, war aber gleichzeitig der Meinung, dass ein Zuviel mehr schade als nütze. Er hatte Sorge, dass die Pflegerinnen dann die Autorität des Arztes untergraben könnten. Dies spiegelt sich auch in der Hausordnung wider:

> „§ 18 Die Diakonissen dürfen bei ihrer leiblichen und geistlichen Pflege der Kranken, wo die leibliche Pflege stets die Hauptstelle einnehmen und die letztere derselben untergeordnet bleiben muss, nicht vergessen, dass sie, wie ihr Amtsname sagt, nur Dienerinnen seien, nur Handreichungen tun sollen und haben sich mit aller Vorsicht zu hüten, weder in das Amt des Arztes noch des Seelsorgers überzugreifen." (Möller/Hesselbarth 1998, S. 70)

Diakonissen, vom Mutterhaus ausgesandt, waren in vielen Institutionen tätig. Das Mutterhaus war in allen Belangen für sie zuständig und auch „zweite Heimat", wie Fliedner zu sagen pflegte. Seiner ersten Ehefrau Friederike Fliedner war es, anders als ihrem Mann, ein Anliegen gewesen, auch weltliche Schwestern auszubilden; ihr war bewusst, dass es sehr schwierig war, den Aufgaben der Diakonie, nämlich der Seelsorge und der leiblichen Krankenpflege, zu gleichen Teilen gerecht zu werden. Dafür hatte ihr Mann zwar kein Verständnis, aber er hatte eine Institution geschaffen, in der unverheiratete bürgerliche Frauen Arbeitsmöglichkeit und Versorgung im Alter fanden, und er legte den Grundstein für eine Ausbildung in der Pflege.

Neben den Pflegegemeinschaften, die sich am christlichen Gedankengut orientierten, entstanden in Europa – vornehmlich bedingt durch Kriege und die Engpässe in der Versorgung verwundeter Soldaten – weitere Pflegeorganisationen. Vorbild waren die **Vaterländischen Frauenvereine**. Ins Leben gerufen wurden sie, als 1813 – zur Zeit der Befreiungskriege gegen das napoleonische Frankreich – preußische Prinzessinnen in einer Petition die Frauen Preußens aufriefen, Hilfe zu leisten. Das Echo war enorm, viele Frauen folgten dem Aufruf. In direktem Zusammenhang mit der Kriegskrankenpflege stehen zwei bekannte Persönlichkeiten: Florence Nightingale und Henry Dunant.

Vaterländische Frauenvereine
entstanden während der Befreiungskriege Deutschlands gegen Frankreich; Frauen aller Stände organisierten sich, um verwundete Soldaten zu pflegen.

4.1.2 Florence Nightingale – die Nightingale-Schulen

Florence Nightingale wurde am 12. Mai 1820 als Tochter wohlhabender Eltern in Florenz geboren. Florence war ein lernbegieriges Kind; gemeinsam mit ihrer Schwester wurde sie von ihrem Vater unterrichtet. Wie für junge Frauen ihres Standes üblich, hatte sie gesellschaftliche Pflichten zu erfüllen, bei denen sie viele einflussreiche Persönlichkeiten kennenlernte. Sie war tief religiös und schrieb mit 17 Jahren in ihr Tagebuch: *„Gott hat zu mir gesprochen und mich in seine Dienste berufen"* (Vasold 2003, S. 16).

Nightingales Wunsch, als Krankenpflegerin zu arbeiten, lehnten ihre Eltern schlichtweg ab: Es war für eine junge Dame ihres Standes unschicklich, Krankenschwester zu werden, denn der Beruf genoss wenig Ansehen, das Personal galt als nicht gebildet, grobschlächtig und häufig betrunken (vgl. Vasold 2003, S. 9). Ihr Wunsch war jedoch so groß, dass sie sogar einen Heiratsantrag ablehnte – mit der Begründung, dass ihre Berufung eine Ehe ausschließe. Sie ließ sich nicht von ihrem Weg abbringen und machte sich mit dem Gegenstand vertraut. Sie las viel über Pflege und unternahm Reisen zu evangelischen und katholischen Pflegegemeinschaften, unter anderem auch nach Kaiserswerth. Die Arbeit der Diakonissen unter Theodor Fliedner beeindruckte sie tief. 1853 konnte sie endlich ihre Fähigkeiten unter Beweis stellen: Sie übernahm die Leitung des Institute for the Care of Sick Gentlewomen in Distressed Circumstances in London.

Kurz darauf begann der Krimkrieg; in den Lazaretten der englischen Soldaten herrschten gravierende Missstände.

Nightingale wurde während des Krieges beauftragt, nach Skutari (heute Üsküdar, ein Vorort Istanbuls) zu reisen. Gemeinsam mit 38 Krankenschwestern und voller Enthusiasmus machte sie sich auf den Weg. Am Ziel angekommen, hatte sie mit vielen Problemen zu kämpfen: Organisation, Versorgungslage und Hygiene waren denkbar schlecht, auch die Ärzte des Lazaretts standen ihr zunächst nicht wohlwollend gegenüber. All das hielt sie jedoch nicht davon ab, unermüdlich für eine Verbesserung zu kämpfen. Da sie die Kranken oft auch nachts besuchte, erhielt sie den Beinamen „The Lady with the lamp".

Nach Kriegsende arbeitete Nightingale an ihren Reformideen weiter; sie verfasste Bücher, in denen sie sich mit der Bauweise von Hospitälern, dem Gesundheitswesen und vor allem mit Hygienemaßnahmen befasste. In „Notes on Nursing" („Bemerkungen zur Krankenpflege"), das an alle Frauen Englands, nicht nur an Pflegende gerichtet war, findet man zahlreiche Hinweise darauf:

> *„Aber niemals, niemals sollte das Vorhandensein dieses unabdingbaren Deckels [gemeint ist der Deckel des Nachtgeschirrs; Anm. der Autorin] Euch in der abscheulichen Gewohnheit bestärken, das Bettgeschirr ungeleert in einem Krankenzimmer stehen zu lassen und es nur einmal in 24 Stunden auszuleeren, das heißt, wenn das Bett gemacht wird"* (Nightingale 1895, S. 44).

Notes on Nursing erschien auch in einer vereinfachten Fassung, um damit die Zielgruppe der Arbeiterklasse erreichen zu können. Ihr Wunsch, den Stand der Krankenpflege zu heben, war nicht in Vergessenheit geraten – sie war der Überzeugung, dass theoretisches Wissen und das Erlernen praktischer Fertigkeiten die Voraussetzung für gute Pflege seien. 1860 gründete sie daher die „**Nightingale Training School of Nurses at St. Thomas Hospital**". Die finanziellen Mittel stammten aus einem Fonds, der ihr zu Ehren gegründet worden war. Persönlich wählte sie aus den Bewerberinnen diejenigen aus, die ihr am fähigsten erschienen.

Nightingale-Schulen waren finanziell unabhängig und wurden von einer Oberin geleitet, die für die Krankenpflege und das hauswirtschaftliche Personal verantwortlich war. Aus sittlichen Gründen lebten die Krankenpflegeschülerinnen im Internat unter der Obhut der „Heimschwester". Sie wurden theoretisch und praktisch von erfahrenen Pflegerinnen ausgebildet.

Der Krimkrieg (1853–1856)
war ein vordergründig durch religiöse Motive ausgelöster Konflikt zwischen Russland und einer Allianz Großbritanniens, Frankreichs, der Türkei und Piemont-Sardiniens.

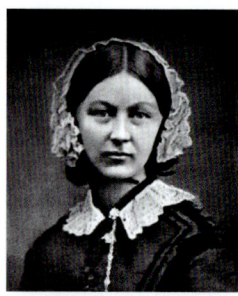

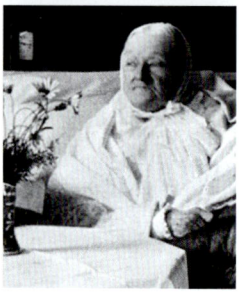

Florence Nightingale

Florence Nightingale Museum
Im St. Thomas Hospital in London ist Florence Nightingale ein Museum gewidmet.

Die ideale Krankenschwester war nach Nightingales Meinung diejenige, die mit dieser Tätigkeit ihrer Berufung folgte, also darin auch eine Liebestätigkeit am Nächsten sah. Sie sollte einen nüchternen, ehrbaren Charakter besitzen und verständig, genau und schnell beobachten können. Nightingale sah in der Krankenpflege eine verantwortungsvolle Aufgabe und erwartete, dass man sie mit totaler Hingabe ausführte.

Vor allem in den Kolonialländern Englands, in Amerika und Skandinavien fand Nightingales Schulmodell Nachahmer. Es hatte großen Einfluss auf die Professionalisierung des Berufes und eröffnete vielen Frauen einen Weg, eine öffentlich anerkannte und qualifizierte Ausbildung zu erhalten. Manche Ansichten Nightingales waren für damalige Verhältnisse revolutionär, erscheinen uns heute aber überholt, andere wieder sind durchaus aktuell.

„Ich benutze das Wort Krankenpflege, weil ich kein besseres kenne. Man hat den Sinn des Begriffs darauf beschränkt, dass er kaum mehr umfasst als das Verabreichen von Arzneien und das Auflegen von Umschlägen. Er sollte jedoch bedeuten: richtiger Gebrauch von frischer Luft, Licht, Wärme, Sauberkeit, Ruhe und die richtige Wahl und Verabreichung der Diät – all dies bei geringstmöglicher Schwächung der Lebenskraft des Patienten." (Nightingale 1895, S. 23)

„So tief verwurzelt und allgemein ist die Überzeugung, dass man durch die Verabreichung von Arznei etwas – oder vielmehr alles – tut; Sorge für Luft, Wärme, Sauberkeit etc. dagegen heißt nichts tun. Die Antwort lautet, dass bei diesen und vielen anderen ähnlichen Krankheiten der genaue Wert besonderer Heilmittel und Behandlungsmethoden keineswegs gesichert ist, während die allgemeine Erfahrung besagt, wie ungeheuer wichtig sorgfältige Krankenpflege ist, um den Ausgang der Krankheit zu bestimmen." (ebd., S. 24) *„Kein Mann jedoch, nicht einmal ein Arzt, gibt je eine Definition von dem, was eine Krankenschwester sein sollte, als die folgenden – ‚hingebungsvoll und gehorsam'. Diese Definition würde ebenso auf einen Pförtner zutreffen. Sie könnte sogar für ein Pferd gelten. Sie würde nicht auf einen Polizisten zutreffen."*

Ein Polizist sollte ihrer Ansicht nach Gefahrensituationen richtig einschätzen und umsichtig handeln können – eine Forderung, die sie auch an Pflegende stellte (ebd., S. 18).

„Wenn eine Krankenschwester es ablehnt, solche Dinge [Ausleeren und Spülen des Bettgeschirres; Anm. der Autorin] für ihren Patienten zu verrichten, ‚weil es nicht ihre Aufgabe ist', so würde ich sagen, dass sie nicht zur Krankenpflege berufen ist. [...] Und ich sage: diejenigen Frauen, die darauf warten, dass das Hausmädchen dieses oder die Putzfrau jenes verrichtet, während ihre Patienten leiden, haben nicht das Zeug zur Krankenschwester." (ebd., S. 44)

Nightingale verlangte allen Pflegenden die Fähigkeit zur Selbstaufopferung ab, besaß aber gleichzeitig eine sehr hohe Meinung von der Tätigkeit an sich. Es war ihr gelungen, aus der Krankenpflege einen Beruf zu machen, den man – genauso wie das für den Mann vorgesehen war – beherrschen musste und nicht instinktiv ausüben konnte.

Florence Nightingale blieb, so lange es ihr möglich war, aktiv, obwohl sie selbst krank wurde und einige Schicksalsschläge hinnehmen musste. Fast blind und geistig verwirrt starb sie am 13. August 1910. Ihr Grab befindet sich auf dem Friedhof St. Margaret's East Wellow in London. In der „New York Times" schrieb man zwei Tage nach ihrem Tod: *„Nur wenige Leben verliefen nutzbringender und anregender als ihres"* (Vasold 2003, S. 256). Jedes Jahr wird am 12. Mai, ihrem Geburtstag, der **Internationale Tag der Krankenpflege** begangen.

12. Mai – International Nurses Day is celebrated around the world every May 12, the anniversary of Florence Nightingale's birth. ICN commemorates this important day each year with the production and distribution of the International Nurses' Day (IND) resources and evidence.

4.1.3 Henry Dunant – das Rote Kreuz und das Mutterhaussystem des Roten Kreuzes

Henry Dunant (1828–1910) wurde am 8. Mai in Genf geboren und war Sohn einer wohlhabenden und sozial engagierten Genfer Familie, außerdem Schriftsteller und Geschäftsmann. Geprägt durch seine Erziehung und seine Religiosität, zeigte er schon früh den Wunsch, sich humanitär zu betätigen.

Auf dem Heimweg von einer Reise kam der damals 31-jährige Henry Dunant am 24. Juni 1859 am Schauplatz der **Schlacht von Solferino** vorbei. Die Truppen Piemont-Sardiniens und Frankreichs hatten gegen die österreichische Armee gekämpft; auf dem Schlachtfeld lagen noch Tausende verwundete Soldaten, doch niemand leistete Hilfe. Dunant war zutiefst erschüttert und organisierte eine Hilfsaktion. Es gelang ihm, die Bevölkerung zu mobilisieren; vor allem Frauen kümmerten sich um die Versorgung der Verwundeten.

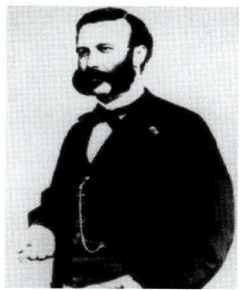

Henry Dunant
Erhielt 1901 den Friedensnobelpreis, in Wien-Floridsdorf ist eine Gasse nach ihm benannt.

Zurück in Genf, schrieb er das Erlebte nieder; sein Werk „Eine Erinnerung an Solferino" entstand. Es enthielt Vorschläge, wie man zukünftig besser handeln könnte – alle Länder sollten neutrale und freiwillige Hilfsorganisationen schaffen, die sich im Bedarfsfall um die Verwundeten kümmern sollten. Er ließ das Buch auf eigene Kosten drucken und verteilte es an führende Politiker und Militärs in ganz Europa. Das Interesse und die Sympathien waren groß. Der Jurist **Gustave Moynier** stellte das Buch der Genfer Gemeinnützigen Gesellschaft vor. Dies war der Ausgangspunkt für die Gründung des Internationalen Komitees der Hilfsgesellschaften für die Verwundetenpflege, seit 1876 unter dem Namen **Internationales Komitee vom Roten Kreuz (IKRK)** bekannt. In der Ersten Genfer Konvention (1864) unterzeichneten zwölf Staaten eine Vereinbarung, in der den Lazaretten sowie militärischem und zivilem Hilfspersonal Neutralität zugesichert wurde. Als Symbol wurde das rote Kreuz auf weißem Grund gewählt.

„tutti fratelli" (ital.: „alles Brüder") galt als Losung der Helfer, da sie keinen Unterschied bezüglich der Nationalität der Verwundeten machten.

Dunants Leben verlief nicht ohne Schwierigkeiten. Im Jahr 1867 musste er Bankrott anmelden – nicht ohne selbst dafür Verantwortung zu tragen. Er hatte seine Geschäfte zugunsten seiner humanitären Ideen vernachlässigt. Die nächsten Jahre lebte er in ärmlichen Verhältnissen, u. a. in Frankreich, Deutschland und Griechenland. Obwohl ihm zunehmende Menschenscheu nachgesagt wurde, vergaß er dabei nicht auf seine humanitären Projekte. 1887 ließ er sich in einer kleinen Ortschaft in der Schweiz nieder, wo er

Österreich trat dieser Konvention erst nach der Schlacht von Königgrätz (1866) bei. 1867 fand während der Pariser Weltausstellung die „Erste Internationale Konferenz vom Roten Kreuz" statt.

bis zu seinem Tod lebte. Ein Lichtblick für ihn war der Friedensnobelpreis, den er 1901 gemeinsam mit dem französischen Pazifisten Frédéric Passy erhielt; 1903 folgte die Ehrendoktorwürde der Universität Heidelberg. Das Wichtigste für ihn war aber nicht das Preisgeld, sondern die Glückwünsche und Ehrenbekundigungen. Er starb am 30. Oktober 1910; sein Lebenswerk hat allerdings bis heute Bestand. An seinem Geburtstag, dem 8. Mai, wird in der Rotkreuz- bzw. Rothalbmondbewegung der **„Rotkreuztag"** gefeiert.

Die Rotkreuzgesellschaften verbreiteten sich rasch und bekamen auch Bedeutung für die Krankenpflege in Friedenszeiten, da sich viele Frauenvereine der Bewegung anschlossen. Rund um den Globus entstanden **Rotkreuzschwesternschaften**, aber nur in Deutschland orientierten sie sich am Mutterhaussystem.

Auf **Luise von Baden, Prinzessin von Preußen**, geht die **Schwesternschaft des DRK** (Deutsches Rotes Kreuz) zurück; diese wurde anlässlich des Krieges zwischen Österreich und Frankreich ins Leben gerufen. 1861 lebten elf Pflegerinnen im ersten Rotkreuz-Mutterhaus in Karlsruhe zusammen unter einem Dach (vgl. Rüller 1999, S. 14). Demnach war das Mutterhaus ein „Zusammenschluß der Schwestern zur Pflege der inneren und äußeren Zusammengehörigkeit und ihrer Berufsausbildung im caritativen Sinne auf religiöser Grundlage" (Goebel, zit. nach Wolff 2002, S. 25). Das Mutterhaussystem war also eine besondere Lebens- und Arbeitsform, die einerseits die Gemeinschaft und die gegenseitige Fürsorge bediente, andererseits auch eine Dienstleistungsorganisation darstellte, die auf wirtschaftlichen Prinzipien beruhte und sich daher beispielsweise die ständige Anwesenheit der Schwestern zunutze machen konnte.

Gleichberechtigung
Mitte des 19. Jahrhunderts finden sich die Anfänge der modernen Frauenrechtsbewegung. Man kämpfte für politische und bürgerliche Rechte wie das Wahlrecht für Frauen, das Recht auf Bildung und auf Erwerbstätigkeit.

Im Gegensatz zur religiösen Motivation der kirchlichen Pflegegemeinschaften waren Idealismus und Nationalpatriotismus vorrangige Triebfedern der Kriegskrankenpflege – aber auch der Wunsch und die Forderung der Frauen nach Gleichberechtigung. Die Arbeit Agnes Karlls kann in diesem Zusammenhang gesehen werden.

4.1.4 Agnes Karll – die freiberuflichen Pflegenden und die BO

Nur einen geringen Teil der Pflegekräfte konnte man damals als erwerbstätig einstufen, der Großteil arbeitete um Gottes Lohn oder ehrenamtlich. Die freiberuflichen Pflegenden, die ohne Bindung an ein Mutterhaus arbeiteten, standen erst in ihren Anfängen. Diese sogenannten freien oder auch wilden Schwestern hatten einen äußerst zweifelhaften Ruf. Man unterstellte den Frauen sogar, ihren Beruf nur „zum Vergnügen" auszuüben und unter dem

„Deckmantel der Barmherzigkeit zu verrichten, obwohl es sich in Wahrheit um unsittliche Dienste handle. Den weltlichen Schwestern sei der ganze männliche Körper schrankenlos freigegeben, von dieser Lizenz machen sie den ausgiebigsten Gebrauch. Man ging sogar so weit zu behaupten, dies fällt sofort auf, da diese Schwestern einen eigenartig lüsternen und oft verlebten Gesichtsausdruck hätten und eine gewisse Koketterie im Benehmen" (Möller/Hesselbarth 1998, S. 96).

Die Arbeitsbedingungen dieser Schwestern waren katastrophal mit Arbeitszeiten von bis zu 36 Stunden, gefolgt von zwölf Stunden Ruhe (vgl. Seidl, 1991, S. 98). Die Bezahlung entsprach keineswegs der Arbeitsleistung. „Die Schwestern müssen aufopferungsfähig sein, stark, kräftig und robust, sie sollen über die nötigen Geistesgaben verfügen und das ohne gebührende gesellschaftliche Stellung und angemessenes Gehalt" (Möller/ Hesselbarth, 1994, S. 104).

Agnes Karll (1868–1927), die ihre Ausbildung in einem Rot-Kreuz-Mutterhaus absolvierte, setzte sich für die freien Schwestern ein. Sie wurde am 5. März 1868 in Embsen, Deutschland, geboren, kam 1882 nach Schwerin und sollte auf den Lehrerinnenberuf vorbereitet werden. Rasch erkannte sie, dass sie sich eher zur Krankenpflege berufen fühlte, und so trat sie 1887 ins Clementinenhaus, ein Mutterhaus des Roten Kreuzes in Hannover, ein. Zu dieser Zeit lernte sie auch Helene Lange kennen, eine aktive Frauenrechtlerin, und machte Bekanntschaft mit der Frauenbewegung. Die Ausbildung war verbunden mit einer beruflichen Tätigkeit in der Göttinger Universitätsklinik. Dort erlebte Agnes Karll auch Ungerechtigkeiten und war mit den herrschenden Bedingungen nicht immer einverstanden:

> *„Ich hätte manchmal gute Lust zum Durchbrennen gehabt. Nicht der Arbeit wegen, sondern wegen der Jähzornigkeit der Oberin, deren Ungerechtigkeiten und Sinnlosigkeiten ich schwer ertrug, bis der alte Medizinalrat mir offen sagte, sie sei nicht als zurechnungsfähig zu betrachten. Man hätte ihrem Willen, gerade das jüngste Pröbchen zur Pflege haben zu wollen, wenn die noch die ganze Station versehen mußte, damals allerdings nicht nachgeben dürfen. Aber so ist das Leben nun mal." (Sticker, 1977, S. 36, zit. nach Rüller 1999, S. 15)*

Agnes wollte aber allen Widrigkeiten zum Trotz durchhalten und erinnerte sich im Oktober 1887 auch positiv an ihre Ausbildungszeit im Clementinenhaus:

> *„Der Name Clementinenhaus ist von Clementia – Barmherzigkeit abgeleitet. Ich habe mit einer älteren Schwester, Hanna Köppen [...] die Frauenstation 3. Klasse zu besorgen. Schwester Hanna ist außerordentlich lieb und gut, daß ich mich glücklich schätzen kann bei ihr lernen zu dürfen. Unser Reich besteht aus zwei Zimmern, einem Isolierzimmer für Schwerkranke, Teeküche, Badezimmer und dem Zimmer der Stationsschwester. Es enthält vierzehn Betten. Unsere Tätigkeit besteht darin, außer der Pflege unserer Kranken dies Ganze blitzblank zu halten, da immer neuer Staub kommt. Da alles natürlich aufs präziseste ausgeführt werden muß, ist dies eine tüchtige Arbeit. Aber Schwester Hanna und ich sind seelenvergnügt, daß wir hier so abgeschlossen hausen können. Uns verlangt gar nicht nach der Außenwelt, und ich bedaure durchaus nicht, daß uns Probeschwestern das Ausgehen nur in seltenen Fällen erlaubt wird. Wir haben auf unserer Station außer acht leichteren Kranken eine Typhuskranke und sind Tag und Nacht im buchstäblichen Sinn in Anspruch genommen, sind aber sehr glücklich dabei" (Rüller, 1999, S. 14).*

Frauenrechtsbewegung
Mitte des 19. Jhdts. kämpften Frauen für politische und bürgerliche Rechte, wie das Wahlrecht für Frauen oder das Recht auf Bildung und Erwerbstätigkeit. 1893 gewährte übrigens Neuseeland als erstes Land der Welt Frauen das Wahlrecht.

Letztlich trat sie aber doch aus, setzte ihre Arbeit in Lübeck fort und blieb noch zwei Jahre – bis November 1891 – Mutterhausschwester, bevor sie dann endgültig zur **„wilden Schwester"** wurde.

Während ihrer freiberuflichen Pflege lernte Agnes Karll immer mehr Leute kennen, die sich für die Pflege als anerkannten Beruf einsetzten – auch ohne Beitritt in ein Mutterhaus. Im Gegensatz zu den Mutterhausschwestern waren die freien Pflegerinnen im Krankheitsfall auch nicht abgesichert. In Deutschland wurde Agnes Karll daher Vorkämpferin für die freien Schwestern. Während ihrer Tätigkeit als freie Schwester in Berlin begleitete sie eine Patientin nach Amerika und lernte auf diese Weise eine andere Welt und auch Freiheiten kennen, die ihr bis dahin unbekannt gewesen waren. Ihr Wunsch, die Krankenpflege zu reformieren, wuchs ständig, und so gründete sie – nach Überwindung zahlloser bürokratischer Hindernisse – am 11. Januar 1903 die **Berufsorganisation der Krankenpflegerinnen Deutschlands (BO)**. Im Rahmen der Gründungsversammlung sprach sich Agnes Karll für die Berufsbezeichnung Schwester aus. Sie sah darin die „schwesterliche Zugehörigkeit zueinander"; nur so könne das Ziel erfüllt werden, Fachverband und Schwesternschaft im christlichen Sinne zu sein (vgl. Dorschner 1999, S. 14). Eine Mitstreiterin Karlls, Maria Cauer, wollte hingegen für die Pflegenden den Beamtenstatus, ähnlich wie Lehrerinnen ihn hatten, und die Anrede „Frau". In den Nightingale-Schulen wurden die Pflegenden mit „Miss" angesprochen.

Die BO wurde während der Gewaltherrschaft des Dritten Reiches aufgelöst; nach dem Zweiten Weltkrieg entstand sie neu als Agnes-Karll-Verband. 1973 entstand daraus der **DBfK** (Deutscher Berufsverband für Pflegeberufe).

Wesentliche Ziele des Berufsverbandes waren eine staatlich geregelte Ausbildung, die mit einer Prüfung abschloss und dazu berechtigte, ein staatlich geschütztes Abzeichen zu tragen, die soziale Absicherung der Pflegekräfte bei Krankheit und Alter sowie geregelte Arbeitszeiten. Von den Diakonissen und den Rotkreuzschwestern erhielt Agnes Karll nur wenig Unterstützung.

Im Juli 1904 erreichte Karlls Arbeit einen Höhepunkt, als sich die von ihr gegründete Organisation mit Berufsvereinigungen aus England, Irland und den USA zum Weltbund der Krankenpflege, dem **International Council of Nursing (ICN)**, zusammenschloss, dessen Präsidentin sie bis 1912 war. Der Ausbruch des Ersten Weltkrieges verhinderte Karlls Vorhaben, eine zweijährige Ausbildung an einer Fachhochschule zu gründen. In den Aufbaujahren nach dem Krieg erkrankte sie an Krebs und starb am 12. Februar 1927. Karll selbst schreibt, kurz vor ihrem Tod: *„Wir alle müssen jetzt weit zurück bleiben hinter dem, was wir einst gehofft, und dankbar sein für das, was wir schaffen durften. Ich glaube nicht, dass Arbeit, die in dem Sinn geleistet wird, wie wir es tun, im Sand verrinnen kann, wenn es im Augenblick auch so scheinen mag. Die Saat wird noch einmal aufgehen, vielleicht lange hinter uns"* (Karll, zit. nach Lücke 2017, S. 19).

Von manchen wurde sie als deutsche Florence Nightingale bezeichnet; auch heute gibt es noch vieles, das an sie erinnert: So verleiht der Deutsche

Berufsverband für Pflegeberufe die **Agnes-Karll-Medaille** an Pflegende, die einen nationalen und internationalen Beitrag zur Weiterentwicklung der Pflege geleistet haben.

In einer kritischen Stellungnahme fasst Magdalena Rübenstahl das Lebenswerk von Agnes Karll zusammen:

> *„Mit der Gründung der B. O. K. D. schlossen sich erstmals Pflegerinnen zu einem Fachverband zusammen, die ohne Bindung an das Mutterhaus Krankenpflege als Erwerbsberuf ausübten. Für seine Mitglieder konnte der Verband wesentliche Verbesserungen erreichen. Er trug außerdem dazu bei, die öffentliche Aufmerksamkeit auf die Verhältnisse in der Krankenpflege zu richten, und förderte ihre Wahrnehmung als qualifizierte Tätigkeit. [...] Den Reformerinnen fehlte allerdings ein klares Berufsverständnis. Weder lösten sie Krankenpflege aus ihrem religiös-karitativen Zusammenhang, noch tasteten sie das Hierarchieverhältnis zwischen Medizin und Krankenpflege an [...]. Für den Beruf Krankenpflege bedeutete darüber hinaus seine Deklaration als dezidiert weibliche Tätigkeit, dass seine konstituierenden Strukturen nicht aufgehoben, sondern im Gegenteil neu zementiert wurden."* (Rübenstahl 1994, S. 125)

4.2 Das Berufsbild zu Beginn des 20. Jahrhunderts

Wie sehr das Berufsbild weiterhin von den alten **Traditionen** bestimmt war, zeigt ein Auszug aus einem Lehrbuch der Jahrhundertwende von Julius Fessler (München, 1902; zit. nach Panke-Kochinke 2001, S. 119 f.). Zunächst werden die erforderlichen Eigenschaften der Pflegenden aufgezählt: pflichttreu, ehrenhaft, wahrheitsliebend, ehrlich, verschwiegen, geduldig, aufopfernd, unverdrossen, gehorsam, pünktlich, reinlich, fleißig, ordentlich, mäßig, sittlich, gleichmütig, nicht zu lustig, nicht zu ernst, von rascher Auffassungsgabe, gesund, besonnen, von angenehmem Äußeren. Dann merkt Fessler an, dass die Schwester einfache, dauerhafte Kleidung tragen solle und dass es nicht immer gut sei, wenn sie zu gescheit und zu belesen ist.

Weiterhin ist der Gehorsam gegenüber der Autorität des Arztes Teil der Ausbildung („pflichttreu") und auch hauswirtschaftliche Tätigkeiten werden erwartet („reinlich", „ordentlich"). Dazu Martin Mendelsohn (1901/02):

> *„Die Ausbildung [...] ist sehr wichtig; das Recht zur Ausübung des Berufes steht in engem Zusammenhang mit ihr. Die Grundlage einer guten Ausbildung ist die genügende Dauer; in der jetzt üblichen Frist von einem halben oder ganzen Jahre lassen sich zwar die notwendigen praktischen Griffe erlernen, auch ein leidlich genügendes Maß theoretischer Kenntnisse erwerben, aber eine Erziehung, die den ganzen Menschen anfaßt und durchbildet, ist in dieser kurzen Zeit unmöglich. [...] Eine Ausbildungszeit von mindestens drei Jahren sollte zur Regel werden. Diese drei Jahre sind in einem Hospital zuzubringen, die ersten Monate davon womöglich mit Küchen- und Hausarbeit."* (zit. nach Panke-Kochinke 2001, S. 137)

Viele Mediziner vertraten die Meinung, die gesellschaftliche Gleichstellung der Frau widerspreche ihrer natürlichen Rolle; Frauen sollten sich dieser Rolle entsprechend verhalten, sowohl im häuslichen Bereich als auch im Berufsfeld. In der Krankenschwester sahen sie die **Gehilfin des Arztes**, die ihnen zu Gehorsam verpflichtet war – eine Ansicht, die auch von manchen Pflegenden geteilt wurde:

> *„Wir Krankenschwestern sind nur Dienerinnen der Ärzte und werden nie etwas anderes sein, und wir sollten gute Dienerinnen sein, glücklich in unserer Abhängigkeit, die mit dazu beiträgt, große Taten zu vollbringen.“ (Hospital, 7.4.1906; zit. nach Müller/Hesselbarth 1998, S. 68)*

Es ging also einerseits um eine gute Qualifikation, die aber auch hauswirtschaftliche Tätigkeiten inkludierte – ein Umstand, der sich sehr lange gehalten hat. Im Rahmen der Pflegeausbildung in Österreich war bis 1997 ein hauswirtschaftliches Praktikum vorgesehen. Andererseits ging es auch um die Erziehung zur Pflegerin – und hier im Besonderen um Gehorsam gegenüber Autoritäten – und um Pflichttreue; dies sollte während der Zeit des Nationalsozialismus noch eine zusätzliche Bedeutung erfahren.

Neben den persönlichen Eigenschaften, der Erziehung zu Gehorsam und der Bedeutung der Hauswirtschaft beschreibt Fessler (zit. nach Panke-Kochinke 2001, S. 120 f.) Aufgaben, die wir heute als unmittelbare Pflegeleistung definieren würden:

> *„Gesicht, Mund, Hände und Haare sind täglich zu reinigen. Das Beste ist ein kurzes, warmes Vollbad. Wo aber dieses nicht anzuwenden ist, muss auf eine fleißige Körperwaschung Gewicht gelegt werden. In der Woche mehrmals muss der ganze Körper, unter Vermeidung von Abkühlung, ein Teil nach dem anderen, mit warmem Seifenwasser abgerieben und mit erwärmten Tüchern getrocknet werden. Die Reinigung des Mundes geschehe nach jeder Mahlzeit mit Zahnbürste, Zahntinktur und Gurgelwasser. Kann der Kranke es selber nicht besorgen, mittelst eines um den Finger gewickelten, in das Mundwasser getauchten Gazeläppchens.“*

Weiters finden sich in Fesslers Text Maßnahmen der Dekubitusprophylaxe, Angaben zur Krankenbeobachtung und zum Verhalten gegenüber dem Arzt:

> *„Die Anordnungen des Arztes sollen pünktlich und willig vom Pflegepersonal ausgeführt werden, die Wirkung des dargereichten Mittels soll genau beobachtet werden. Wird die Wahrnehmung gemacht, dass der Kranke das Mittel nicht verträgt, so ist dies dem Arzt sofort zu melden. Eigenmächtig oder mit Gewalt darf das Pflegepersonal hierbei nicht vorgehen. [...] Durch solche Handlungen würde die Autorität des Arztes, auf welche sich das Pflegepersonal allein stützen kann, und das Vertrauen des Kranken zum Arzt und zum Pflegepersonal selbst untergraben werden.“ (zit. nach Panke-Kochinke 2001, S. 120 ff.)*

Ein Zeitgenosse Fesslers, der Arzt Richard Flachs, sorgte sich um die soziale Stellung der Krankenpflegerin; er hielt es für die Pflicht der Ärzte, sich um eine Verbesserung der Arbeitssituation von Pflegenden zu bemühen, weil das Ansehen des Arztes von der Pflege abhänge. Er forderte dazu den Schutz der Berufsbezeichnung „Schwester", eine Arbeitszeit- und Ruhestandsregelung sowie ein Komitee, in dem Ärzte und Pflegekräfte gemeinsam an Lösungen arbeiten sollten (zit. nach Panke-Kochinke 2001, S. 119).

Es zeigte sich aber auch, dass die Aufgaben sich mehr und mehr auf den Hilfsbedürftigen selbst richteten; bis er in das Zentrum des Pflegedenkens rücken sollte, sollte es aber noch eine Weile dauern.

4.3 Einblick in zwei Lehrbücher um 1900: „Handbuch der Krankenversorgung und Krankenpflege", herausgegeben von Georg Liebe, Paul Jacobsohn und George Meyer (1902), und „Krankenpflege im Hause und im Hospitale" von Theodor Billroth (1881)

Zu Beginn des 20. Jhdts. wurden viele Lehrbücher für die Krankenpflege verfasst und es entstand ein Markt für diverse Hilfsmittel, wie Lagerungsbehelfe oder Tragehilfen. Dieses Kapitel soll einen kleinen Einblick in zwei Lehrbücher der damaligen Zeit vermitteln.

Dr. Paul Jacobsohn (1902, S. 2 f.) hält eingangs fest, dass „das kräftige Emporblühen der Krankenpflege" durch die Entwicklung der wissenschaftlichen Medizin bedingt ist und es demzufolge das Verdienst der Medizin ist, welche „das Fundament zu dem stolzen Bau der modernen Krankenfürsorge" gelegt hat. Es sind zwei Aspekte, die hier zu nennen sind: die Bakteriologie und die Antisepsis und die Erkenntnis, dass Medikamente allein Kranke nicht heilen, sondern Diätetik und Krankenpflege dazu nötig sind. Jacobsohn war Lehrer an der Pflegerinnenschule des jüdischen Krankenhauses in Berlin, er beschäftigte sich u. a. mit der Ausstattung von Krankenhäusern, Hilfsmitteln für die Pflege, Anforderungen an die Pflegenden, Rechtsgrundlagen usw.

In seinem Lehrbuch rät Jacobsohn, nicht mehr als zehn Kranke pro Saal aufzunehmen, um Ansteckungen und gegenseitige Störungen zu verhindern. Weitere Empfehlungen sind das Einleiten elektrischen Lichts und die Installation von Waschbecken mit Warm- und Kaltwasser in ausreichender Zahl sowie Heizvorrichtungen. Er war überzeugt davon, dass die Gestaltung der Umgebung für die Genesung wichtig ist und schlug daher vor, Blumen und Pflanzen einzusetzen und Krankenbesuche zuzulassen. Bei Bettlägerigkeit seien „klappbare Keilrahmen" einzusetzen, die eine Sitzposition im Bett ermöglichen, und um „Gewebsnecrosen" zu verhindern, eigneten sich „ringförmig gestaltete Luftkissen" aus Gummi, die prophylaktisch angewandt werden sollten. Die tägliche Krankentoilette erfordere höchste Sorgfalt, insbesondere an Körperstellen, die schwer zugänglich sind. So konnte für die Reinigung der Zehenzwischenräume ein kleiner Apparat verwendet werden, bei dem an einem Handgriff ein Stück Frotteestoff eingespannt war. Für die Ohren gab es einen Ohrschwammhalter und zur Reinigung der Mundhöhle, insbesondere bei Schwerkranken, sollten die Kranken mehrmals täglich mit lauwarmem Wasser unter Zusatz von Pfefferminze, Anis, Eau de Cologne o. Ä. gurgeln. Ein künstliches Gebiss sollte nur während der Mahlzeiten getragen und die Mundhöhle mehrfach inspiziert werden. Bei Zahnfleischbluten wurde gepulverte Borsäure zwischen Lippe und Zahnfleischrand gerieben. Bei trockener Mundschleimhaut sollte der Mund alle 2 bis 3 Stunden mit einem feuchten Lappen *energisch ausgewischt"* und dabei besonderer Druck auf den Zugengrund ausgeübt werden, um einen Würgereiz zu erzeugen, der die Speichelproduktion anregt.

Während sich Jacobsohn sehr auf anzuwendende Hilfsmittel konzentrierte und sein Buch allgemein gehalten ist, nahm Billroth ganz konkret auch auf Symptome und Krankheiten Bezug. Er schrieb über die Pflege von Geistes- und Nervenkranken, die Pflege des Fiebernden usw.; Kapitel III gibt Auskunft über die „Ausführung der ärztlichen Verordnungen" und Kapitel IV über die „Vorbereitungen zu Operationen und Verbänden". Da die Verordnung von Arzneien keine ärztliche Willkür darstelle, ist seiner Ansicht nach bei der Verabreichung besondere Sorgfalt nötig. Insbesondere bei Tropfen brauche es zudem eine sichere Hand. Tropfen wurden auf ein Stück Zucker oder in ein Glas Wasser geträufelt. Die Pflegekraft musste dabei darauf achten, die Tropfen „gleich groß und in vorgegebener Zahl" vorzubereiten. Tropfen wurden mit dem **Tropfenzähler**, einer zugespitzten Glasröhre, über deren obere Öffnung Kautschuk gespannt war, vorbereitet. Je nachdem, wie viel Druck ausgeübt wurde, wurden die Tropfen größer oder kleiner, das erklärt, warum hier äußerste Sorgfalt eingefordert wurde.

Nur an besonders begabte, zuverlässige und erfahrene Pflegerinnen konnten die Aufgaben, bei Operationen zu assistieren und Verbände anzulegen, übertragen werden, es war eine **„besondere Auszeichnung durch den Arzt"**, so beginnt Kapitel IV. Billroth beschreibt darin die präoperative Vorbereitung des kranken Menschen, der am Vortag ein Reinigungsbad nehmen sollte, einzuhaltende Nüchternzeiten (zwei Stunden!) und die Rasur des OP-Gebietes. Händehygiene und Schutzkleidung werden ebenso thematisiert wie jene Sorgfalt, die an den Tag zu legen war, wenn es um verwendete Materialien ging. Naturschwämme, die bei Operationen verwendet wurden, mussten mühsam aufbereitet werden. Zunächst mussten sie von Steinen und Sand befreit werden, dazu wurden sie mehrere Stunden immer wieder ausgewaschen, dann wurden sie in eine Desinfektionslösung eingelegt und danach gewässert. Diese Prozedur musste mehrmals durchgeführt werden, bevor die Schwämme für 14 Tage in Carbolsäure eingelegt wurden, um anschließend „chirurgisch-rein" und einsetzbar zu sein.

In der abschließenden Aussage (vgl. Abbildung) wird deutlich, wie wichtig es für die aufstrebende Medizin war, gut ausgebildete und zuverlässige Pflegekräfte an ihrer Seite zu haben. Und dazu waren, entsprechend dem damaligen Gesellschaftsbild, insbesondere die Frauen geeignet.

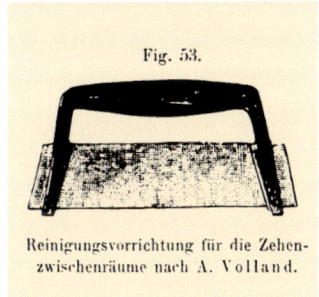

Fig. 53.

Reinigungsvorrichtung für die Zehenzwischenräume nach A. Volland.

Es ist ein Zeichen des höchsten Vertrauens, wenn der Operateur einer Pflegerin die Desinfection und Reinhaltung der Schwämme und der Seide anvertraut. Nicht nur die rasche Heilung ohne Eiterung, sondern nicht selten das Leben des Operirten hängt davon ab; das größte operative Geschick und die größte Sorgfalt bei der Nachbehandlung ist vergeblich, wenn bei der Operation durch Schwämme, Instrumente, Seide und unreine Finger schädliche Stoffe in die Wunde übertragen wurden.

Abbildung 1
**Zehenreiniger aus
dem Lehrbuch von
Paul Jacobsohn**

Abbildung 2
**Auszug aus Theodor
Billroths Lehrbuch**

4.4 Die Verweiblichung der Pflege

Zu allen Zeiten waren Männer an der Pflege beteiligt; das war schon allein deshalb notwendig, weil v. a. in der konfessionellen Pflege Männer von Männern und Frauen von Frauen gepflegt wurden. Erst im 19. Jahrhundert überstieg die Zahl der Frauen die der Männer. Nun gab es Bestrebungen, die Krankenpflege als rein weibliche Tätigkeit zu definieren und Frauen auch für die Pflege von Männern zuzulassen. Die Mediziner mit ihrer naturwissenschaftlichen Ausbildung gewannen an Einfluss – um aber den Ansprüchen gerecht zu werden, brauchten sie die Hilfe der Krankenpflege als „Ergänzung zur Medizin": einerseits, um Hilfsdienste für den Arzt zu erbringen, aber auch, um Mitmenschlichkeit, Wärme und persönliche Anteilnahme zu garantieren (vgl. Bischoff 1994, S. 97), die im wissenschaftlichen Menschenbild keinen Platz hatten. Dafür eignete sich in geradezu perfekter Weise die bürgerliche Frau.

Mit der **Industrialisierung** wurde die proletarische Frau als Arbeitskraft in der Industrie eingesetzt. Im patriarchalischen System des Bürgertums entstand als Pendant zur männlichen Berufsarbeit die unbezahlte weibliche Hausarbeit. Hausarbeit wurde als bestmögliche Tätigkeit für die Frau idealisiert, die „durch Liebe allein" entlohnt werde und in der die Frau ihrem Wesen und ihrer Natur entsprechend wirken könne (vgl. Bischoff, 1994, S. 54 ff.). Man sprach ihr intellektuelle Fähigkeiten ab und hob dafür ihre Emotionalität hervor. Mangelnde intellektuelle Fähigkeiten konnten zudem „wissenschaftlich belegt" werden.

Die angeblich mangelnde Intelligenz war aber – neben dem „typisch weiblichen" Einfühlungsvermögen – die ideale Voraussetzung für die Krankenpflege: Die bürgerliche Frau war es aufgrund ihrer Erziehung gewohnt, sich Männern unterzuordnen; ihr Pflichtgefühl verlangte es, alle aufgetragenen Arbeiten – wenn nötig bis zur Erschöpfung – auszuführen, und sie war in der Lage, die sozialen Bedürfnisse ihrer Patient*innen zu befriedigen – und das alles für einen geringen Lohn. Die folgenden Zitate geben einen kleinen Einblick in das Berufsbild zu Beginn des 20. Jahrhunderts:

„Vom physiologischen Schwachsinn der Frau"
Der Arzt und Wissenschafter Dr. Paul Julius Möbius (1853–1907) untermauerte seine These unter anderem mit dem geringeren Schädelumfang und Studien. Aus heutiger Sicht verwendete er dazu äußerst fragwürdige Methoden: So verglich er eine Gruppe männlicher Gymnasiasten mit einer Gruppe Mädchen, die wesentlich weniger Schulbildung hatten, anhand von Rechenaufgaben und Fragen zur Allgemeinbildung.

„Soll man aber eine Eigenschaft hervorheben, die vor allen anderen unentbehrlich ist zur Krankenpflege, so ist das zweifellos die Selbstlosigkeit und Selbstverleugnung [...]." (Schneider 1902; zit. nach Bischoff, 1994, S. 84)

Nächstenliebe
Man beachte, dass hier die Nächstenliebe eingefordert wird, damit der Arzt ein „wahrer Arzt" sein kann!

„Die wesentlichste Bedeutung der Krankenpflege liegt meines Erachtens darin, dass sie der Medizin den Charakter der hingebenden, helfenden Nächstenliebe sichert, ohne welchen der gelehrteste Arzt kein wahrer Arzt sein kann." (v. Leyden, 1902/03; zit. nach Bischoff 1994, S. 97)

Demzufolge gelang es einem Arzt nur dann, ein „wahrer Arzt" zu sein, wenn er in der Pflege seine Entsprechung durch die liebende Schwester erhielt. Durch die Entwicklung der Krankenhäuser und der Medizin entstand also ein Bedarf an Personal, das einerseits qualifiziert genug war, vorhandene Defizite zu kompensieren, und andererseits zu gehorsamer Unterordnung fähig war. Durch die Verbindung der Krankenpflege mit der Weiblichkeitsideologie und dem Rollenbild der bürgerlichen Frau gelang es, brachliegende Arbeitskraft gezielt zu nutzen – mit dem positiven Nebeneffekt, dass diese Pflege als „hausarbeitsnah" galt und schlecht bezahlt war: „Die erhebliche Minderausgabe der letzten beiden Jahre ist zurückzuführen auf den Ersatz von Oberwärtern und Wärtern bzw. Wärterinnen durch geringer besoldete Oberschwestern, Schwestern und Probeschwestern." (Bezirksamt Tiergarten, um 1905; zit. nach Bischoff 1994, S. 121)

Im 19. Jahrhundert wurde das **Lohnwärtertum** zunehmend abgelöst durch die katholischen Ordensgemeinschaften, die evangelischen Diakonissen, die weltlichen **Mutterhausverbände** und die **freien Schwesternschaften**. Die Ausbildung innerhalb der Verbände war immer noch – sowohl von der Dauer als auch von den Inhalten her gesehen – sehr unterschiedlich. Auch von einem gemeinsamen Berufsverständnis war man noch weit entfernt, es gab sehr große regionale Unterschiede. In England lief die Entwicklung, geprägt durch Florence Nightingale, anders als in Deutschland oder Österreich. Allen Ländern gemeinsam ist, dass dies ein Jahrhundert war, in dem die Professionalisierung des Pflegeberufes und eine Ausbildung immer mehr in den Fokus rückten, wenn Krankenhäuser ihren Auftrag erfüllen sollten.

Vertiefung des Lernstoffes

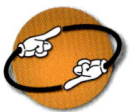

Zusammenfassung

- ▶ Amalie Sieveking
- ▶ Theodor und Friederike Fliedner
- ▶ Diakonissen
- ▶ Vaterländische Frauenvereine
- ▶ Kriegskrankenpflege
- ▶ Florence Nightingale
- ▶ Henry Dunant
- ▶ Schlacht von Solferino
- ▶ Rotes Kreuz
- ▶ Agnes Karll
- ▶ Berufsorganisation der Krankenpflegerinnen Deutschlands (BO)
- ▶ International Council of Nursing (ICN)
- ▶ Wiener Medizinische Schule

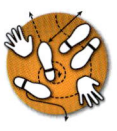

Zum Üben

1. Wer war Theodor Fliedner, welche Idee zur Reformierung der Krankenpflege hatte er?
2. Welche Meinung vertrat Fliedner in Bezug auf die Ausbildung seiner Diakonissen?
3. Welche Aufgaben hatten die Diakonissen?
4. Wer war Florence Nightingale und welche besonderen Leistungen verbindet man mit ihrer Person?
5. Wie sah Florence Nightingale die Krankenpflege und wer war ihrer Ansicht nach eine ideale Krankenschwester?
6. Wie heißt der Gründer des Roten Kreuzes und wodurch wurde er zur Gründung veranlasst?
7. Was versteht man unter „freiberuflich Pflegenden", wie wurden sie in der Gesellschaft gesehen?
8. Wer war Deutschlands Vorkämpferin für die freien Schwestern, was sind ihre bedeutendsten Errungenschaften?
9. Welche Eigenschaften erwartete der Arzt Julius Fessler von Pflegenden?
10. Welche Gemeinsamkeiten bzw. Unterschiede finden Sie in Fesslers Text im Vergleich zu heute?
11. Welche Rolle spielte das Bild der bürgerlichen Frau in der Verberuflichung der Pflege?

Zum Nachlesen

Dunant, Henry (2014): Eine Erinnerung an Solferino. Nachdruck der deutsch-spr. Erstausgabe von 1863. Graz: Omnium.
Das Ereignis, das Dunant dazu veranlasst hat, das Rote Kreuz zu gründen.

Nightingale, Florence (2016): Bemerkungen zur Krankenpflege. Die „Notes on Nursing", übersetzt und kommentiert von Christoph Schwenkhardt und Susanne Schulze-Jaschok, 3. Auflage. Frankfurt/Main: Mabuse.
Manches in diesem Buch hat auch heute noch Gültigkeit – was, sollten Sie selbst herausfinden!

Walter, Ilsemarie (2004): Pflege als Beruf oder aus Nächstenliebe. Die Wärterinnen und Wärter in Österreichs Krankenhäusern im „langen 19. Jahrhundert". Frankfurt/Main: Mabuse.
Berufsalltag, Rahmenbedingungen und Wege zum Pflegeberuf werden aufgezeigt – vor allem als Teil der österreichischen Pflegegeschichte eine empfehlenswerte Lektüre.

5   Zeitgeschichte

Die jüngste Geschichte, die bis in die Gegenwart reicht, ist geprägt von sehr großen Veränderungen. Die beiden Weltkriege veränderten Grenzen, Kulturen, Staatsformen und vieles mehr. Noch vor hundert Jahren wäre es denkunmöglich gewesen, dass ein Roboter operieren kann, oder vielleicht auch pflegen; genau genommen existierte dieser Begriff noch gar nicht. Auf dem Gebiet der Technik gab es eine Entwicklung, die in der gesamten Menschheitsgeschichte davor nicht stattgefunden hat, und damit gab es diese Entwicklung auch im Umgang mit Krankheiten und ihrer Behandlung. Pflege ist daher mittlerweile viel mehr als eine Assistenzleistung geworden und entwickelt sich immer weiter in Richtung einer eigenständigen Profession. Ein kleiner Überblick zu einigen Geschehnissen der jüngsten Geschichte in alphabetischer Folge:

Adolf Hitler • Apparatemedizin • Beatles • Computer • Computertomografie • DDR • Endoskopie • Erster Weltkrieg • Fernsehen • Frauenstudium • Gentechnik • Gustav Klimt • Holocaust • John F. Kennedy • Kalter Krieg • Karl Landsteiner • Kernenergie • Maria Callas • Mauerfall • Molekularbiologie • Nahostkonflikt • Nationalismus • NSDAP-Gründung • Oktoberrevolution • Papst Johannes Paul II. • Radio • Raumfahrt • Reproduktionsmedizin • Rosa Luxemburg • Terroranschläge • Ultraschalldiagnostik • Weimarer Republik • Weltwirtschaftskrise • Winston Churchill • Zweiter Weltkrieg • 68er-Bewegung

Bedingt durch die Kriege in der ersten Hälfte des 20. Jahrhunderts kam es zu einer Stagnation in der beruflichen Weiterentwicklung der Pflege. Erst danach wurden die Professionalisierungsbestrebungen wieder aufgenommen und rückten zunehmend in den Mittelpunkt des Interesses. Die Medizin entwickelte sich rasant weiter, und der Anspruch an die Pflegenden stieg stetig.

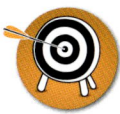

Nach dem Studium dieses Kapitels sollten Sie ...

... die Situation der Pflegenden während und nach dem Ersten Weltkrieg darstellen können.

... über die Beteiligung der Medizin und der Pflege am Nationalsozialismus Bescheid wissen.

... Propagandamethoden der Nationalsozialisten in Bezug auf Kriegskrankenpflege und Euthanasie kennen, analysieren und diskutieren können.

... die Entwicklung der Pflege nach 1945 bis heute darstellen können.

5.1   Erster Weltkrieg und Kriegskrankenpflege

Die Vielfalt der Berufsorganisationen wurde durch den Ausbruch des Ersten Weltkrieges zumindest kurzfristig unwesentlich. Rund 25.000 Krankenschwestern waren im Ersten Weltkrieg im Einsatz (vgl. Seidler/Leven, 2003, S. 238). Ausgelöst durch eine allgemeine nationale Begeisterung, die auch schon in den Befreiungskriegen spürbar war, meldeten sich viele Hilfsschwestern und Helferinnen, die ihre Arbeitskraft unentgeltlich dem Vaterland zur Verfügung stellten. Für die Privatpflegerinnen war die Situation schwieriger; sie wurden nur dann in die Kriegskrankenpflege übernommen, wenn sie freiwillig auf die Bezahlung verzichteten. Viele arbeiteten daher in österreichischen Lazaretten. Der Krieg sorgte dafür, dass der Beruf zu einer öffentlichen Aufgabe wurde.

Die **Kriegskrankenpflegerin** war aber nicht nur angesehen; so bezeichnete sie der Psychologe Wilhelm Stekel als *„verliebt in die Pose der Liebesspenden"* und damit als narzisstischen Typ. *„Krankhafte Schaulust"* wurde ihr vorgeworfen und sie wurde auch als *„Todesengel"* bezeichnet (zit. nach Salm-Reifferscheidt 2010, S. 22 f.).

Wegen des eklatanten Mangels errichtete das Rote Kreuz die **„Zentralstelle für Krankenpflegerinnen"** (Z. f. K.). Alle Krankenhäuser wurden angewiesen, Pflegerinnen abzustellen. War eine Schwester in das Verzeichnis der Z. f. K. aufgenommen, konnte sie jederzeit für den Kriegseinsatz abgezogen werden. Eine Zustimmung der Anstaltsleitung war nicht mehr nötig. Mit der Einberufung wurde man in den Dienst der Heeresverwaltung überstellt, an der vorherigen Arbeitsstelle erhielt man Urlaub ohne Bezüge, konnte daher danach seine bisherige Arbeit fortsetzen. Die Schwestern erhielten während ihres Einsatzes vier Kronen Taggeld; Reisekosten wurden übernommen, ebenso die Verköstigung im Ausmaß der Kriegsverpflegeration (vgl. ebd., S. 35). Laut Österreichischem Staatsarchiv konnte man im Jahr 1914 für eine Krone drei Kilogramm Brot kaufen (vgl. http://www.oesta.gv.at/site/6381/default.aspx).

Die Krankenschwestern wurden in den Lazaretten hinter der Kriegsfront eingesetzt. Sie versorgten Verwundete, assistierten bei Operationen und arbeiteten in Seuchenlazaretten. Aber auch Kochen, Putzen, Waschen und sogar der Anbau von Gemüse gehörten zu ihren Aufgaben. Phasen des Nichtstuns und des Wartens wechselten mit Zeiten höchster Arbeitsbelastung.

Die Arbeit an sich wurde trotz der hohen Anforderungen als befriedigend, aber auch als erschreckend und brutal erlebt, oft an der Grenze des Erträglichen. Mit der Dauer des Krieges wurden die Berichte der Schwestern zum Lazaretteinsatz immer kürzer, die Erzählungen über gemeinsame Feste, Ausflüge und Freundschaften immer länger. Die Sehnsucht nach Frieden trat in den Vordergrund (vgl. Panke-Kochinke/Schaidhammer-Placke 2002, S. 17).

5.2   Die Zeit des Nationalsozialismus und ihre Auswirkung auf die Pflege

In der Zeit nach dem Ersten Weltkrieg gab es in Deutschland deutlich mehr weltliche Pflegende; Gewerkschaften entstanden, und man war bemüht, geregelte Arbeitszeiten einzuführen, Dienstverträge zu erstellen und die Ausbildung zu reformieren (vgl. Steppe 2013, S. 49 ff.). Zu einheitlichen Regelungen sollte es jedoch nicht mehr kommen, da Hitler kurz darauf zum Kanzler gewählt wurde. Die ideologischen Grundlagen dafür waren längst gegeben: Sozialdarwinismus und Rassenlehre wurden schon länger in der Gesellschaft diskutiert und fanden großen Anklang. Durch Hitler bekamen sie jedoch politische Dimensionen und konkrete Ausformungen, die sich in jener schrecklichen Weise äußerten, die uns allen bekannt ist. Bis heute wird diskutiert, inwieweit Pflege und Medizin an den Verbrechen des Nationalsozialismus beteiligt waren, ob und wer vom Regime zur Kooperation gezwungen wurde, ob und wer aus eigenem Interesse handelte. Sicher ist, dass die Krankenpflege in die Verbrechen gegen die Menschlichkeit hineingezogen wurde bzw. sich auch bereitwillig hineinziehen ließ. Pflegepersonen haben sowohl in Deutschland als auch in Österreich bei der Ausübung ihres Berufes aktiv dazu beigetragen, die nationalsozialistischen Ziele in den Gesundheitseinrichtungen umzusetzen. Die Beteiligung österreichischer Pflegepersonen an den NS-Patientenmorden ist höher einzuschätzen, als zu Beginn vermutet wurde (vgl. Fürstler/Malina, 2004, S. 25 ff.).

Lange Zeit war dies kein Thema in der Ausbildung; erst seit den 80er-Jahren des 20. Jahrhunderts wurde die Aufarbeitung in Angriff genommen. Hier kann allerdings nur ein kleiner Überblick zu diesem umfassenden Thema gegeben werden.

Der Anteil der Ärzte in NS-Organisationen war sehr hoch. Vertreibung und Ermordung der jüdischen Ärzte führten zu einem vermehrten Angebot an Arbeitsplätzen für nationalsozialistisch eingestellte Mediziner. Auch in der Krankenpflege wurden Pflegepersonen abgesetzt, die entweder jüdischer Abstammung oder politisch unerwünscht waren. Neben den Maßnahmen zur „Reinhaltung des Erbgutes", an denen viele Ärzte beteiligt waren, wurden in den Konzentrationslagern grauenvolle Experimente durchgeführt.

Josef Mengele (1911–1978), Lagerarzt in Auschwitz, gilt als einer der grausamsten. Er war Arzt und SS-Offizier, ab Mai 1943 in der Funktion eines Chefarztes im Vernichtungslager Auschwitz-Birkenau, wo er zahlreiche Menschenversuche durchführte, um seine Vererbungstheorien zu beweisen. Die meisten der grausamen und wissenschaftlich sinnlosen Experimente endeten mit dem Tod der Opfer. Mengele lebte noch bis 1949 unerkannt in Deutschland und flüchtete dann nach Südamerika. Er starb 1978 bei einem Badeunfall in Brasilien.

5.2.1   Krankenpflege und Nationalsozialismus

Für den Nationalsozialismus hatte die Krankenpflege aus mehreren Gründen einen besonderen Stellenwert – zur Umsetzung der sogenannten **Volksgesundheitspflege** und für den Einsatz an der Front.

Eine umfassende **Neuordnung** sollte im Wesentlichen zwei Ziele erreichen:

▸ die **Vereinheitlichung** und organisatorische Straffung der vielen verschiedenen Berufsverbände unter nationalsozialistischer Führung;

▸ die inhaltliche „**Gleichschaltung**", d. h. die möglichst weitgehende Durchdringung der pflegerischen Berufsauffassung mit der nationalsozialistischen Weltanschauung.

Dabei wurde vor allem von den konfessionellen Verbänden Widerstand erwartet (vgl. Steppe 2013, S. 67). Mehrere Organisationen forderten die Zuständigkeit für die Durchsetzung der nationalsozialistischen Ziele ein, die Folge waren häufige Änderungen der Zuständigkeitsbereiche. Die **NSV** (Nationalsozialistische Volkswohlfahrt), eine Teilorganisation der NSDAP, hatte vermutlich den größten Einfluss:

„Das Primat, Schwestern im Sinne Adolf Hitlers auszubilden und zu einer nationalsozialistischen Gemeinschaft zusammenzuschweißen, liegt deshalb einzig und allein bei der Schwesternschaft der NSV. Alle Schwesternarbeit der Zukunft wird sich deshalb nach den Gedanken und Methoden dieser Schwesternschaft zu richten haben." (1934; zit. nach Steppe 2013, S. 68)

5.2.2   Die Organisation der Krankenpflege
        in der Zeit von 1933 bis 1945

Amalie Rau
(1888–1974)
Die „Reichsfachschaftsleiterin" war ehemalige Agnes-Karll-Schwester.

Karin Huppertz
(1894–1978)
entwarf gemeinsam mit Dr. Harmsen das „Tätigkeitsheft", das zur Vereinheitlichung der Pflegeausbildung beitragen sollte, und arbeitete maßgeblich an der Fachzeitschrift „Die deutsche Schwester" mit.

Die konfessionellen, die freien sowie die Schwestern der NSV waren zunächst der **RAG** (Reichsarbeitsgemeinschaft der Berufe im ärztlichen und sozialen Dienst) unter der Leitung von Erich Hilgenfeldt und Amalie Rau unterstellt. Zur Vereinheitlichung der Pflege wurde das Erscheinen der Fachzeitschriften für Krankenpflege zwangsweise eingestellt und die „Amtliche Zeitschrift der Reichsschaft Deutscher Schwestern", später **„Die deutsche Schwester"** genannt, eingeführt. Laufende Unstimmigkeiten führten 1936 zur Auflösung der RAG; die Schwesternschaften wurden nun dem „Fachausschuss für Schwesternwesen in der Arbeitsgemeinschaft freie Wohlfahrtspflege" unter der Leitung Hilgenfeldts unterstellt. Hilgenfeldts Vertretung war Reichsfrauenführerin Gertrud Scholtz-Klink, die Geschäftsführung oblag Oberin Karin Huppertz.

Mitglieder dieses Fachausschusses waren:

▸ die NS-Schwesternschaft („**Braune Schwestern**" – die NS-Schwestern wurden wegen ihrer braun gemusterten Berufskleidung so bezeichnet);

▸ der Reichsbund freier Schwestern und Pflegerinnen („Blaue Schwestern");

▸ die Schwesternschaft des Deutschen Roten Kreuzes;

► die Diakoniegemeinschaft und

► der Caritasverband.

Die Gleichschaltung der Strukturen war keine einfache Aufgabe, allein das DRK hatte 1,5 Millionen Mitglieder mit 3.588 Sanitätskolonnen, 591 Krankenwagen, 10.000 Schwestern und 17.000 ausgebildeten Laienhelferinnen.

Eine neue Satzung ermöglichte die Zusammenarbeit zwischen dem DRK und der SA, der SS sowie der Nationalsozialistischen Volkswohlfahrt. Gertrud Scholtz-Klink wurde als Vorsitzende des DRK-Reichsfrauenbundes bestimmt; daneben war sie Leiterin der „NS-Frauenschaft" (NSF), des „Deutschen Frauenwerks" und des „Reichsarbeitsdienstes weiblicher Jugend". Sie war eine glühende Nationalsozialistin und Trägerin des Goldenen Ehrenzeichens der NSDAP.

Im Sinne der Gleichschaltung gab es diese Schwesternverbände ab 1938 auch in der „Ostmark", wobei die Rotkreuzschwesternschaft erst gegründet werden musste, da sie bis dahin in Österreich nicht existent gewesen war (vgl. Fürstler/Malina 2004, S. 122 ff.). Die beiden ersten Verbände wurden 1942 zum NS-Reichsbund Deutscher Schwestern vereinigt, was nach dem Krieg für die „Blauen Schwestern" schwerwiegende Folgen hatte, da man sie mit den „Braunen Schwestern" gleichsetzte (vgl. Steppe 2013, S. 71 ff.). Den Nationalsozialisten lag viel daran, Frauen für die Krankenpflege zu interessieren, da es einen Mangel an Pflegepersonal und großen Bedarf an Frontschwestern gab. Durch strenge Auswahl sollte der Beruf mehr Ansehen in der Gesellschaft erlangen und attraktiver werden. Hitlers Ziel, die NS-Schwesternschaft zur zahlenmäßig größten Gruppe zu machen, scheiterte trotz Bevorzugung bei der Stellenvergabe und massiven Werbekampagnen. Um dem zunehmenden Schwesternmangel (errechnet wurde ein Fehlbedarf von 7.000 Schwestern pro Jahr) entgegenzuwirken, organisierte man nun Propagandamaßnahmen, in denen die Wertschätzung der Krankenpflegerinnen durch das nationalsozialistische Regime sichtbar werden sollte. Schwester zu sein wurde regelrecht heroisiert.

Die Propagandamaßnahmen orientierten sich am **nationalsozialistischen Rollenbild** der Frau. Demnach war die spezifisch weiblichste Aufgabe der Frau die Mutterschaft; in ihren Händen lag die Verantwortung zur Reinhaltung der Rasse. Die deutsche Mutter war Mittelpunkt der Bevölkerungspolitik, die auf Auslese und „Aufnordung" hin ausgerichtet war.

Auf einem Werbeplakat für die Krankenpflege war zu lesen: „Neben der Aufgabe als Mutter hat die Frau keine schönere und weiblichere Betätigung als im Beruf der Schwester" (zit. nach Steppe, 2013, S. 77).

In der Krankenpflege sollte die deutsche Frau ihre „seelische Mütterlichkeit" (Gertrud Scholtz-Klink; zit. nach Wagner 1996, S. 8) zum Einsatz bringen. Die Krankenpflege wurde bewusst aufgewertet, weil sie unverzichtbar war für die nationalsozialistische Politik. Jede deutsche Schwester sollte sich als wichtiger Teil des politischen Systems sehen. Als Zeichen der Aufwertung wurden auch hohe Positionen in den Schwesternorganisationen mit Schwestern besetzt – etwas, das es zuvor nicht gegeben hatte.

Gertrud Scholtz-Klink (1902–999) Die „Reichsfrauenführerin" gehörte zu den führenden Frauen des Nationalsozialismus. Scholtz-Klink ist bekannt für ihr Frauenbild: Statt Schein und Äußeres zu pflegen, sollte die deutsche Frau bescheiden und idealistisch sein. Die deutsche Frau solle Mutter sein, dem Mann als bester Kamerad an der Seite sein, einfach und schlicht und, wenn es sein müsse, auch hart gegen sich selbst. Ihrer Ansicht nach müsse sie auf Luxus und Genuss verzichten können, hart arbeiten, Einsatz bis zum Letzten zeigen und um die Not und Gefahren ihres Volkes wissen. Idealisiert wird hier das Bild der dienenden und helfenden, aber unkritischen Frau.

Wer als Schwester in eine **Rotkreuz-Schwesternschaft** aufgenommen werden wollte, musste eine abgeschlossene Schulbildung haben, zwischen 18 und 34 Jahren alt und von „arischer Abstammung" sein.

Tatsächlich blieb die Krankenpflege jedoch der Medizin in allen fachlichen Belangen unterstellt, und es wurde auch absoluter Gehorsam eingefordert. Trotzdem begrüßten viele Schwestern die Neuorganisation der Pflege; sie sahen darin eine positive und zukunftsweisende Entwicklung. Die Ausbildung zur Krankenpflege wurde der nationalsozialistischen Sichtweise angepasst. Inhaltlich gewann die weltanschauliche Schulung an Bedeutung, daneben wurde die körperliche Ertüchtigung als sehr wesentlich erachtet. Nur die Besten sollten den Titel „deutsche Schwester" tragen dürfen; es gab strenge Aufnahmekriterien. Neben dem „Ariernachweis" war politische Zuverlässigkeit ebenso gefordert wie ein absolviertes Hauswirtschaftspraktikum. Der Unterricht, dem das „amtliche Krankenpflegelehrbuch" zugrunde gelegt war, wurde von Ärzten und Schwestern gehalten.

Im Lehrbuch fand man Voraussetzungen für den Schwesternberuf wie Selbstüberwindung und Pflichttreue; die untergeordnete Position gegenüber dem/der Ärzt*in wurde betont. Im Kapitel zur Erb- und Rassenpflege sollte die Schwester ideologisch auf ihre künftige wichtige Rolle vorbereitet werden. Ihre Freizeit war geplant und diente dem Ziel, die Gemeinschaft zu stärken:

„Wir wollen unsere Schülerinnen nicht nur fachlich aufs beste schulen, sondern darüber hinaus wollen wir sie durch intensiven Weltanschauungsunterricht mit dem idellen [sic!] Gedankengut des Nationalsozialismus bekannt machen, sie sportlich stählen und sie durch unsere umfassende Gemeinschaftserziehung zu starken und reifen Menschen werden lassen." (M. Zanders, NS-Gauvertrauensschwester; zit. nach Steppe 2013, S. 111).

Am Ende der Ausbildung standen der Eid und die Verpflichtung, Adolf Hitler treu und gehorsam zur Verfügung zu stehen:

„Ich schwöre Adolf Hitler, meinem Führer, unverbrüchliche Treue und Gehorsam.
Ich verpflichte mich, an jedem Platz, an den ich gestellt werde, meine Berufsaufgaben als nationalsozialistische Schwester treu und gewissenhaft im Dienste der Volksgemeinschaft zu erfüllen, so wahr mir Gott helfe." (Bundesarchiv Koblenz, NS 37/1039)

5.2.3 Aufgaben der Schwester im Nationalsozialismus

Folgende Aufgaben warteten nun auf die nationalsozialistische Schwesternschaft:

▸ **Volksgesundheitspflege**: Dies war das Haupteinsatzgebiet der NS-Schwesternschaft. Die Gemeindeschwester sollte das nationalsozialistische Gedankengut verinnerlicht haben und aktiv an der Rassenpflege mitwirken. Sie hatte somit eine Schlüsselposition für die Umsetzung der NS-Ideen inne.

▸ **Krankenhauspflege**: Diese wurde von Schwestern der verschiedensten Verbände ausgeübt und stellte auch das Einsatzgebiet der Pfleger dar, die immerhin etwa 15–17 Prozent der Pflegenden ausmachten.

▶ **Krankenpflegerische Versorgung des Parteiapparates**: Hier wurden ausschließlich NS-Schwestern eingesetzt; ihr Einsatzgebiet waren u.a. die Lebensbornheime, die Jungendorganisationen wie HJ und BDM, die Waffen-SS und Konzentrationslager:

„Ich hoffe, man wird mich nun verstehen können, wenn ich sage, dass der Nationalsozialismus nicht darauf verzichten kann, seine Einflussnahme auf eine so große und wichtige Berufsgruppe wie die Schwesternschaft auszudehnen. Ja, er muss unabweisbar besonders und gründlichst die Schwesternschaft erfassen, denn die Schwestern gehören zu dem Personenkreis, der einmal wichtige Aufgaben auf dem Gebiet der Volksgesundheitspflege mit zu erfüllen hat, und der zweitens mit seinen Volksgenossen so eng und unmittelbar und unter solchen besonderen Umständen in Berührung kommt, dass er außerordentlich großen, erzieherischen Einfluss auf diese seine Volksgenossen nehmen kann [...]“ (Hermann Jensen, Chefarzt des Rudolf-Heß-Krankenhauses in Dresden, zuständig für die weltanschauliche und berufliche Schulung der NS-Schwesternschaft, 1934; zit. nach Steppe 2013, S. 68).

▶ **Krankenpflege in den eroberten Gebieten**: Schwestern wurden im Erziehungs- und Pflegedienst eingesetzt, um das nationalsozialistische Gedankengut weiterzuverbreiten.

▶ **Kriegskrankenpflege**: Dies war eigentlich Monopol des Roten Kreuzes. Bei Kriegsausbruch erhielten die Rotkreuzgemeinschaften Unterstützung von allen Verbänden und zusätzliches Hilfspersonal.

▶ **Beteiligung an der „Euthanasie"**: Schwestern und Pfleger waren aktiv an Tötungsdelikten beteiligt.

Volksgesundheitspflege, Kriegskrankenpflege und die Beteiligung an der Euthanasie sollen im Folgenden noch etwas genauer behandelt werden.

Volksgesundheitspflege

Die Volksgesundheitspflege galt als wertvoller Beitrag der Krankenpflege zur Gesunderhaltung des deutschen Volkes (vgl. Steppe 2013, S. 73): „Ihre Aufgabe führt sie nicht nur in alle Familien, sondern verpflichtet sie zu engster Zusammenarbeit mit allen Stellen des öffentlichen Gesundheits- und Wohlfahrtwesens, wie auch mit allen Dienststellen der Partei und ihrer Gliederungen" (Fischer et al. 1939, S. 317).

Die Schwester sollte als Fürsorge- und Gemeindeschwester eigenständig Familien beraten, Fragen zur Gesundheit ebenso klären wie Ratschläge zur Erziehung, zum Haltbarmachen von Lebensmitteln oder zum Sparen geben und mit Kochrezepten aushelfen. Daneben sollte sie die Volksgesundheit überwachen und Meldung erstatten bei „abweichendem Verhalten", wenn ein Kind „missgebildet" zur Welt kam usw. (vgl. Steppe 2013, S. 79). Die Gemeindeschwester wurde aufgrund der beschriebenen Aufgaben zu einem Drehpunkt der deutschen Gesundheitspolitik und unterstützte aktiv die Gesundheitspolitik der Nationalsozialisten.

Kriegskrankenpflege

Während der Vorbereitungen für den Kriegseinsatz erklärte sich das **Deutsche Rote Kreuz** schnell bereit, fehlendes Personal zur Verfügung zu stellen. Ohne diese Unterstützung wäre die deutsche Wehrmacht nicht in der Lage gewesen, die medizinische Versorgung an der Front sicherzustellen. Das DRK war natürlich an die Genfer Konvention gebunden und musste zumindest nach außen neutral sein. Tatsache ist aber, dass das DRK genauso wie alle anderen Vereinigungen gleichgeschaltet wurde. 1937 übernahm der Reichsarzt der SS Dr. Ernst Robert Grawitz die Leitung. Das DRK mobilisierte alle Kräfte und schulte Schwestern und Hilfsschwestern, um für den Bedarfsfall gerüstet zu sein. Die Kriegskrankenschwester stellte ein ideologisches Modell dar; genährt durch Propaganda, war sie der Inbegriff der deutschen Frau, stand dem deutschen Soldaten als Kameradin und Helferin zur Seite. Gemeinsam dienten sie der Volksgemeinschaft. Sie sollte selbstlos, diszipliniert und jederzeit bereit sein, freudig ihre Pflicht zu erfüllen, egal wo. Schwesterlich/mütterlich sollte sie sich um die Verwundeten kümmern, teilnehmen an Freude und Schmerz aus dem Gefühl heraus, helfen und dienen zu wollen. Sie war es auch, die zu neuer Kampfbereitschaft anspornen sollte. Ihr Ansehen war untadelig, und in ihrer Rolle als Schwester war sie sexuell tabu (vgl. Panke-Kochinke/ Schaidhammer-Placke 2004, S. 126). Diese Heroisierung der Schwestern führte dazu, dass viele es kaum erwarten konnten, einberufen zu werden. Die Realität sah dann oft ganz anders aus: In den Lazaretten herrschten vielfach unmenschliche Bedingungen, der Lazarettdienst forderte alles von den Schwestern, aufgrund des Schwesternmangels waren Urlaub oder Rückkehr in die Heimat kaum möglich. Viele ließen ihr Leben oder ihre Gesundheit.

Beteiligung an der Euthanasie

1934 trat das **Gesetz zur „Verhütung erbkranken Nachwuchses"** in Kraft. Weitere Gesetze zur „Erhaltung der Volksgesundheit" und der „Reinhaltung der Rasse" folgten. Das Vorgehen wurde durch Propaganda in Presse, Film und Schulen beworben. Die Konsequenzen daraus waren Zwangssterilisationen, das Verbot der Mischehe („Blutschutzgesetz") und die „Vernichtung unwerten Lebens". Die Nationalsozialisten argumentierten diese Vorgangsweise mit der Rassenhygiene und Einsparungen, die durch den Wegfall der „Ballastexistenzen" zu erzielen seien und die dem Volk – oder besser gesagt der Kriegswirtschaft – zugutekämen.

Ab Sommer 1939 mussten alle behinderten Kinder gemeldet werden; viele davon wurden in die sogenannten **„Kinderfachabteilungen"** gebracht und getötet. Die Einweisung in eine Kinderfachabteilung war auch für „nicht angepasste" Kinder und Jugendliche vorgesehen. Die eingewiesenen Kinder wurden von den Anstaltsärzten untersucht und nach Berlin gemeldet, wenn man für sie den Tod vorgesehen hatte. Dort entschieden drei Gutachter über das weitere Schicksal. Wurden sie zur Tötung freigegeben, bekamen sie Schlafmittel in Dosen, die einen langsam schlechter werdenden Krankheitsverlauf bewirken sollten, der zum Tod führte. Eine andere Todesursache war eine Kombination aus Infektionen und Hunger. Aus der Anstalt **Spiegelgrund** in Wien weiß man, dass die eingewiesenen Kinder für Versuchszwecke missbraucht wurden, indem beispielsweise Impfstoffe an ihnen getestet wurden. Mindestens 30 solcher „Kinderfachabteilungen" führten bis 1945 Tötungen durch. Wie viele Kinder tatsächlich getötet wurden, lässt sich nur vermuten, da viele Beweise zu Kriegsende und auch noch danach vernichtet wurden.

5.2.4   Die Aktion T4 und die Beteiligung von Pflegepersonen

Mit 1. September 1939 beauftragte Hitler den Reichsleiter Philipp Bouhler und den Arzt Prof. Dr. Karl Brandt mit der Durchführung der Aktion T4 (benannt nach dem Sitz der Organisation in der Tiergartenstraße 4 in Berlin). Ein eigener Propagandafilm sollte die Menschen von der Bedeutung und Notwendigkeit der Euthanasie überzeugen. In Zusammenarbeit mit der T4-Zentrale wurde 1941 der Film „Ich klage an" (Regie: Wolfgang Liebeneiner) gedreht, der den „Gnadentod" schwerkranker Menschen als wünschenswert erscheinen lassen sollte. Zudem sollte der volkswirtschaftliche Nutzen dargestellt werden:

> „*Wenn wir die Zähl (sic!) der in Deutschland zur Zeit gleichzeitig vorhandenen, in Anstaltspflege befindlichen Idioten zusammenrechnen, so kommen wir schätzungsweise etwa auf eine Gesamtzahl von zwanzigtausend bis dreißigtausend. Nehmen wir für den Einzelfall eine durchschnittliche Lebensdauer von fünfzig Jahren, so ist leicht zu ermessen, welches ungeheure Kapital in Form von Nahrungsmitteln, Kleidung und Heizung dem Nationalvermögen für einen unproduktiven Zweck entzogen wird. [...]*" (1920; zit. nach Steppe 2013, S. 147)

Im Zuge der Aktion T4 sollte „unheilbar Kranken" der „Gnadentod gewährt" werden. Die Insassen der psychiatrischen Heil- und Pflegeanstalten des Reiches sollten systematisch ermordet werden. Gutachter wählten diejenigen aus, die zur Vergasung in eine der sechs umgebauten Anstalten verlegt wurden. Aus einer internen T4-Statistik geht hervor, dass bis zum 1. September 1941 70.273 Personen „desinfiziert", also getötet wurden, davon 18.269 in Hartheim bei Linz (vgl. Klee 2001, S. 233).

Im August 1941 reagierte Hitler auf eine Predigt und eine Flugzettelaktion des Bischofs Clemens August Graf von Galen, in denen dieser die Tötungen offen anprangerte, mit dem offiziellen Ende der T4-Aktion. Tatsächlich gingen die Tötungen aber weiter; die Auswahl trafen jetzt die ärztlichen Leiter der Anstalten. Benötigte Medikamente wurden weiterhin über die T4-Zentrale in Berlin bereitgestellt. Immer häufiger wurden auch Nahrungsentzug und die Verabreichung von Luftinjektionen zur Ermordung verwendet. Dieses Vorgehen bis 1943 wird auch als „wilde Euthanasie" bezeichnet.

Gnadentoderlass Hitlers

Berlin, 1. Sept. 1939

Reichsleiter Bouhler und Dr. med. Brandt

sind unter Verantwortung beauftragt, die Befugnisse namentlich zu bestimmender Ärzte so zu erweitern, dass nach menschlichem Ermessen unheilbar Kranken bei kritischster Beurteilung ihres Krankheitszustandes der Gnadentod gewährt werden kann.

Adolf Hitler

Pflegende waren an diesen Verbrechen in unterschiedlichem Ausmaß beteiligt. Die Pflegenden kamen vorwiegend aus dem kleinbürgerlichen Milieu, wiesen eine geringe Schulbildung auf und waren vor der Pflegeausbildung hauswirtschaftlich oder handwerklich tätig gewesen. Eine Mitgliedschaft bei der NSDAP lag nicht in allen Fällen vor. Für viele war es eine krisensichere Arbeitsstelle (vgl. Steppe 2013, S. 155 ff.; Fürstler/Malina 2004, S. 206).

In der ersten Phase der T4-Aktion übernahmen Pflegende administrative Aufgaben wie die Auflistung persönlicher Gegenstände, aber auch die Begleitung der Patient*innen zu den Gaskammern. Die Behandlung dürfte unterschiedlich gewesen sein: Während es einige als ihre „schwesterliche Pflicht" betrachteten, die Kranken auf ihrem letzten Weg gut zu versorgen, wurden andere wegen ihrer Grobheit gerügt. Manche versuchten, Patient*innen zu retten, indem sie die Angehörigen baten, die Pfleglinge aus der Klinik nach Hause zu holen oder indem sie falsche Angaben zur Arbeitsfähigkeit machten.

Während der Zeit der „wilden Euthanasie" wurden die Kranken nicht mehr weggebracht, sondern in den Heimen selbst getötet. Die Anordnung zur Tötung wurde meist während der Visite getroffen, zum Teil entschieden die Schwestern mit, da sie beauftragt waren, „lästige" Patient*innen zu melden. Entsprechend den ärztlichen Anweisungen wurden die zur Tötung vorgesehenen Patient*innen vom Pflegepersonal in eigens dafür bereitgestellte Zimmer gebracht; dort erhielten sie dann die vorbereiteten Medikamente – alles Tätigkeiten, die von Schwestern und Pflegern selbstständig durchgeführt wurden. Es gehörte auch zu den Aufgaben, die Sterbenden weiter zu betreuen und nach deren Ableben für den Abtransport der Leichen zu sorgen. Viele Insassen starben an den Folgen der Unterernährung und des Nahrungsentzugs – eine Maßnahme, die von den Pflegenden mitgetragen wurde.

Das Pflegepersonal war also direkt an den Tötungen beteiligt und somit willfähriges Werkzeug der NS-Vernichtungsmaschinerie. In den Prozessen zeigte sich, dass die Pflegenden überzeugt waren, aus „humanitären" Gründen gehandelt zu haben und pflichtbewusst „ihren Aufgaben" nachgekommen zu sein, indem sie die Ermordeten bis zum Schluss versorgten und den Anordnungen der Ärzte ohne Widerspruch und mit absolutem Gehorsam Folge leisteten.

Meseritz-Obrawalde ist eine psychiatrische Landesheilanstalt in Pommern (heute Polen) und war unter den Nationalsozialisten als Tötungsanstalt benutzt worden.

Die beiden folgenden Ausschnitte aus dem **Obrawalde-Prozess** sollen dies verdeutlichen:

Schwester Anna G.:
„Ich habe es nicht ein einziges Mal erlebt, dass ein Patient ein solche große Menge aufgelösten Medikaments freiwillig zu sich genommen hat. Es ist eine Erfahrungstatsache, dass Medizin nicht gut schmeckt und sich Menschen allgemein nicht dazu bereit finden, gern Medizin zu sich zu nehmen. [...] Um den nun zu tötenden Patienten das aufgelöste Mittel einzugeben bzw. die Spritze zu verabfolgen, war das Zusammenwirken von mindestens zwei

Pflegerinnen nötig. Patienten, die kräftig genug waren, richteten sich selbst im Bett auf; den schwächeren Patienten legten wir ein zweites Kopfteil unter, um sie somit etwas aufzurichten. Bei dem Eingeben des aufgelösten Mittels ging ich mit großem Mitgefühl vor. Ich hatte den Patientinnen vorher erzählt, dass sie nur eine kleine Kur mitzumachen hätten. Selbstverständlich habe ich dieses Märchen nur solchen Patientinnen sagen können, die noch genügend klaren Verstand besaßen, um es begreifen zu können. Beim Eingeben nahm ich sie liebevoll in den Arm und streichelte sie dabei. [...] In diesem Zusammenhang möchte ich sagen, dass ebenso wie ich auch E., M. R. und E. der Meinung waren, dass diese Patientinnen nicht unnötig mehr gequält werden sollten." (zit. nach Steppe 2013, S. 166 ff.)

Aussage M. T.:
„Durch die langjährige Tätigkeit als Pflegerin, praktisch von meiner Jugend auf, war ich zu unbedingtem Gehorsam erzogen, und Disziplin und Gehorsam waren oberstes Gebot in Pflegerinnenkreisen. Wir alle und so auch ich fassten die Anordnungen der Ärzte, der Oberpflegerinnen und der Stationspflegerinnen als unbedingt zu befolgende Befehle auf und machten uns oder konnten uns auch keine eigene Ansicht über die Rechtmäßigkeit dieser Anordnungen machen." (zit. nach Steppe 2013, S. 170 f.)

Fürstler und Malina (2004) beschreiben in ihrem Buch „Ich tat nur meinen Dienst" mehrere Prozesse gegen österreichische Krankenschwestern und Krankenpfleger. Die Angeklagte Paula Tomasch gab zu, dreizehn Tötungsaufträge durchgeführt zu haben, und verantwortete sich damit, dass sie die Tötungen als Teil ihres Dienstes aufgefasst hatte und sie auch durchgeführt habe aus Sorge vor einem Hinauswurf. Vielleicht lässt sich die absolute Obrigkeitshörigkeit damit erklären, dass die Pflegenden in erster Linie durch „typisch weibliche" Eigenschaften wie Selbstlosigkeit, Dienstbeflissenheit, Gehorsam definiert waren und weniger durch ihre Kenntnisse oder Fertigkeiten. Eine gute Schwester war diejenige, die fleißig alle aufgetragenen Arbeiten erledigte, sich dabei anpasste und fügte, ohne jemals zu widersprechen oder aufzubegehren oder für sich selbst etwas zu fordern. Ihr Handeln und Denken sollte sich ausschließlich auf den/die Kranke/n konzentrieren; es gab nur wenig Interesse daran, den gesellschaftlichen Stellenwert der Pflege zu verändern – man könnte auch sagen, die Berufsgruppe war „unpolitisch". All das war äußerst vorteilhaft für ein totalitäres Regime, in dem das „Volksganze" vor jeglicher Autonomie stand: Der Integration der Berufsgruppe „Pflege" in den NS-Staat waren alle Wege geebnet. Dies ist keine Entschuldigung; es soll aufzeigen, wie es gelingen kann, Menschen für politische Zwecke zu benutzen, und es soll zeigen, wie wichtig es ist, als Berufsgruppe Interessen zu vertreten und aktiv am Berufsbild mitzuwirken.

Es bleibt noch zu bemerken, dass es auch Widerstand gegeben hat; manche wurden inhaftiert oder, wie im Falle der Ordens- und Krankenschwester **Maria Restituta**, getötet. Sie wurde unter dem Namen Helene Kafka am 1. Mai 1894 in der Nähe von Brünn in eine kinderreiche Familie hineingeboren. 1913 wurde sie Aushilfsschwester in einem Wiener Krankenhaus, lernte dabei die „Franziskanerinnen von der christlichen Liebe Wien" kennen und trat der Kongregation bei. Wegen ihres resoluten Auftretens wurde sie auch „Schwester Resoluta" gerufen; ihrem Namen gerecht werdend, machte sie aus ihrer Ablehnung gegen den Nationalsozialismus kein Geheimnis. Sie widersetzte sich Anweisungen, verfasste ein Spottlied über Hitler und wurde, nachdem ein SS-Arzt sie denunziert hatte, von der Gestapo abgeholt und inhaftiert. Sie blieb standhaft und weigerte sich, eine andere Meinung anzunehmen. Wegen Hochverrats wurde sie zum Tode verurteilt und fünf Monate später auf dem Schafott hingerichtet. Ihren Mithäftlingen blieb sie wegen ihrer Ausstrahlung und ihrem festen Glauben in Erinnerung.

1978 erhielt sie posthum das „Ehrenzeichen für Verdienste um die Befreiung Österreichs". Zwanzig Jahre später wurde sie von Papst Johannes Paul II. seliggesprochen; sie ist auch in einem „Stolperstein" verewigt (vgl. www.pflege-wissenschaft.info).

Das Thema Nationalsozialismus und Pflege ist noch nicht abgeschlossen; nach dem Krieg war das Bestreben, „einfach weiterzumachen"; viele der an den Verbrechen Beteiligten wurden nie zur Verantwortung gezogen, der Mantel des Vergessens darüber gebreitet. Auch heute ist nicht allen Pflegenden bewusst, dass die Pflege eine tragende Rolle bei diesen Verbrechen gespielt hat; es wäre aber dringend nötig, sich damit zu beschäftigen.

5.3 Entwicklungen der Krankenpflege bis heute

Politische und gesellschaftliche Veränderungen prägen die Zeit seit Ende des Zweiten Weltkrieges. Nach dem Krieg wurden die NS-Verbände aufgelöst, in Deutschland erlebten die Schwesternverbände wie das DRK einen Aufschwung. Eine Reform der Ausbildung ließ auf sich warten.

Die Arbeitsbedingungen in den 1950er-Jahren beschreibt Lücke (2016, S. 47) mit: „Lange Arbeitszeiten, kaum Freizeit, geringer Lohn, fehlende Mittel". Es gab u. a. geteilte Dienste – von 7 Uhr früh bis halb eins mittags, Mittagspause bis drei Uhr und dann Dienst bis halb acht abends und das von Montag bis Sonntag. Frei hatten die Schwestern jeden zweiten Sonntag und einen Nachmittag pro Woche. Das Berufsbild war nach wie vor geprägt von Selbstlosigkeit und Aufopferungsbereitschaft. Die eigenen Bedürfnisse zurückstellen war selbstverständlich. Pflege war Berufung und nicht Beruf, der Verzicht auf ein Privatleben Selbstverständlichkeit. Im Gegenzug genossen die Schwestern ein hohes gesellschaftliches Ansehen, man sollte ihnen mit „Achtung, Ehre und Dank" begegnen. Männer gab es kaum im Pflegeberuf und das Tätigkeitsprofil unterschied nicht zwischen hauswirtschaftlichen und pflegerischen Aufgaben.

Erst 1957 wurde ein neues Pflegegesetz beschlossen; bis dahin galten die Regeln von vor 1938. Mit dem neuen Gesetz wurde die Anzahl der Theoriestunden von 200 auf 400 angehoben, die Ausbildung endete mit einer Prüfung. Darauf folgte ein einjähriges Praktikum.

Dem Gesetzesbeschluss waren heftige Diskussionen um die Ausbildungsinhalte und Zugangsvoraussetzungen vorausgegangen. Die beherrschende Frage war, wie sich der Pflegeberuf entwickeln sollte. Sollte die Pflege medizinische Assistenzleistung sein, Traditionen weiter pflegen, oder sollte sie sich als Wissenschaft etablieren, wie es etwa in den USA schon lange möglich war?

Das Gesetz entsprach nicht allen Vorstellungen und wurde 1965 novelliert, die Ausbildung auf drei Jahre verlängert. Zwanzig Jahre später trat in Deutschland das „Gesetz über die Berufe der Krankenpflege" in Kraft, das 2003 reformiert wurde. Unter anderem wurde die Berufsbezeichnung „Schwester" von der Bezeichnung „Gesundheits- und Krankenpflegerin" abgelöst – ein Schritt, der in Österreich 2016 stattfand.

Vertiefung des Lernstoffes

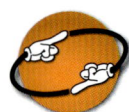

Zusammenfassung

▶ Erster Weltkrieg

▶ Hilfsschwestern

▶ Sozialdarwinismus und Rassenlehre

▶ Nationalsozialismus

▶ Josef Mengele

▶ „Volksgesundheitspflege"

▶ NS-Schwesternschaft

▶ Kriegskrankenpflege

▶ Euthanasie in Österreich (u. a. Spiegelgrund, Hartheim)

▶ Aktion T4

▶ Pflegegesetz 1957

▶ „Gesetz über die Berufe der Krankenpflege" aus 1985

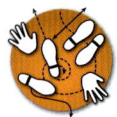

Zum Üben

1. Welche Ziele verfolgte die Neuorganisation der Pflege durch die Nationalsozialisten?

2. Warum war die Berufsgruppe der Pflegenden für die Nationalsozialisten von so großer Bedeutung?

3. Woran orientierten sich die Propagandamaßnahmen, mit denen Pflegekräfte angeworben wurden?

4. Wie waren die Zugangsvoraussetzungen zur Pflegeausbildung und worauf wurde während der Ausbildung besonders viel Wert gelegt?

5. Welche Aufgaben waren für die Schwestern vorgesehen?

6. Wie wurde der Einsatz an der Front von den Nationalsozialisten dargestellt, wie sah hingegen die Realität aus?

7. Was bedeutet der Begriff Euthanasie tatsächlich und welche Bedeutung hatte er in der NS-Zeit?

8. Wie wurden die Euthanasieprogramme durchgeführt und in welchen Bereichen waren Pflegepersonen daran beteiligt?

9. Welche Aufgaben übernahmen die Pflegenden im Rahmen der Vernichtungsprogramme?

10. Wie haben Pflegende ihr Verhalten in späteren Prozessen argumentiert?

11. Wie hat sich der Pflegeberuf nach Kriegsende in Deutschland weiterentwickelt?

Zum Nachlesen

Panke-Kochinke, Birgit/Schaidhammer-Placke, Monika (2002): Frontschwestern und Friedensengel. Krankenschwestern im Ersten und Zweiten Weltkrieg. Ein Quellen- und Fotoband. Frankfurt/Main: Mabuse.
Über kurze Texte und Bilder werden Ideologie und Erleben der Kriegskrankenpflege erfahrbar gemacht.

Panke-Kochinke, Birgit (2004): Unterwegs und doch daheim. Frankfurt/Main: Mabuse.
Erfahrungen deutscher Krankenschwestern im Krieg und ihre Überlebensstrategien.

Steppe, Hilde (Hg.) ([10]2013): Krankenpflege im Nationalsozialismus. Frankfurt/Main: Mabuse.
Eines der ersten Bücher, die zu diesem Thema erschienen sind; es gilt als Standardwerk.

Steppe, Hilde/Ulmer, Eva-Maria (2013): „Ich war von jeher mit Leib und Seele gerne Pflegerin." Frankfurt/Main: Mabuse.
Biografien von Pflegerinnen, die an den „Euthanasie"-Aktionen unmittelbar beteiligt waren.

Fürstler, Gerhard/Malina, Peter (2004): „Ich tat nur meinen Dienst". Zur Geschichte der Krankenpflege in Österreich in der NS-Zeit. Wien: facultas.
Informationen zur Ausbildung und Gesundheitspolitik in der NS-Zeit sowie die Beschreibung der sechs österreichischen (Euthanasie-)NS-Prozesse machen dieses Buch lesenswert.

Gabriel, Eberhard/Neugebauer, Wolfgang (Hg.) (2000): NS-Euthanasie in Wien. Wien: Böhlau.
In diesem Buch werden Hintergründe, Motive und der Umgang mit dem Geschehenen beschrieben, ein Kapitel ist von Zeitzeugen verfasst.

Gross, Johann (2013): Spiegelgrund: Leben in NS-Erziehungsanstalten. Wien: Ueberreuter.
Die Kinderfachabteilung Spiegelgrund aus der Sicht eines Betroffenen.

Kaufmann, Alois (2007): Totenwagen: Kindheit am Spiegelgrund. Mit einer historischen Nachbetrachtung von Peter Malina. Wien: Mandelbaum.
Biografie eines „schwer erziehbaren" Neunjährigen, der in der Anstalt Spiegelgrund zu einem „normalen" Kind umerzogen werden sollte.

Klee, Ernst (2010): „Euthanasie" im Dritten Reich: „Die Vernichtung lebensunwerten Lebens". Frankfurt/Main: Fischer.
Überarbeitung des Standardwerks von Ernst Klee zur Euthanasie, ergänzt mit den neuesten Erkenntnissen.

6 Entwicklung der Krankenpflege in Österreich

Die österreichische Pflegegeschichte ist ein Gebiet, auf dem es noch viel zu entdecken gibt. Viele Jahre lang gab es kaum Literatur dazu. Mittlerweile hat sich die Lage deutlich verbessert, aber auch heute gibt es noch viele offene Fragen. Wir wissen, dass der Beginn der beruflichen Krankenpflege erst gegen Ende des 19. Jahrhunderts zu finden ist und durch politische Ereignisse gebremst wurde. Erst in den letzten Jahrzehnten gibt es wieder vermehrt Bestrebungen und Initiativen, diesen Beruf weiterzuentwickeln und auf einen Stand zu bringen, der internationale Vergleiche nicht scheuen muss.

6.1 Die österreichischen Besonderheiten

Der österreichische Weg der Pflegegeschichte weist einige Besonderheiten auf. Ilsemarie Walter (2003) beschreibt vor allem drei Unterschiede, die sich im Vergleich zur deutschen Pflegegeschichte darstellen:

1. In Österreich gab es keine Rotkreuzmutterhäuser; so kam es auch, dass österreichische Frontschwestern des Ersten Weltkrieges vorwiegend adelige Frauen waren, die sich freiwillig zum Dienst meldeten, aber keine Berufskrankenschwestern.

2. Die Krankenversorgung durch Diakonissen hatte aufgrund der kleinen Zahl von Angehörigen protestantischer Religionsgemeinschaften nur geringen Stellenwert.

3. Die Rekrutierung der bürgerlichen Frau für die Krankenpflege als typischer Frauenberuf war nicht von so großer Bedeutung.

Die Wiener Medizinische Schule entwickelte sich seit dem 18. Jahrhundert und erlangte Weltruf. Durch die Weiterentwicklung in der Medizin sahen auch Ärzte Handlungsbedarf zur Verbesserung der Krankenpflege. Ein erster Versuch waren die „außerordentlichen Vorlesungen über den Krankenwärterdienst", initiiert vom Mediziner **Maximilian Schmidt** im Jahr 1812. Die Vorlesungen, die sonntags stattfanden, wurden entgegen seinen Erwartungen vom Wartpersonal jedoch nicht angenommen – was nicht weiter verwundert, wenn man die Arbeitsbedingungen genauer betrachtet.

Was blieb, war die Einsicht, dass Veränderungen dringend nötig waren. 1823 entstanden die „Verhaltungs-Vorschriften für die Wärtersleute im Allgemeinen Krankenhause, in der Irrenanstalt und im Gebärhause zu Wien" (Dorffner 2000, S. 42). Ein Provisionssystem wurde eingeführt, um die Verweildauer in der Krankenpflege, die häufig nur als vorübergehende Existenzsicherung betrachtet wurde, zu erhöhen. In der zweiten Hälfte des

19. Jahrhunderts griff **Theodor Helm**, ab 1856 Direktor des Wiener Allgemeinen Krankenhauses, erneut die Problematik auf. Sein vorrangiges Ziel, das „Niveau der Pflege zu heben, um sie den medizinischen Ansprüchen anzupassen" (Dorffner 2000, S. 48), versuchte er auf verschiedenste Weise zu erreichen. Seine bedeutendste Reform war es, die Arbeit des Wartpersonals zu erleichtern, indem er Tagelöhnerinnen anstellte, die für grobe Arbeiten zuständig waren.

Den „Verhaltungs-Vorschriften" folgte 1870 als weiterer Versuch einer Verbesserung die „Dienstanweisung für das Wartpersonale des k. k. Allgemeinen Krankenhauses": Die Aufgaben der Wärterinnen wurden darin genauer beschrieben, die Anforderungen an Anwärterinnen auf eine Stelle erhöht und die Arbeitsbedingungen gelockert. Nach wie vor fehlte jedoch eine fundierte Ausbildung. Den Wärterinnen wurde vielfach nachgesagt, dass sie die Patient*innen nur unzureichend versorgten bzw. die Versorgung von Trinkgeldern abhängig machten. Es gab unter ihnen aber auch engagierte Frauen, die für ihre Rechte kämpften. Sie traten der Gewerkschaft bei und gründeten den „**Verein der Krankenpfleger und Pflegerinnen**"; ihre Anliegen wurden in der „Arbeiterinnen-Zeitung" veröffentlicht. Der Erfolg blieb aus; unter anderem machte die angespannte finanzielle Situation des Krankenanstaltenfonds alle Bemühungen zunichte.

In Österreich überwog schon im Jahr 1836 die Anzahl der weltlichen Pflegenden jene der geistlichen. Dieses Verhältnis war stark durch das Wiener Allgemeine Krankenhaus geprägt, in dem nur weltliches Personal beschäftigt war. Aber auch ohne Wien betrug das Verhältnis geistlich zu weltlich bereits 1 zu 1,8. Die Annahme, dass die katholischen Ordensgemeinschaften eine tragende Rolle spielten, ist also nicht nachweisbar (vgl. Walter 2004b, S. 26). Dieser Umstand fiel auch Zeitgenossen auf:

> „*Es wunderte mich, dass in den Spitälern Österreichs, das doch zum größten Theile katholisch ist, so wenige barmherzige Schwestern mit der Krankenpflege beschäftigt sind, während zum Beispiel in dem fast ganz protestantischen Preußen dieser fromme und mildthätige Orden weit mehr verbreitet ist.*" (1851; zit. nach Walter 2004a, S. 34)

Hauptsächlich waren es zwei **Ordensgemeinschaften**, die in Österreich tätig waren: die **Barmherzigen Brüder** und die **Elisabethinen**. In den 20er-Jahren des 19. Jahrhunderts kamen die **Barmherzigen Schwestern** dazu, deren Zahl rasch wuchs.

Gegen Ende des Jahrhunderts hatten die Pflegeorden das Wartpersonal zahlenmäßig überholt und waren zur ernsthaften Konkurrenz geworden. Der Pflegedienst wurde als Wartdienst bezeichnet, und Wärterin/Wärter war die übliche Berufsbezeichnung; erst als es die ersten ausgebildeten Pflegerinnen gab, entstand der negative Beigeschmack.

Die im Vergleich sehr angesehenen Ordensschwestern erhielten weniger Lohn und gaben sich mit den vorhandenen Arbeitsbedingungen zufrieden. Die traditionell christliche Sicht der Pflege als Akt der Nächstenliebe war sicher mit ein Grund dafür, dass man es nicht als notwendig erachtete, Geld in die Ausbildung zu investieren. Im selben Zeitraum kam es auch immer mehr zu einer Verweiblichung des Berufes; der Anteil der Wärter sank im Zeitraum von 1784 bis 1850 von der Hälfte auf rund ein Zehntel (vgl. Walter 2004b, S. 32). Die Gründe dafür lassen sich aus einer Anordnung der niederösterreichischen Landesregierung aus dem Jahr 1796 sehr gut erkennen:

> *„Man hat wahrgenommen, daß das weibliche Geschlecht, theils weil es mehr für die Reinlichkeit aufgelegt, und mehr nüchtern – theils auch des größeren Mitleides gegen die Kranken empfänglich ist, bey Bedienung der Kranken einen entschiedenen Vorzug verdiene, der noch dadurch begreiflicher wird, daß ein Weib mit der mäßigen Belohnung, welche von dem Spitale den Krankenwärtern abgereicht wird, weit leichter, als ein Mann auslangen und daher zufriedener leben, und stäts besseren Willen behalten könne. Daher wird der Spitals Verwaltung- und Kontrolirung hiemit aufgetragen von nun an darauf bedacht zu seyn: daß künftig selbst zur Bedienung kranker Männer auf den gemeinsamen Krankensälen, mehr Wärterinnen, als Wärter aufgenommen werden, wobey es sich von selbsten versteht, daß bei der diesfälligen Auswahl immer auf ein gesetztes Alter, gesunde Leibeskonstituzion, und tadellosen Lebenswandel zu sehen seyn wird."* (zit. nach Walter 2004a, S. 81)

Wärter*innen wurden für den Wartdienst angelernt und galten allgemein als ungebildet und aus niedrigen sozialen Schichten kommend. Dies traf auf einen Großteil, jedoch nicht auf alle Wartpersonen zu. Die Krankenwartung zählte nicht zu den ehrbaren Berufen, obwohl die Arbeit sicherlich anstrengend und mühsam war. In der Krankenhaushierarchie waren die Wärterinnen den Ärzten und der Verwaltung unterstellt, die sogenannten Oberkrankenpfleger waren Verwaltungsbeamte und keineswegs in der Hierarchie aufgestiegene Wärter. Das bedeutete auch, dass die Wärterinnen in fachlicher und berufspolitischer Sicht keine standeseigene Vertretung hatten. Vergehen wie unerlaubtes nächtliches Fernbleiben oder rohes Benehmen gegen die Kranken durften mit Arrest oder zeitweiliger Entlassung bestraft werden. Vorgesehen war auch die körperliche Züchtigung, von welcher aber anscheinend kein Gebrauch gemacht wurde (vgl. Walter, 2004a, S. 147).

Arbeitszeiten von 24 Stunden und mehr waren an der Tagesordnung, ebenso die ständige Bereitschaft, die durch den Zwang, im Krankenhaus zu wohnen, gesichert wurde. Berühmt sind die Holzverschläge in den Krankensälen des Wiener Allgemeinen Krankenhauses, die als Schlafstätte für das Personal dienten. Die Schlafkojen in den Krankenzimmern wurden später durch eigene Schlafsäle ersetzt, und ein „Radldienst" wurde eingeführt, der regelmäßig freie Nachmittage erlaubte. Trotzdem waren viele der Wärterinnen verheiratet und hatten Kinder.

Das Wartpersonal der Wiener k.k. Fondskrankenanstalten hatte allerdings ein Privileg, das kaum eine andere Berufsgruppe hatte, nämlich das Recht auf eine geringe Altersversorgung. Das Wärtertum war vor allem in Wien von großer Bedeutung; in den Bundesländern waren die katholischen Ordensgemeinschaften stärker vertreten.

6.2 Reformbestrebungen und die ersten Krankenpflegeschulen

Wie es damals um die Pflege in Österreich bestellt war, formulierten die amerikanischen Pflegehistorikerinnen Mary Adelaide Nutting und Lavinia Lloyd Dock in ihrem 1907 erschienenen Buch „A History of Nursing" recht drastisch: „In no country is a more crushed and downtrodden nursing personnel to be found" (Nutting/Dock 1907, S. 515).

Es gab also Bestrebungen, die Situation zu verbessern. Von staatlicher Seite war man bemüht, eine geregelte Ausbildung zu initiieren. Bevor es jedoch zur „Verordnung des Ministers des Inneren vom 25. Juni 1914, betreffend die berufsmäßige Krankenpflege" kam, wurden bereits Krankenpflegeschulen gegründet, wie hier exemplarisch dargelegt werden soll.

6.2.1 Das Rudolfinerhaus, Theodor Billroth und das Mutterhaussystem

Die einzige Krankenpflegeschule in Österreich mit Mutterhaussystem war die Schule am Rudolfinerhaus, gegründet 1882. Nach Seidl und Walter (2014, S. 17) versteht man unter einem weltlichen Mutterhaussystem „eine Ausbildungsstätte für Krankenpflegerinnen und eine Heimstätte für die an dieser Anstalt ausgebildeten Pflegerinnen, die für sie sorgt, solange sie im Verband bleiben und wegen Heirat oder anderen Gründen den Verband verlassen (müssen)".

Das bedeutet auch, dass man gemeinsam in einem familiär geführten Schwesternverband wohnte und lebte; meist war damit auch ein gewisses Ansehen verbunden. Man trug die gemeinsame Tracht, und soziale Unterschiede wurden dadurch nicht sichtbar. Gemeinsam zu feiern und die Freizeit zu gestalten, sollte den Zusammenhang fördern. Vom Mutterhaus aus wurden Ort und Art des Arbeitseinsatzes bestimmt; man konnte Schwestern auch wieder abberufen oder versetzen (vgl. Seidl/Walter 2014, S. 17 f.). Am Standort des Rudolfinerhauses konnte sich das Mutterhaussystem aufgrund günstiger Bedingungen durchsetzen. In den Statuten ist die Gründung des Krankenhauses explizit zur „Heranbildung von Pflegerinnen" beschrieben. Weiters wird auf die Auswahl der geeigneten Frauen und Mädchen und auf deren zukünftigen Einsatz eingegangen. Namhafte Ärzt*innen, allen voran **Theodor Billroth** und auch **Marie Miller von Aichholz** – sie konnte auf eine Pflegeausbildung in England zurückgreifen – waren persönlich daran interessiert, dass die „Sittlichkeit" gewahrt wurde; das konnte am besten im Mutterhaussystem umgesetzt werden. Weitere Motive waren, dass Pflegerinnen auch in friedlichen Zeiten ein Einsatzgebiet haben sollten und dass man auch höhere Töchter ansprechen wollte und diese standesgemäß behandeln musste. Die „**Rudolfinerinnen**" entwickelten ein starkes Gemeinschaftsgefühl; regelmäßige Feiern, das Ablegen eines Gelöbnisses, Auszeichnungen bei langer Zugehörigkeit taten das

Ihrige dazu. In der Freizeit wurde Wert gelegt auf kulturelle Anregungen; Theater und Konzerte waren ebenso beliebt wie Gespräche im eigenen Garten oder in den Gesellschaftszimmern. Die Schwestern waren ab 1887 krankenversichert, und ein Pensionsfonds wurde eingerichtet. Selbst für den Tod war durch ein eigenes „Schwesterngrab" auf einem Friedhof in der Nähe des Krankenhauses gesorgt. Schwestern, die sich für die Ehe entschieden, mussten den Verband der Rudolphinerinnen verlassen. Durch dieses „Berufszölibat" wurden die Krankenpflegerinnen an den Beruf gebunden und ihre Arbeitskraft stand nur dem Krankenhaus zur Verfügung. Die Mutterhausidee konnte sich bis nach 1945 erhalten und blieb danach auch noch einige Jahrzehnte in modifizierter Form aufrecht, unter anderem wurde das Heiraten erlaubt (vgl. Seidl/Walter 2014, S. 17–21).

Durchgesetzt hat sich das Mutterhaus in Österreich aber nicht, weil es lieber gesehen wurde, wenn Pflege von katholischen Ordensgemeinschaften übernommen wurde. Die Zahl der geistlichen Schwestern war dennoch nicht sehr hoch, Wärterinnen waren nach wie vor im Einsatz. Zudem bildete man – organisiert durch das Österreichische Rote Kreuz – Pflegerinnen vorwiegend für den Kriegseinsatz aus, verzichtete aber aus Kostengründen auf das Mutterhaus, das in Friedenszeiten hätte erhalten werden müssen.

Untrennbar mit dem Rudolfinerhaus ist der Name **Theodor Billroth** verbunden; er wird auch als **„Vater der Chirurgie"** bezeichnet. Billroth wurde am 26. April 1829 in Bergen auf Rügen geboren. 1867 kam er als Lehrbeauftragter nach Wien; ein sehr guter Ruf als „kühnster Chirurg" eilte ihm voraus. Die Kenntnis der Desinfektion erlaubte es zu dieser Zeit, auch schwierigere chirurgische Eingriffe vorzunehmen. 1881 nahm er an einer Krebspatientin eine Magenresektion vor, die Patientin überlebte diesen Eingriff vier Monate lang; bei der Obduktion zeigte sich, dass die Nahtstellen im Magen verheilt waren. Billroth perfektionierte seine Operationstechnik, die bis heute in modifizierter Form angewandt wird (vgl. https://www.meduniwien.ac.at/hp/1/area51/education/historische-meilensteine/theodor-billroth/).

Für den Pflegeberuf von größerer Bedeutung war aber die bereits erwähnte Gründung der **Pflegeausbildung am Rudolfinerhaus**. Bewusst setzte Billroth diesen ersten Schritt nicht im Allgemeinen Krankenhaus, in dem er auch tätig war, weil er der Meinung war, Reformideen ließen sich eher in einer kleinen Institution verwirklichen. Er behielt recht – es gelang ihm, unverheiratete Frauen mit guter Vorbildung dafür zu interessieren. Die Ausbildung dauerte drei Jahre, der Unterricht umfasste Theorie und Praxis. Nach bestandener Prüfung am Ende des ersten Jahres erhielten die Schwestern ihre Pflegerinnenbrosche, nach dem zweiten Jahr ihr Pflegerinnendiplom und nach dem dritten das „Rudolphiner-Diplom". Konnte man eine fünfjährige Dienstzeit nachweisen, wurde man in den Kreis der Rudolfinerinnen aufgenommen und bekam eine Anstellung auf Lebenszeit zugesichert. Die Rudolfinerinnen galten als äußerst qualifiziert, und ihr guter Ruf setzte neue Maßstäbe für die Pflege. Die Reform der Krankenpflege war ins Rollen gekommen, aber zu diesem Zeitpunkt gab es für die Ausbildung keine gesetzlichen Grundlagen.

Theodor Billroth starb am 6. Februar 1894 in Abbazia, Istrien. In seinem Gedenken verleiht die Österreichische Gesellschaft für Chirurgie jährlich den **Theodor-Billroth-Preis** für die beste wissenschaftliche Arbeit im Bereich der experimentellen Chirurgie.

6.2.2 Das Pflegerinneninstitut am Allgemeinen Krankenhaus in Wien – die Blauen Schwestern

Schwester A. Mayr schreibt 1954 anlässlich der 50-Jahr-Feier der „Blauen Schwestern", die am 9. Dezember 1945 im Hörsaal der I. Chirurgischen Klinik begangen wurde, dass im Jahr 1896 mit der Bestellung von **Dr. Viktor Mucha** als Direktor des Allgemeinen Krankenhauses eine **„Aera der Reformen"** begann, die bald auch die Krankenpflege erfassen sollte, da Direktor Mucha ihr schon immer sein besonderes Augenmerk zugewendet hatte. 1903 wurden daher Unterrichtskurse für Krankenpflege eingerichtet. Als besonders verdienstvoll in dieser Angelegenheit erwiesen sich Dr. Knödl und Dr. Wagner-Jauregg sowie Professor Mosetig. Auffällig war, dass in erster Linie auswärtige Teilnehmerinnen und nur ein Bruchteil der im Hause Beschäftigten diese Kurse besuchten (vgl. Mayr 1954, S. 7 f.).

Der Baufortschritt des AKH und die neu eröffnete Lupusheilstätte erforderten Personal. Mucha entwickelte die Idee, ein Pflegeinstitut zu errichten, um den „Wiener Fondsanstalten tüchtige, geschulte und weltliche Krankenpflegerinnen auszubilden". Diese sollten „im gemeinschaftlichen Haushalte" leben, eine einheitliche Tracht tragen und der unmittelbaren Leitung einer Oberin unterstehen, der zur Überwachung und Besorgung administrativer Obliegenheiten Oberschwestern beigestellt werden sollten. Das Institut sollte dem Krankenhaus angegliedert sein und der Oberleitung des Direktors unterstehen. Die Ausbildung war für ein Ausbildungs- und ein Probejahr geplant. Lücken in der Allgemeinbildung sollten durch entsprechenden Unterricht davor aufgeholt werden. Der Plan wurde genehmigt, und 1904 konnte **Oberin Marie Auer** 28 zukünftige Pflegerinnen in der Spitalgasse 23 begrüßen. Sie erhielten beim Eintritt blaue Waschkleider, Schürzen und Hauben – daher der Name **„Blaue Schwestern"**. Sechs Monate lang erhielten die „Probeschülerinnen" kein Taschengeld.

Der Versuch, weitere Einrichtungen zu eröffnen, scheiterte, obwohl die Personalsituation weiterhin schlecht war. Mit September 1913 sollte „Die Erste Krankenpflegeschule des Wiener Krankenanstaltenfonds" in Betrieb gehen (vgl. Mayr 1954, S. 8 f.). Am 22. November 1913 wurde die Krankenpflegeschule des Wr. k. k. Krankenanstaltenfonds von Kardinal Dr. Friedrich Gustav Piffl feierlich eingeweiht und als **erste staatliche Krankenpflegeschule Österreichs** eröffnet. Der Minister des Inneren hielt eine Ansprache, in welcher er hervorhob, dass „... die Errichtung dieser Schule den ersten sichtbaren Schritt auf dem Wege der planmäßigen Ausgestaltung des Krankenpflegewesens bedeute, welche bisher der Entwicklung der der Heilkunde nicht zu folgen vermochte." (ebd., S. 11)

Hofrat Dr. Knödl unterrichtete ganz ohne Behelfe, aber dafür mit „Lammbeuschl und Schweinsherz"-Anatomie. Oberin Auer und Lehrschwester Dorothee übernahmen die Krankenpflegetechnik.

Die Leitung wurde dem ärztlichen Direktor übertragen, den Unterricht sollten Spitalsärzte, unterstützt von der Oberin und erfahrenen Schwestern,
erteilen. Die Schule bekam zudem den Auftrag, regelmäßige praktische
und theoretische Fortbildungskurse zu organisieren. Mit Gräfin Helene
Sternberg erhielt die Schule die erste Oberin, 60 Schülerinnen bilden den
ersten Lehrgang. Schwester A. Mayr (1954, S. 12) schreibt abschließend:

> *„Wie viele Schwestern sind durch dieses ehrwürdige Haus gegangen, sind mit
> großen Idealen hergekommen, haben ihr Leben hier gelebt im Dienste der
> Nächstenliebe, Heimat ist ihnen dieses Haus geworden, alt und grau gewor-
> den. Verlassen sie es im Bewußtsein treu erfüllter Pflicht und in Dankbarkeit
> gegen alle jene, die ihnen Wissen und Können vermittelt und sie befähigt
> haben, Vielen Vieles sein zu können. Mögen auch die jungen Schwestern stets
> eingedenk sein dieser Dankesschuld und sie umsetzen in den Leitspruch über
> dem Eingang in das Allgemeine Krankenhaus:*

> *‚Saluti et solatio aegrorum!‘“*

Bald waren die „Blauen Schwestern" bekannt; ihr Ansehen stieg, als sie
sich in der Praxis bewährten. Vielfach hatten sie aber auch zu kämpfen;
die Ordensschwestern fürchteten um ihr Ansehen. Das Wärtertum hatte
das Bild der Pflege nachhaltig geprägt, und viele Ärzte fürchteten, dass die
Schwestern womöglich zu selbstständig sein könnten. Das Pflegerinneninstitut orientierte sich zwar am Mutterhaussystem, da die Zöglinge „im
gemeinsamen Haushalte" lebten, erlangte aber diesbezüglich nie denselben Status wie das Rudolfinerhaus.

Die Etablierung des Pflegerinneninstitutes schritt nur zögerlich voran
und gelang nie endgültig; 1919 wurde es aufgelöst.

6.3   Von der Verordnung des Ministers des Inneren vom 25. Juni 1914 bis zum Gesundheits- und Krankenpflegegesetz 2016

Wenige Tage vor dem Attentat in Sarajewo erschien die „Verordnung des
Ministers des Inneren vom 25. Juni 1914, betreffend die berufsmäßige
Krankenpflege". Damit gelang ein entscheidender Schritt für die Pflege:
Sie erhielt eine gesetzliche Grundlage und war zum Beruf mit geregelter
Ausbildung geworden.

In dieser Verordnung wurde festgelegt, dass die Schulen an Krankenanstalten angeschlossen sein mussten; der Unterricht hatte in Theorie und
Praxis zu erfolgen. Vorstand der Schule war der leitende Arzt der Anstalt,
die Schuloberin stand dem Internat vor. Ihr oblag die Beaufsichtigung und
Anleitung der Schülerinnen; das Verhalten der Schülerinnen durfte sie beurteilen, nicht jedoch deren theoretisches Wissen – das überließ man den
Ärzten.

§4 der Verordnung regelte die Aufnahmebedingungen für Schülerinnen: österreichische Staatsbürgerschaft, die Vollendung des 18. Lebensjahres, Unbescholtenheit, körperliche und geistige Eignung, erfolgreiche Absolvierung der Bürgerschule (dreijährige Schule; gilt als Vorläufer der Hauptschule) oder eine andere entsprechende Ausbildung. Weiters wurde verlangt, dass die Bewerberinnen keine unmündigen Kinder oder einen eigenen Haushalt zu versorgen haben (§4 Abs. 6).

§16 regelte die Aufnahme von „Personen männlichen Geschlechts" in die Ausbildung. Im Gegensatz zum Medizinstudium war es üblich, die Eignung der Bewerberinnen für diesen Beruf zu überprüfen. Im Vordergrund standen dabei Charaktereigenschaften (Fleiß, Geduld, Aufopferungsbereitschaft, ...) und moralische Aspekte; Intelligenz schien keine so große Rolle zu spielen. „Intelligenz ist notwendig, soll aber in der Krankenpflege nie höher als die Eigenschaft des Herzens gewertet werden" (Schwarzenberg 1935; zit. nach Wachter, 2010, S. 24).

Die Dauer der Ausbildung war mit zwei Jahren festgelegt. Das erste Jahr wurde als „Lehrjahr" bezeichnet, die Schülerinnen waren „Pflegeschülerinnen". Nach Ablauf dieses Jahres kamen sie in das „Probejahr" und wurden zu „Probepflegerinnen". In der Theorie standen Fächer wie die „Lehre vom Baue und von der Tätigkeit des menschlichen Körpers", Grundzüge der Krankheitslehre, Hygiene und allgemeine Krankenpflegetechnik auf dem Stundenplan. Die praktische Ausbildung fand u.a. an Abteilungen für innere Erkrankungen, Chirurgie, auf Kinderabteilungen, im Küchenbetrieb, in administrativen Bereichen und im öffentlichen Gesundheitsdienst statt. In §6 wurde ausdrücklich darauf hingewiesen, dass bei der Ausbildung auf „die Stellung der Krankenpflegepersonen als Hilfskräfte des Arztes und auf die dadurch bedingte Begrenzung des Lehrstoffes Rücksicht zu nehmen" sei. Nach zwei Jahren wurden eine theoretische und eine praktische Diplomprüfung abgelegt und die nunmehr diplomierten Krankenpflegerinnen erhielten eine „Ehrendekoration". Das Diplom war somit die Berechtigung für die Ausübung der Krankenpflege.

Für das Wartpersonal gab es Übergangsbestimmungen und Ergänzungskurse; sie konnten auf diesem Weg das Diplom erwerben.

Der Ausbruch des Ersten Weltkrieges verzögerte aber die weitere Entwicklung. Nun rächte sich die Tatsache, dass die gesetzlich geregelte Ausbildung so lange auf sich hatte warten lassen. Es gab viel zu wenig geschultes Personal für die Kriegskrankenpflege; man zog daher Schwestern aus der Schweiz und Deutschland dazu heran, deren Gehaltsforderungen aber deutlich über dem österreichischen Niveau lagen. Man musste das Lohnniveau anpassen – etwas, das zuvor lang gefordert, aber nie umgesetzt worden war.

Während des Ersten Weltkrieges gab es nur behelfsmäßige Schulungen. Der erste Kurs für Kriegskrankenpflegerinnen wurde am Wilhelminenspital in Wien abgehalten. Erst nach 1918 kam es zur Gründung neuer Krankenpflegeschulen in Wien, Innsbruck und Graz. Die Zeit von 1919 bis 1934 kann als Periode des Aufschwungs angesehen werden. Berufsverbände entstanden innerhalb der sozialdemokratischen und christlichen Gewerkschaften.

1933 wurde der **„Verband der diplomierten Pflegerinnen Österreichs"** gegründet, der in den ICN aufgenommen wurde. In Zeitschriften wurde über die Entwicklung der Pflege berichtet. Die Weltwirtschaftskrise und die politischen Repressionen, die der Ständestaat mit sich brachte, beendeten diese Periode (vgl. Walter 2003, S. 27). 1932 umfasste die theoretische Ausbildung insgesamt 472 Stunden, davon waren 315 Stunden medizinische Fächer, 112 allgemeine Fächer und 45 Pflegefächer (vgl. ebd., S. 35). Die Eigenschaften einer „guten Schwester" blieben dieselben.

Schwester Hanna Katz, Lehrerin an der staatlichen Krankenpflegeschule des Wilhelminenspitals in Wien, schreibt in ihrem 1926 erschienenen Buch „Einführung in die Krankenpflege":

> *„Es gibt keinen zweiten Beruf, der ein solches Maß von Pflichtbewußtsein, ein solches Hintansetzen der eigenen Person verlangt, wie die Krankenpflege" (Katz 1926, S. 10).*

> *„Der theoretische Unterricht [...] hat keinen anderen Zweck, als sie für ihre Tätigkeit im Krankensaal vorzubereiten [...] keinesfalls aber, ihr Bruchstücke medizinischen Wissens beizubringen, um sie zum Kurpfuschertum heranzubilden" (ebd., S. 13).*

> *„Dem vorgesetzten Arzte gegenüber sei die Schwester stets zuvorkommend, höflich und bescheiden; jede Vertraulichkeit hat sie strengstens zu meiden" (ebd., S. 14).*

> *„In den Pflegerinnenschulen erfolgt die Ausbildung zur Krankenpflege in einem Internate, in der richtigen Erkenntnis, daß die Unterweisung der Pflegeschülerin nicht nur in der praktischen und theoretischen Schulung bestehen könne, daß sie vielmehr zu diesem Beruf erzogen werden müsse, weil eben dieser Beruf an seine Vertreter besondere Anforderungen stellt" (ebd., S. 16).*

Nach Seymer (1936, S. 173) gab es im Jahr 1936 acht Krankenpflegeschulen, fünf davon in Wien. Mit dem „Anschluss" Österreichs an Deutschland im März 1938 erfolgte auch die Anpassung an das deutsche System (siehe Kapitel 5). Es sei hier nochmals ausdrücklich darauf hingewiesen, dass auch in Österreich Euthanasie stattgefunden hat und österreichisches Pflegepersonal unmittelbar daran beteiligt war. Der Aufschwung der Pflege, der vor dem Krieg zu verzeichnen war und sich im Bemühen um eine Pflegebildung und in Ansätzen zur beruflichen Organisation zeigte, wurde durch den Zweiten Weltkrieg unterbrochen.

1949 wurde im Bundesgesetz Nr. 93/1949 betreffend die Regelung des Krankenpflegewesens die Dauer der Ausbildung für die Krankenpflege mit drei Jahren festgesetzt. Das Mindestalter für den Eintritt in die Ausbildung wurde mit 18 Jahren festgesetzt. Im Berufsbild des Gesetzes heißt es:

> *„Die Krankenpflege umfaßt die Pflege bei Krankheiten aller Art einschließlich der Wochenpflege, der Pflege geistiger und seelischer Krankheiten sowie der Hilfeleistung bei ärztlichen Anordnungen bei der Heilbehandlung" (§ 2, Abs. 1).*

*„Die im § 1 genannten Personen haben in Ausübung ihres Berufes die Anord-
nungen des verantwortlichen Arztes genau einzuhalten. Jede eigenmächtige
Heilbehandlung, insbesondere die Vornahme von Eingriffen aller Art, ist ihnen verboten." (§ 12)*

1948 kam es zur Gründung der „**Vereinigung der diplomierten Krankenschwestern und Krankenpfleger Österreichs**" und ein Jahr später zur
Gründung der Fachgruppenvereinigung.

Die folgenden Jahre waren von wenig Eigenständigkeit der Berufsgruppe
geprägt. Während in den englischsprachigen Ländern die Entwicklung der
Pflegetheorien voranschritt (Dorothea Orem veröffentlichte ihre Theorie
Ende der 1950er-Jahre), war die Pflege in Österreich mehr ein ärztlicher
Hilfsdienst und noch weit von Professionalisierungsbestrebungen entfernt.

Ab der zweiten Hälfte der 1950er-Jahre war der „Schwesternmangel"
Thema; ein Grund lag in der sinkenden Anzahl der geistlichen Schwestern; zudem gab es vermehrt attraktive Berufsangebote für Frauen, obwohl
der Schwesternberuf als idealer Beruf für die Frau angesehen wurde. In
der Zeitschrift „Freundin" (Ausgabe 10/1963) wurden, aufbauend auf die
Frauenfachschule, neben hauswirtschaftlichen Berufen die Arbeitsfelder
„Kinderpflegerin", „Säuglingsschwester" und „Krankenschwester" als besonders geeignet für junge Frauen genannt.

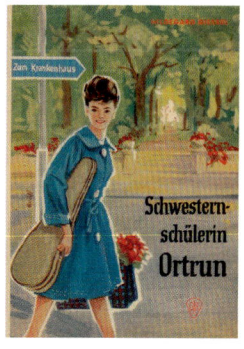

In Mädchenbüchern
der 1960er-Jahre wie
„Schwesternschülerin
Ortrun" von H. Diessel
spiegelt sich dieses Bild
ebenso.

Männliche Pflegepersonen waren in der Minderheit und eher in der psychiatrischen Versorgung anzutreffen.

1961 wurde das **Eintrittsalter** für die Ausbildung auf **17 Jahre** herabge-
setzt; man hoffte auf mehr Bewerberinnen. Die Anzahl der Theoriestunden
erhöhte sich auf 630, 100 davon entfielen auf Pflegefächer. 1969 wurde die
Anzahl der Unterrichtsstunden erneut auf 790 Stunden erhöht, 180 davon
waren für die Pflegefächer vorgesehen. Es gab aber auch noch Inhalte mit
hauswirtschaftlichem Hintergrund, wie Haushalts- und Küchenbetrieb inklusive Zubereitung von Kranken-, Diät- und
Säuglingskost.

Auch in der Praxis wurden den Pflegenden viele hauswirtschaftliche Tätigkeiten abverlangt. Es war durchaus üblich,
dass Pflegekräfte die Böden mit Karbol aufwischten. Mit der
ersten Krankenpflegeverordnung 1973 wurden diese Inhalte
als nicht mehr berufsrelevant betrachtet und verschwanden
aus der Ausbildungsverordnung. In der Praxis dauerte es unterschiedliche lange, bis diese Tätigkeiten nicht mehr als Teil
der Pflegearbeit angesehen wurden; in manchen Krankenhäusern Österreichs gab es erst seit den 1990er-Jahren auch
am Wochenende Reinigungspersonal; davor waren viele Rei-
nigungsarbeiten von den Pflegenden übernommen worden.

Von 1973 bis 1997 waren im Rahmen der theoretischen Ausbildung insgesamt 1.850 Stunden zu absolvieren: 490 Stunden
Pflegefächer, 700 Stunden medizinische Fächer, 500 Stunden
allgemeine Fächer wie z. B. Englisch und Leibesübungen so-

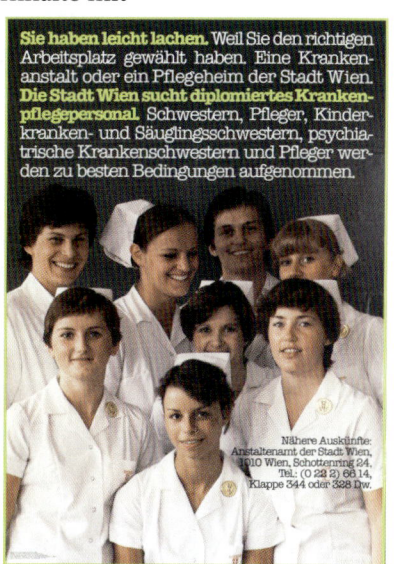

Werbung für den Pflegeberuf 1979/Wien

wie 160 Stunden sozialwissenschaftliche Fächer. Bereits 15-Jährige konnten in die Krankenpflegeausbildung einsteigen und das sogenannte „erste Ausbildungsjahr" absolvieren. Es war dies ein allgemeinbildendes Jahr mit Fächern, die schon auf die eigentliche Berufsausbildung vorbereiten sollten. Die berufliche Bildung war dem zweiten bis vierten Schuljahr zugeordnet. Mit zehn positiv absolvierten Schuljahren und mit mindestens 16 Lebensjahren konnte man direkt in die Berufsausbildung einsteigen.

Der Schwesternmangel hatte trotzdem Bestand; man versuchte, über die Einstellung von Pflegepersonal aus fernöstlichen Ländern mehr Personal zu rekrutieren. Stationsgehilfen sollten das Pflegepersonal bei ihrer Arbeit unterstützen. Stationsgehilfen waren Personen ohne Ausbildung, die bis Ende der 1980er-Jahre am Krankenbett tätig waren.

Parallel dazu entstanden die ersten Initiativen, die Berufsgruppe der Pflege an den tertiären Bildungsbereich anzubinden; dies war meist auf einzelne Aktivitäten beschränkt. Die ersten Ausbildungen für lehrendes und leitendes Personal wurden 1981 als Universitätslehrgänge geführt (vgl. Rappold; zit. nach Mayer 2009, S. 10 f.).

Mit dem **Gesundheits- und Krankenpflegegesetz von 1997** wurden die Tätigkeitsbereiche der Pflege definiert und wurde auch die Ausbildung erneut verändert. Das Ausmaß der Theoriestunden wurde auf 2.000 angehoben und gänzlich neue Inhalte, wie z. B. Gesundheitserziehung und Gesundheitsförderung einschließlich Arbeitsmedizin, wurden ab sofort unterrichtet. Die mündlichen Diplomprüfungen bestanden im Gegensatz zu vorher nur mehr aus pflegerischen Fächern.

Während in fast allen Ländern Europas und weltweit die Berufsausübung längst an ein Studium gekoppelt war, wurde in Österreich 1997 zwar das Fach „Pflegewissenschaft und -forschung" Inhalt der Grundausbildung, die Ausbildung an sich blieb aber im sekundären Bildungsbereich.

An der Universität Wien wurde es im Studienjahr 1999/2000 möglich, für das IDS (Individuelles Diplomstudium Pflegewissenschaften) zu inskribieren. Entgegen den Erwartungen interessierten sich auch viele Personen ohne pflegerische Vorkenntnisse für dieses Studium, der Lehrplan bzw. die Zugangsvoraussetzungen mussten daher adaptiert werden. Der Abschluss des Studiums führte nicht zur Berufsberechtigung; das IDS lief deshalb mit 2012 aus. 2004 wurde der erste **Lehrstuhl für Pflegewissenschaft an der Universität Wien** gegründet (ebd., S. 12). Im Vergleich dazu: Der erste Lehrstuhl für Pflegewissenschaften in den USA ist auf das Jahr 1907 datiert.

Seymer (1936, S. 188) schreibt dazu:

> *„Es hat ganz allgemein den Anschein, daß solche Verbindungen zwischen Krankenpflegeschulen und Universitäten immer zahlreicher und immer wichtiger werden: ein Zusammenarbeiten beider Schulsysteme wird für die Ausbildung in der Krankenpflege zweifellos wachsenden Wert gewinnen."*

Heftige Diskussionen um ihre Ausbildung entstanden in den 1980er-Jahren in Zuge der Vorfälle in Lainz, bei denen mehrere Pflegebedürftige durch Verabreichung von Insulin oder durch die sogenannte „Mundpflege" von Pflegekräften getötet worden waren.

Eine gute Möglichkeit, um sich die Veränderungen der letzten Jahrzehnte zu veranschaulichen, ist, Lehrbücher, Zeitschriften, Praxisbeurteilungen und Lehrpläne aus der Zeit vor 1997 mit den aktuellen zu vergleichen.

Die Anbindung an die Universitäten bzw. ein tertiäres Bildungsniveau für die Pflege wurden bereits 1936 gefordert und hielten in den letzten Jahren in Österreich zunehmend Einzug. Öffentliche und private Universitäten im gesamten Bundesgebiet kooperierten mit Gesundheits- und Krankenpflegeschulen; es gibt und gab vermehrt Möglichkeiten, den Pflegeberuf auf tertiärem Bildungsniveau zu erlernen.

Seit Inkrafttreten des Gesundheits- und Krankenpflegegesetzes 2016 ist die Ausbildung im gehobenen Dienst für Gesundheits- und Krankenpflege nun per Gesetz an **Fachhochschulen** vorgesehen. Die Ausbildung in den Pflegeberufen ist dreistufig. Der gehobene Dienst in der Gesundheits- und Krankenpflege schließt mit einem Bakkalaureat ab. Die Spartentrennung (spezielle Grundausbildungen und allgemeine Gesundheits- und Krankenpflege) gibt es nicht mehr, der/die Generalist*in soll in Zukunft alle Patient*innengruppen in allen Settings betreuen. Statt den drei Tätigkeitsbereichen sind die Aufgaben nun als Kompetenzen formuliert, wie beispielsweise als „pflegerische Kernkompetenzen". Das Kompetenzprofil hat sich zudem erweitert.

Dem gehobenen Dienst der Gesundheits- und Krankenpflege soll die **Pflegefachassistenz** zur Seite gestellt werden. Pflegefachassistent*innen haben eine zweijährige Ausbildung, deren Zugangsvoraussetzung zehn positiv abgeschlossene Schulstufen sind. Die ehemalige „Pflegehilfe" wird damit zur **Pflegeassistenz**, die Ausbildungsdauer beträgt weiterhin ein Jahr. Die Durchlässigkeit im Bildungssystem soll gewährleistet werden.

Will man den Ansprüchen des/der Generalist*in gerecht werden, wird noch viel Arbeit in die Gestaltung der Ausbildungen investiert werden müssen. Auch die Auswirkungen auf das tägliche Arbeiten bleiben abzuwarten. Vielfach sind Projekte initiiert worden, um die Zusammenarbeit im Rahmen des Skill- und Grademix zu gestalten.

Miriam Hirschfeld beschreibt in ihrer Definition der Pflege für die WHO unter anderem, dass Pflegende den Auftrag haben, sich um gesellschaftliche Anliegen zu bemühen und politisch aktiv zu sein. Es ist daher auch die Aufgabe der Berufsgruppe, sich mit der weiteren Entwicklung des Berufes zu beschäftigen und diese aktiv mitzugestalten. Eine Anhebung des Bildungsniveaus scheint, im internationalen Vergleich betrachtet, ein erster Schritt in diese Richtung zu sein.

Vertiefung des Lernstoffes

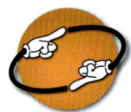

Zusammenfassung

- ▶ Pflegerinneninstitut am Wiener Allgemeinen Krankenhaus
- ▶ Krankenpflegeschule Rudolfinerhaus
- ▶ Theodor Helm
- ▶ Theodor Billroth
- ▶ Elisabethinen
- ▶ „Verordnung des Ministers des Inneren vom 25. Juni 1914, betreffend die berufsmäßige Krankenpflege"
- ▶ „Verband der diplomierten Pflegerinnen Österreichs"
- ▶ Diplomstudium Pflegewissenschaft
- ▶ Gesundheits- und Krankenpflegegesetz (GuKG) 1997 und 2016

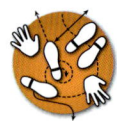

Zum Üben

1. Welche Unterschiede gibt es in der Entwicklung des Pflegeberufes zwischen Österreich und Deutschland?
2. Welche Gründe für die „Verweiblichung" der Pflege findet man in Österreich?
3. Wie waren die Arbeitsbedingungen der Wärterinnen im 19. Jahrhundert?
4. Welche Reformbestrebungen zur Verbesserung der Arbeitsbedingungen und zum Ausbildungsstand der Wärterinnen gab es?
5. Wo entstand die erste Krankenpflegeschule Österreichs, wer hat sie gegründet?
6. Warum gab es an dieser Schule ein Mutterhaussystem und welche Bedeutung hatte es für die Auszubildenden und Absolventinnen?
7. Was wurde mit der „Verordnung des Ministers des Inneren vom 25. Juni 1914, betreffend die berufsmäßige Krankenpflege" festgelegt und welche Auswirkungen hatte sie?
8. Wie verlief die Entwicklung bis zum Ersten Weltkrieg?
9. Welche Meilensteine gab es seit Ende des Zweiten Weltkrieges?
10. Was hat sich durch die Gesetzesänderung des GuKG 1997 in Österreich verändert?
11. Was hat sich durch die Gesetzesänderung des GuKG 2016 verändert?

Zum Nachlesen

Mayer, Hanna (Hg.) (2009): Pflegewissenschaft: von der Ausnahme zur Normalität. Wien: facultas.
Der Weg der Pflegewissenschaft in Österreich wird in diesem Buch aufgezeigt.

Seidl, Elisabeth/Steppe, Hilde (Hg.) (1996): Zur Sozialgeschichte der Pflege in Österreich. Krankenschwestern erzählen über die Zeit von 1920 bis 1950. Wien: Maudrich.

Seidl, Elisabeth/Walter, Ilsemarie (2014): Realisierung der Idee des „weltlichen Mutterhauses" in Österreich. In: Geschichte der Pflege, 3/1, S.17–29.
Fakten zum Mutterhaussystem des Rudolfinerhauses.

Panke-Kochinke, Birgit (2019): Krankenschwesternromane (1914–2018). Konzepte-Muster-Perspektiven. Frankfurt/Main: Mabuse.
Rund 300 Romane wurden auf Stereotype und Vorurteile hin wissenschaftlich analysiert. Zum Nachdenken, aber zum Schmunzeln.

Literaturverzeichnis

Appert, Benjamin N.M. (1851): Die Gefängnisse, Spitäler, Schulen, Civil- und Militäranstalten in Oesterreich, Baiern, Preußen, Sachsen, Belgien. In: Walter, Ilsemarie (Hg.) (2003): Zur Entstehung der beruflichen Krankenpflege in Österreich. Historicum, Frühling 2003.

Beer, Maria (2001): Frauen im Mittelalter. Die Beginenbewegung. Ergebnisse der Arbeitsgruppe im Rahmen des Seniorenstudiums, Fachbereich Erziehungswissenschaften. Bergische Universität Gesamthochschule Wuppertal.

Bezirksamt Tiergarten von Berlin (1972): 1872 bis 1972. Städtisches Krankenhaus Moabit. Festschrift zum 100jährigen Bestehen. In: Bischoff, Claudia (1994): Frauen in der Krankenpflege. Zur Entwicklung von Frauenrolle und Frauenberufstätigkeit im 19. und 20. Jahrhundert. Frankfurt, New York: Campus.

Bischoff, Claudia (1994): Frauen in der Krankenpflege. Zur Entwicklung von Frauenrolle und Frauenberufstätigkeit im 19. und 20. Jahrhundert, 2. Auflage. Frankfurt/Main: Campus.

Bochnik, Peter A. (1988): Die mächtigen Diener. Die Medizin und die Entwicklung von Frauenfeindlichkeit und Antisemitismus in der europäischen Geschichte. Stuttgart: Rowohlt.

Bolognese-Leuchtenmüller, Birgit/Horn, Sonia (Hg.) (2000): Töchter des Hippokrates. 100 Jahre akademische Ärztinnen in Österreich. Wien: Verlag der Österreichischen Ärztekammer.

Borker, Siegfried/Wiemes, R./Horn-Stracke, H. (1999): Ordensfrauen und Krankenpflege in der Mitte des 20. Jahrhunderts. In: Pflege, 12, S. 335–340.

Dennis, Connie (2001): Dorothea Orem. Selbstpflege- und Selbstpflegedefizit-Theorie. Bern: Huber.

Diller, Hans (Hg.) (1994): Hippokrates. Ausgewählte Schriften. Stuttgart: Reclam.

Dinzelbacher, Peter/Bauer, Dieter (Hg.) (1988): Religiöse Frauenbewegung und mystische Frömmigkeit im Mittelalter. Dokumentation der wissenschaftlichen Studientagung vom 19.–22.3.1986 in Weingarten. Köln, Wien: Böhlau.

Dorffner, Gabriele (2000): „... ein edler und hoher Beruf". Zur Professionalisierung der österreichischen Krankenpflege. Freistadt: Vier Viertel.

Dorffner, Gabriele/Kozon, Vlastimil (2004): Meilenstein oder Notlösung? Die „Verordnung des Ministers des Innern vom 25. Juni 1914, betreffend die berufsmäßige Krankenpflege". In: Walter, Ilsemarie/Seidl, Elisabeth/Kozon, Vlastimil (Hg.): Wider die Geschichtslosigkeit der Pflege. Wien: ÖGVP, S. 45–65.

Dorschner, Stephan (1999): „Die Saat wird noch einmal aufgehen ...". Agnes Karll und die Krankenpflege in Deutschland. In: Unterricht Pflege, 4/1, S. 14–18.

Eckart, Wolfgang U. (2004): Geschichte der Medizin, 5. Auflage. Berlin u. a.: Springer.

Ehrenreich, Barbara/English, Deidre (1992): Hexen, Hebammen und Krankenschwestern. München: Frauenoffensive.

Fischer/Gross/Venzmer (1939): Hand- und Lehrbuch der Krankenpflege. Zweiter Band. Praktischer Teil. Stuttgart: Franckh'sche Verlagshandlung.

Flachs, Richard (1901/02): Die soziale Stellung der Krankenpflegerinnen. Die Krankenpflege 1901/02, 1, S. 188–190. In: Panke-Kochinke, Birgit (Hg.) (2001): Die Geschichte der Krankenpflege (1679–2000). Ein Quellenbuch. Frankfurt/Main: Mabuse.

Flashar, Helmut (2016): Hippokrates, Meister der Heilkunst. München: C. H. Beck.

Fürstler, Gerhard/Malina, Peter (2004): „Ich tat nur meinen Dienst". Zur Geschichte der Krankenpflege in Österreich in der NS-Zeit. Wien: facultas.

Gabriel, Eberhard/Neugebauer, Wolfgang (Hg.) (2000): NS-Euthanasie in Wien. Wien: Böhlau.

Goebel, Susanne (2002): Die Schwestern vom Roten Kreuz in unserer Zeit. Der Ruf der Stunde. In: Wolff, Horst Peter (Hg.): Studien zur deutschsprachigen Geschichte der Pflege. Frankfurt/Main: Mabuse.

Grün, Anselm (2002): Benedikt von Nursia, 5. Auflage. Freiburg: Herder.

Hell, Regina (2002): Der Säftebegriff in den Schriften Thomas Sydenhams. Dissertation, Universität Tübingen.

Hilmar, Conrad (2017): Die berufsmäßige Ausbildung der Krankenpflege, auch außerhalb der bestehenden kirchlichen Organisationen. Rede von Rudolf Virchow am 06. November 1869. In: Geschichte der Pflege, 2, S. 103–113.

Hornfisher, Daniel (2012): Die kleine Wundarznei. Bearbeitete Neuausgabe der Ausgabe Straßburg 1608. Iserlohn: Schulten, F.

Jankrift, Kay Peter (2003): Krankheit und Heilkunde im Mittelalter. Geschichte kompakt: Mittelalter. Darmstadt: Wissenschaftliche Buchgesellschaft.

Käppeli, Silvia (2004): Vom Glaubenswerk zur Pflegewissenschaft. Bern: Huber.

Katz, Hanna (1926): Ein Leitfaden für den Unterricht an Krankenpflegeschulen. Wien: Verlag Hauptverband der öffentlichen Angestellten.

Klee, Ernst (Hg.) (2001): Dokumente zur Euthanasie, 5. Auflage Frankfurt/Main: S. Fischer.

Klibansky, Raymond/Panovsky, Erwin/Saxl, Fritz (Hg.) (1998): Saturn und Melancholie. Studien zur Geschichte der Naturphilosophie und Medizin der Religion und der Kunst. Frankfurt/Main: Suhrkamp.

Kniefacz, Katharina (2016): http://www.univie.ac.at/archiv/rg/15.htm (25.10.2016).

Kollesch, Jutta/Nickel, Diethard (Hg.) (2007): Antike Heilkunst. Ausgewählte Texte. Stuttgart: Reclam.

Lexikon des Mittelalters (2002): München: dtv.

Liebe, Georg/Jacobsohn, Paul/Meyer, George (Hg.) (1902): Handbuch der Krankenversorgung und Krankenpflege. Berlin: August Hirschwald. https://ia802701.us.archive.org/13/items/handbuchderkrano1liebgoog/handbuch-derkrano1liebgoog.pdf (02.01.2019).

Lücke, Stephan (2014): Trennung von Medizin und Pflege. In: Die Schwester, der Pfleger, 53/1, S. 41–43.

Lücke, Stephan (2016): Aufopferungsvoll und selbstlos. Pflege in den 1950er Jahren. In: Die Schwester, der Pfleger, 55/10, S. 47.

Lücke, Stephan (2017): Agnes Karll. Reformerin, Visionärin, Weltbürgerin. In: Die Schwester, der Pfleger, 56/6, S. 13–19.

Maisel, Thomas (2016): Die zweite Wiener Medizinische Schule. http://geschichte.univie.ac.at/de/artikel/die-zweite-wiener-medizinische-schule.

Mayer, Hanna (Hg.) (2009): Pflegewissenschaft: von der Ausnahme zur Normalität. Wien: facultas.

Mende, Susanne (2000): Die Wiener Heil- und Pflegeanstalt „Am Steinhof" im Nationalsozialismus. Frankfurt/Main: Peter Lang.

Mendelsohn, Martin (1901/02): Der Beruf der Krankenpflegerin in Deutschland. Gedanken über eine notwendige Reform. In: Panke-Kochinke, Birgit (2001): Die Geschichte der Krankenpflege (1679–2000). Ein Quellenbuch. Frankfurt/Main: Mabuse.

Michelet, Jules (2005): Die Hexe. Erfstadt: Area.

Möbius, Julius (2003): Vom physiologischen Schwachsinn der Frau. Sonderausgabe. Augsburg: Bechtermünz.

Monitzer, Michael (2013): Geschichte der Schule f. allg. Gesundheits- u. Krankenpflege am AKH der Stadt Wien. Das Pflegeinstitut der „blauen Schwestern". http://www.wienkav.at/kav/ausbildung/allgemein/akh/ZeigeText.asp?ID=28968 (01.08.2016).

Moser, Stefanie (2011): Das Spital Waidhofen an der Ybbs in der Frühen Neuzeit. Rekonstruktion des Spitalalltags anhand von Rechnungsbüchern. Diplomarbeit, Universität Wien.

May, Franz Anton (1807): Stolpertus: ein junger Arzt am Krankenbette. Mannheim: Schwan. http://reader.digitale-sammlungen.de/de/fs1/object/display/bsb10473483_00004.html (21.12.2018).

Mayr, A. (1954): Die „Blauen Schwestern". Die Schwesternschaft des Wiener Allgemeinen Krankenhauses. Schriftstück aus dem Archiv der Schulen für Gesundheits- und Krankenpflege am AKH Wien oder alternativ Schriftstück Privatbestand der Autorin.

Möller, Ute/Hesselbarth, Ulrike (1994): Die geschichtliche Entwicklung der Krankenpflege. Hintergründe, Analysen, Perspektiven. Hagen: Brigitte Kunz.

Möller, Ute/Hesselbarth, Ulrike (1998): Die geschichtliche Entwicklung der Krankenpflege. Hintergründe, Analysen, Perspektiven, 2. Auflage. Hagen: Brigitte Kunz.

Mühlum, Albert/Bartholomeyczik, Sabine/Göpel, Eberhard (1997): Sozialarbeitswissenschaft – Pflegewissenschaft – Gesundheitswissenschaft. Freiburg: Lambertus.

Nightingale, Florence (1895): Bemerkungen zur Krankenpflege. „Notes on Nursing", übersetzt und kommentiert von Christoph Schwenkhardt und Susanne Schulze-Jaschok, 3. Auflage. Frankfurt/Main: Mabuse 2016.

Nutting, Mary Adelaide/Dock, Lavinia Lloyd (1907): A History of Nursing. New York, London: G. P. Putnam's Sons.

Offermann, Stefan (2017): Die Verschränkung von Geschlecht und Dis/Ability. Das Blickregime des Propagandaspielfilms Ich klage an im Kontext der NS-„Euthanasie". https://www.europa.clio-online.de/quelle/id/artikel-4366 (05.01.2019).

Österreichische Ordensprovinz (2016): http://www.barmherzige-brueder.at/site/barmherzigebrueder/quelle/johannesvongott/biographie (01.10.2016).

Panke-Kochinke, Birgit (2001): Die Geschichte der Krankenpflege (1679–2000). Ein Quellenbuch. Frankfurt/Main: Mabuse.

Panke-Kochinke, Birgit (2018): Die Geschichte der Krankenpflege (1679–2000). Ein Quellenbuch, 5. Auflage. Frankfurt/Main: Mabuse.

Panke-Kochinke, Birgit (2019): Krankenschwesternromane (1914–2018). Frankfurt/Main: Mabuse.

Panke-Kochinke, Birgit/Schaidhammer-Placke, Monika (2002): Frontschwestern und Friedensengel. Krankenschwestern im Ersten und Zweiten Weltkrieg. Ein Quellen- und Fotoband. Frankfurt/Main: Mabuse.

Panke-Kochinke, Birgit/Schaidhammer-Placke, Monika (2004): Frontschwestern und Friedensengel. In: Walter, Ilsemarie/Seidl, Elisabeth/Kozon, Vlastimil (Hg.): Wider die Geschichtslosigkeit der Pflege. Wien: ÖGVP.

Regal, Wolfgang/Nanut, Michael (2005): Medizin im historischen Wien. Von Anatomen bis zu Zahnbrechern. Wien, New York: Springer.

Rübenstahl, Magdalena (1994): Krankenpflegereform um 1900. Frankfurt/Main: Mabuse.

Rüller, Horst (1999): Geschichte der Pflege. Grundlagen der Pflege für die Aus-, Fort- und Weiterbildung, Heft 5. Brake: Prodos.

Sailer, Margit (2003): Zukunft braucht Vergangenheit. Die berufspolitische Entwicklung der österreichischen Krankenpflege von 1918–1938. Strasshof, Wien: Vier Viertel.

Salm-Reifferscheidt, Franziska (2010): Frauen in der Kriegskrankenpflege im Ersten Weltkrieg am Beispiel der Rotkreuzschwester Marianne Jarka. Diplomarbeit, Universität Wien.

Schermann, Rudolf (2015): Vinzenz von Paul: Anwalt der Ärmsten. Kevelaer: Verlagsgemeinschaft topos plus, Butzon & Bercker.

Scheutz, Martin/Weiß, Alfred Stefan (2015): Spital als Lebensform. Österreichische Spitalordnungen und Spitalinstruktionen der Neuzeit. Wien: Böhlau.

Schipperges, Heinrich (1987): Der Garten der Gesundheit. Medizin im Mittelalter, 2. Auflage. München: dtv.

Schipperges, Heinrich (1990): Der Garten der Gesundheit. Medizin im Mittelalter, 3. Auflage. München: dtv.

Schipperges, Heinrich (1993): Die Kranken im Mittelalter. München: C. H. Beck.

Schipperges, Heinrich (2001): Hildegard von Bingen, 5. Auflage. München: C. H. Beck.

Schmölzer, Hilde (1994): Beginen. In: Holl, Adolf (Hg.): Die Ketzer. Hamburg: Hoffmann & Campe.

Seidl, Elisabeth (1991): Pflege im Wandel. Wien: Maudrich.

Seidl, Elisabeth/Steppe, Hilde (Hg.) (1996): Zur Sozialgeschichte der Pflege in Österreich. Krankenschwestern erzählen über die Zeit von 1920 bis 1950. Wien: Maudrich.

Seidl, Elisabeth/Walter, Ilsemarie (2014): Realisierung der Idee des „weltlichen Mutterhauses" in Österreich. In: Geschichte der Pflege, 3/1, S. 17–29.

Seidler, Eduard/Leven, Karl Heinz (2003): Geschichte der Medizin und Krankenpflege, 7. Auflage. Stuttgart: Kohlhammer.

Seymer, Lucy Ridgely (1936): Geschichte der Krankenpflege. Stuttgart: Kohlhammer.

Tilmann, Walter (2009): Ärztehaushalte im 16. Jahrhundert. Einkünfte, Status und Praktiken der Repräsentation. In: Jütte, Robert (Hg.): Jahrbuch des Instituts Medizin der Robert-Bosch-Stiftung, Band 27. Stuttgart: Franz Steiner.

Shahar, Shulamit (1984): Die Frau im Mittelalter. Bodenheim: Athenäum.

Steppe, Hilde (Hg.) (2013): Krankenpflege im Nationalsozialismus, 10. Auflage. Frankfurt/Main: Mabuse.

Steppe, Hilde/Ulmer, Eva (2014): Ich war von jeher mit Leib und Seele. Über die Beteiligung von Krankenschwestern an den „Euthanasie"-Aktionen in Meseritz-Obrawalde, 5. Auflage. Frankfurt/Main: Mabuse.

Sticker, Anna (Hg.) (1960): Die Entstehung der neuzeitlichen Krankenpflege. Deutsche Quellenstücke aus der ersten Hälfte des 19. Jahrhunderts. Stuttgart: Kohlhammer.

van Foreest, Pieter (1634): Observationum et curationum medicinalium ac chirurgicarum opera omnia (1634); deutsche Übersetzung von Ingo W. Müller. In: Schott, Heinz (Hg.): Die Chronik der Medizin. Dortmund: Chronik.

Vasold, Manfred (2003): Florence Nightingale. Eine Frau im Kampf für die Menschlichkeit. Regensburg: Friedrich Pustet.

Verordnung des Ministers des Inneren vom 25. Juni 1914: http://alex.onb.ac.at/cgi-content/alex?aid=dra&datum=19380004&seite=00001708 (10.11.2018).

von Leyden, Ernst (1902–1903): Das Denken in der heuten Medizin. In: Bischoff, Claudia (1994): Frauen in der Krankenpflege. Zur Entwicklung von Frauenrolle und Frauenberufstätigkeit im 19. und 20. Jahrhundert. Frankfurt, New York: Campus.

von Vilas, Hans (2012): Der Arzt und Philosoph Asklepiades von Bithynien. Bremen: Unikum.

Wachter, Elisabeth (2010): „Unde venis curatio?" Die Entwicklung der Krankenpflegeausbildung in Österreich im 20. Jahrhundert. Masterarbeit, Medizinische Universität Graz.

Wagner, Leonie (1996): Nationalsozialistische Frauenansichten: Vorstellungen von Weiblichkeit und Politik führender Frauen im Nationalsozialismus. Frankfurt am Main: dipa.

Walter, Ilsemarie (2003): Zur Entstehung der beruflichen Krankenpflege in Österreich. Historicum, Frühling 2003, S. 22–29.

Walter, Ilsemarie (2004a): Pflege als Beruf oder aus Nächstenliebe. Die Wärterinnen und Wärter in Österreichs Krankenhäusern im „langen 19. Jahrhundert". Frankfurt/Main: Mabuse.

Walter, Ilsemarie (2004b): Zur beruflichen Pflege in Österreich 1784 bis 1914. In: Walter, Ilsemarie/Seidl, Elisabeth/Kozon, Vlastimil (Hg.): Wider die Geschichtslosigkeit der Pflege. Wien: ÖGVP.

Watzka, Carlos (2008): Die Barmherzigen Brüder als Träger von Krankenhäusern in der Frühen Neuzeit – das Beispiel des Hospitals in Linz und seiner Patienten in der Zeit bis ca. 1780. Medizin in Geschichte und Gesellschaft, 27, S. 75–109. http://carlos-watzka.at/dokumente/Watzka_Die_Barmherzigen_Brueder_als_Traeger_von_Krankenhaeusern.pdf (21.01.2019).

Weber-Reich, Traudl (2006): Das Verhalten von Diakonissen in der Zeit der NS-Diktatur und die Verarbeitung des Erlebten. Fallstudie. In: Pflege, 2, S. 116–125.

Wolff, Horst-Peter (1997): Biographisches Lexikon zur Pflegegeschichte, Bd. 1 und 2. Berlin, Wiesbaden: Ullstein Mosby.

Wolff, Horst Peter (Hg.) (2002): Studien zur deutschsprachigen Geschichte der Pflege. Frankfurt/Main: Mabuse.

Wolff, Horst Peter/Kastner, Adelheid (2002): Das Karlsruher Krankenwärterinstitut. In: Wolff, Horst Peter (Hg.): Studien zur deutschsprachigen Geschichte der Pflege. Frankfurt/Main: Mabuse.

Wolff, Horst Peter/Wolff, Jutta (2002): Krankenpflege im Berufsbild des „Subchirurgen" zwischen 1750 und 1850. In: Wolff, Horst Peter (Hg.): Studien zur deutschsprachigen Geschichte der Pflege. Frankfurt/Main: Mabuse.

Wolff, Horst Peter/Wolff, Jutta (2011): Krankenpflege: Einführung in das Studium ihrer Geschichte, 2. Auflage. Frankfurt/Main: Mabuse.

Internet

http://www.stiftmelk.at (21.12.2018)

https://www.pflege-wissenschaft.info/artikel/nachrichten/11486-scholtz-klink-gertrud (26.12.2018)

https://www.pflege-wissenschaft.info/artikel/nachrichten/11441-kafka-helene-schwester-maria-restituta (26.12.2018)

http://www.oesta.gv.at/site/6381/default.aspx (13.08.2016)

https://www.meduniwien.ac.at/hp/1/area51/education/historische-meilensteine/theodor-billroth/ (11.11.2016)

https://www.ns-archiv.de/medizin/euthanasie/befehl.php (22.09.2018)

Historische Fotos

Historische Fotos

Historische Fotos aus dem Bestand der Schule für Kinder- und Jugendlichenpflege des AKH Wien, vermutlich entstanden in den 20er-Jahren des letzten Jahrhunderts.

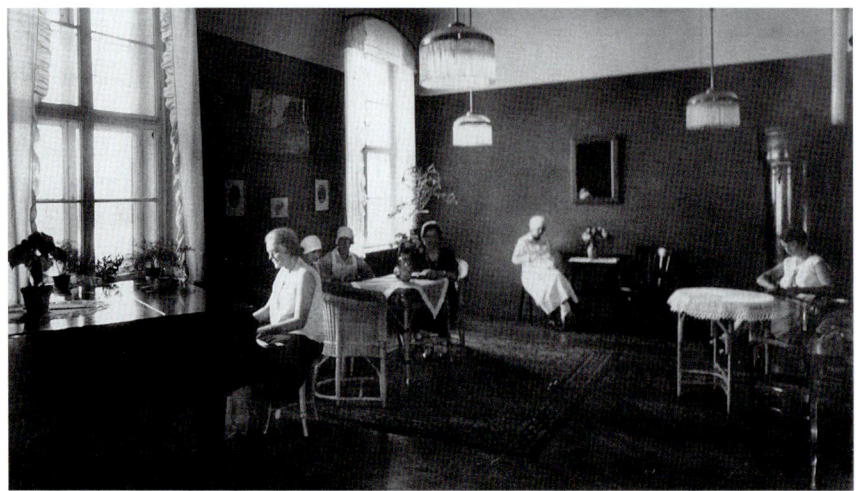

Gesellschaftszimmer der
Krankenpflegeschule

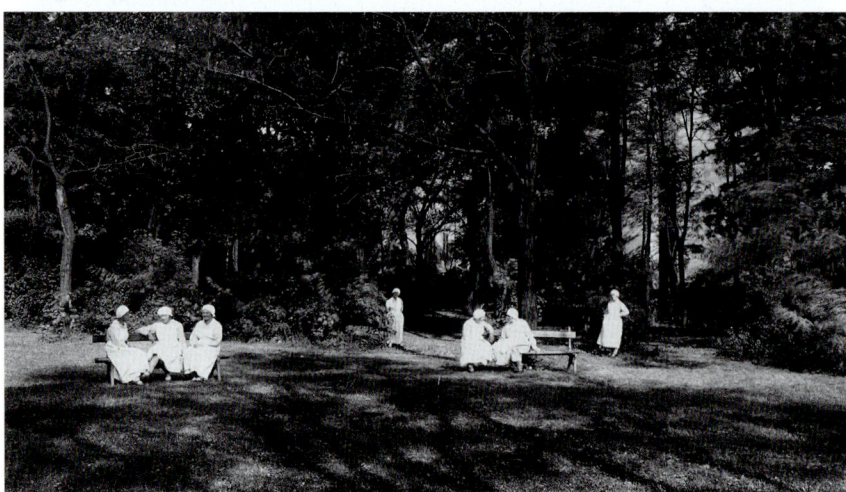

Schwesterngarten

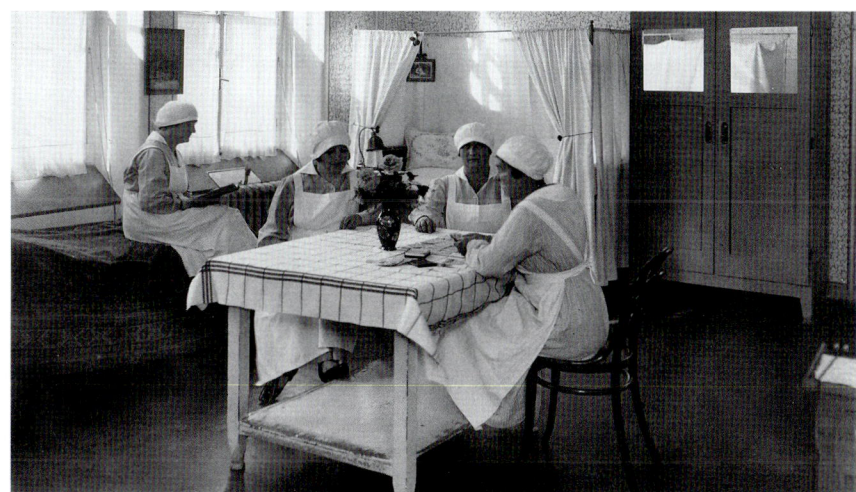

Schwesternzimmer
I. Frauenklinik

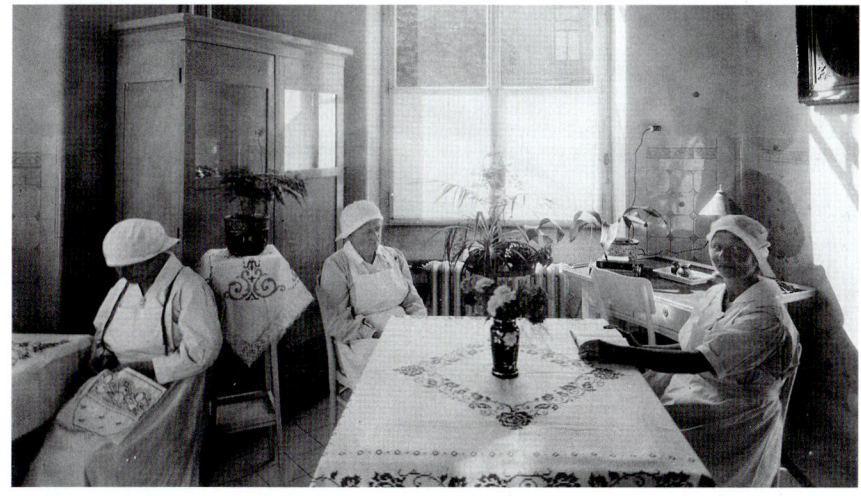

Schwestern-
Gesellschaftszimmer
II. Frauenklinik

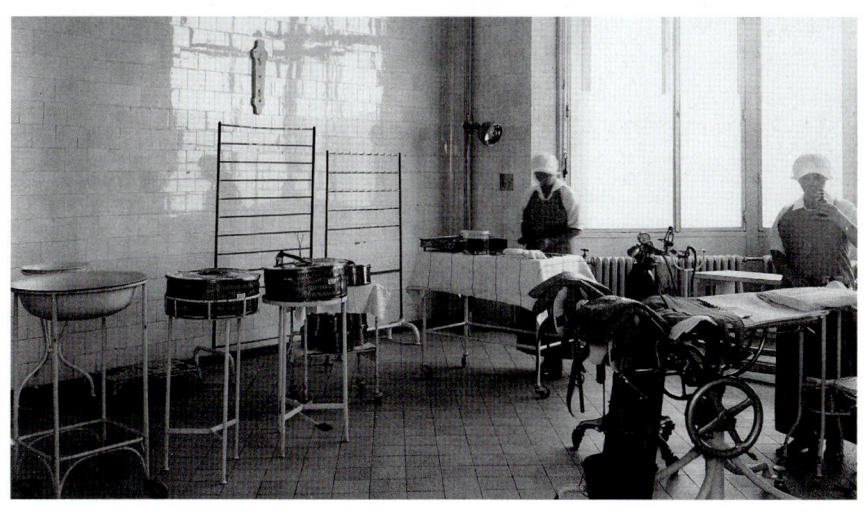

Operationssaal
II. Frauenklinik

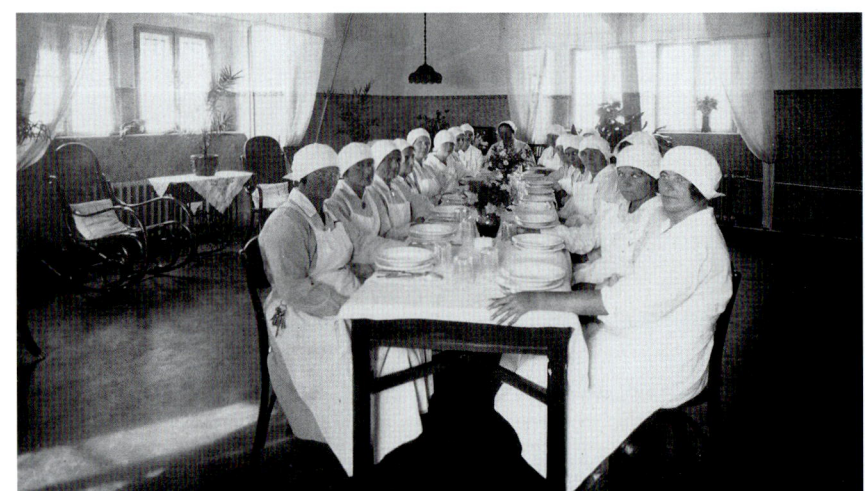

Schwesternspeisesaal
Laryngologische Klinik

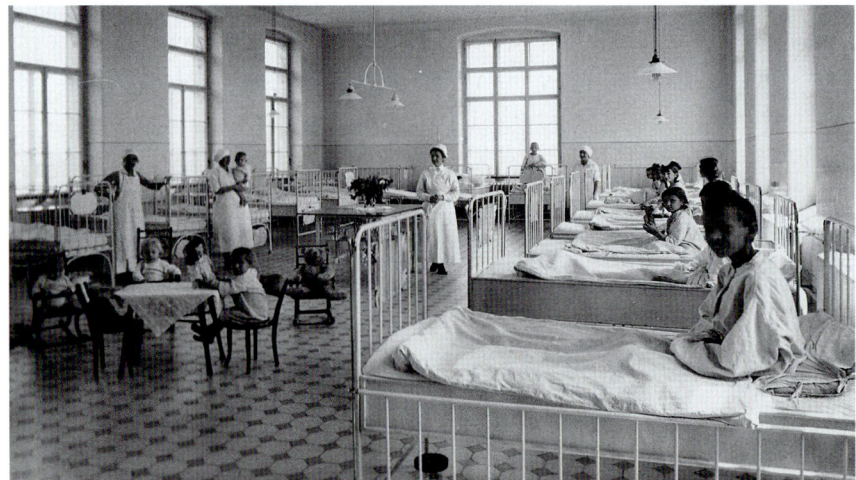

Interne Station C1
Kinderklinik

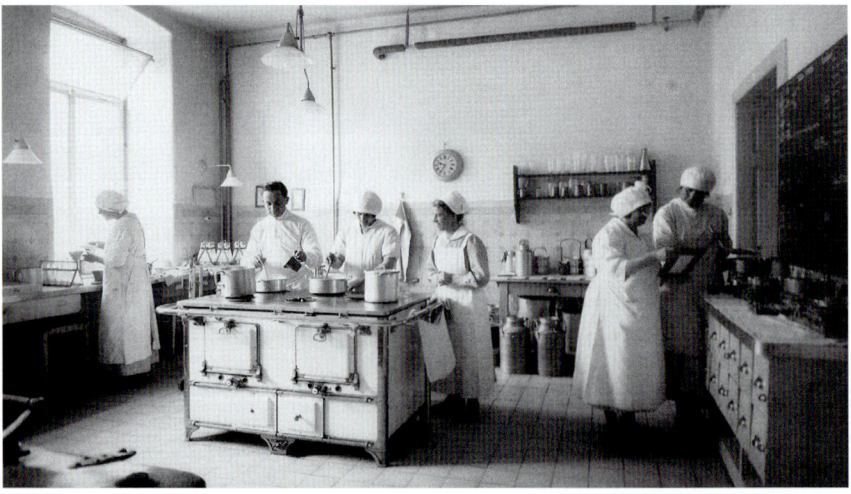

Milchküche Kinderklinik

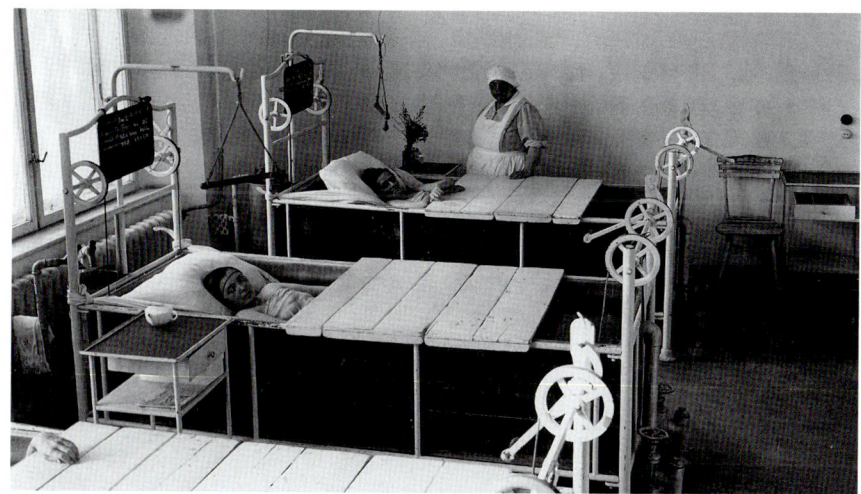

Wasserbetten
Dermatologische Klinik

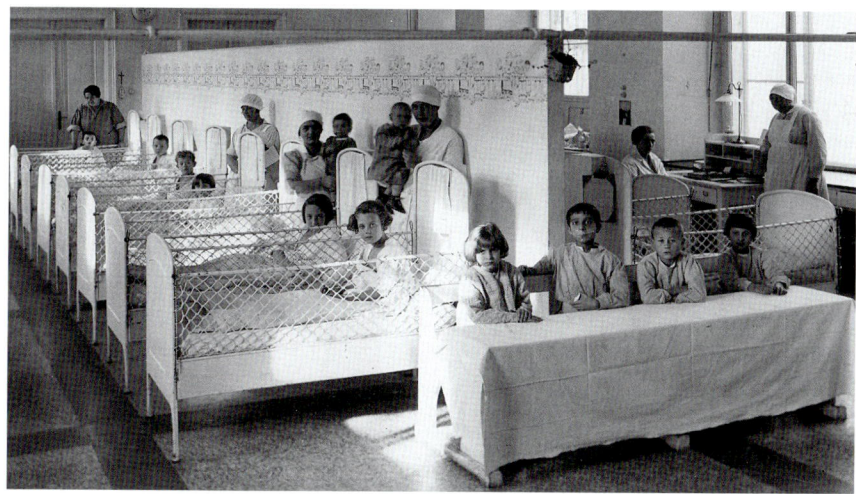

Kinderzimmer
Dermatologische Klinik

Teil III
Berufskunde

von Michaela Dorfmeister

1   Berufliche Sozialisation

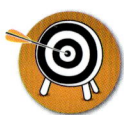

Nach dem Studium dieses Kapitels sollten Sie ...

... über die rechtlichen Grundlagen der Gesundheits- und Krankenpflege Bescheid wissen.

... das Berufsbild des gehobenen Dienstes der Gesundheits- und Krankenpflege formulieren und von anderen Berufen im Gesundheitswesen unterscheiden können.

... die nationalen und internationalen Interessenvertretungen kennen.

... die Aufgaben und Möglichkeiten der Fort- und Weiterbildung kennen.

1.1   Berufspolitische Aspekte

Die Gesundheits- und Krankenpflegeberufe erfahren gegenwärtig – national und international – ein hohes Interesse in der öffentlichen Diskussion. Dabei stehen nicht nur die Demografie und die Finanzierbarkeit im Zentrum, sondern Pflege wird vielfach auch als „Kontrastprogramm" des digitalen Zeitalters diskutiert – „Computer kennen so etwas wie Mitgefühl oder Vertrauen nicht" (Lee 2018).

Eine eindeutige Definition der Gesundheitsberufe mit klarer Abgrenzung der Kompetenzbereiche ist aber nach wie vor in der gesellschaftlichen Wahrnehmung und z. T. auch innerhalb der Berufsgruppen nicht gegeben. Dazu tragen u. a. begriffliche Unschärfen wie „24-Stunden-Pflege" und „24-h-Betreuung", die häufig synonym verwendet werden, bei. Die Sprache ist im beruflichen Setting von besonderer Relevanz, um den Berufsbildern klare Konturen zu geben und eine Verwässerung der Bezeichnungen zu vermeiden.

1.2   Ein neuer Beruf

Mit der Ausbildungsreform durch die GuKG-Novelle 2016 wurden drei Berufsbilder mit abgestimmten Kompetenzprofilen geschaffen. Neben der Pflegeassistenz (bisher: Pflegehilfe) wurde zusätzlich zum gehobenen Dienst der Gesundheits- und Krankenpflege auch ein neuer Beruf – die Pflegefachassistenz – im Berufsgesetz definiert.

Ausgangslage:
Auf Basis des GuK-Reformkonzeptes der Gesundheit Österreich GmbH (GÖG) konnte ein Maßnahmenpaket vorgelegt werden, das zur Verbesse-

rung der Einsatzmöglichkeiten des Pflegepersonals und damit zu einer modernen Gesundheitsversorgung und verbesserten Versorgungssituation im Sinne der Zielsteuerung in den verschiedenen Settings beitragen soll. Dieses Maßnahmenpaket beinhaltet folgende (exemplarische) Maßnahmen:

▶ neues, aktualisiertes Berufsbild sowie Ablösung der Tätigkeitsbereiche, die in der Praxis zu Anwendungsproblemen geführt haben, durch neu gestaltete und erweiterte Kompetenzbereiche des gehobenen Dienstes für Gesundheits- und Krankenpflege, die den Anforderungen der unterschiedlichen Settings Rechnung tragen und praxisorientiert gestaltet sind, sowie die Ermöglichung neuer Spezialisierungen im Hinblick auf eine Weiterentwicklung des Berufs

▶ Aktualisierung der Berufsbezeichnung (Diplomierte/r Gesundheits- und Krankenpfleger*in statt „Krankenschwester")

▶ Einführung der Pflegefachassistenz als weiterer Pflegeassistenzberuf, der mit einer aufbauenden, vertiefenden und erweiternden Qualifikation eine weitergehende Delegationsmöglichkeit ohne verpflichtende Aufsicht eröffnet

▶ Beibehaltung des Berufsbildes der Pflegehilfe als Pflegeassistenz, insbesondere im Hinblick auf die Kompatibilität mit den auf Landesebene geregelten Sozialbetreuungsberufen, einschließlich der Aktualisierung des Tätigkeitsbereichs

▶ Auslaufen der speziellen Grundausbildungen in der Kinder- und Jugendlichenpflege und in der psychiatrischen Gesundheits- und Krankenpflege

▶ Möglichkeit der Weiterführung der Gesundheits- und Krankenpflegeschulen als Schulen für Pflegeassistenzberufe

▶ Auslaufen der Ausbildungen in der allgemeinen Gesundheits- und Krankenpflege an den im Sekundarbereich angesiedelten Gesundheits- und Krankenpflegeschulen und damit Überführung der Ausbildung im gehobenen Dienst für Gesundheits- und Krankenpflege in den tertiären Ausbildungssektor innerhalb einer angemessenen Übergangsfrist (bis 2024, nach einer geplanten Evaluierung)

▶ u. v. m.

1.3 Ausbildung

Gesundheits- und Kranken-pfleger*in (DGKP) – BSc	3 Jahre (180 ECTS) generalistisches Bachelorstudium
Pflegefachassistenz (PFA) – Diplom	2 Jahre (3.200 Stunden), Befugniserweiterungen
Pflegeassistenz (PA) – Zeugnis	1 Jahr (1.600 Stunden), entspricht früherer Pflegehilfe + Kompetenzerweiterung

1.4   Berufsbilder

§ 1 GuKG
Die Gesundheits- und Krankenpflegeberufe sind:
1. *der gehobene Dienst für Gesundheits- und Krankenpflege,*
2. *die Pflegefachassistenz und*
3. *die Pflegeassistenz.*

1.4.1   Das Berufsbild des gehobenen Dienstes der Gesundheits- und Krankenpflege

§ 12 GuKG
(1) Der gehobene Dienst für Gesundheits- und Krankenpflege trägt die Verant-
wortung für die unmittelbare und mittelbare Pflege von Menschen in allen
Altersstufen, Familien und Bevölkerungsgruppen in mobilen, ambulanten,
teilstationären und stationären Versorgungsformen sowie allen Versorgungs-
stufen (Primärversorgung, ambulante spezialisierte Versorgung sowie stati-
onäre Versorgung). Handlungsleitend sind dabei ethische, rechtliche, inter-
kulturelle, psychosoziale und systemische Perspektiven und Grundsätze.

(2) Der gehobene Dienst für Gesundheits- und Krankenpflege trägt auf Grund-
lage wissenschaftlicher Erkenntnisse durch gesundheitsfördernde, präventi-
ve, kurative, rehabilitative sowie palliative Kompetenzen zur Förderung und
Aufrechterhaltung der Gesundheit, zur Unterstützung des Heilungsprozes-
ses, zur Linderung und Bewältigung von gesundheitlicher Beeinträchtigung
sowie zur Aufrechterhaltung der höchstmöglichen Lebensqualität aus pflege-
rischer Sicht bei.

(3) Im Rahmen der medizinischen Diagnostik und Therapie führen Angehörige
des gehobenen Dienstes für Gesundheits- und Krankenpflege die ihnen von
Ärzten übertragenen Maßnahmen und Tätigkeiten durch.

(4) Im Rahmen der interprofessionellen Zusammenarbeit tragen Angehörige
des gehobenen Dienstes für Gesundheits- und Krankenpflege zur Aufrechter-
haltung der Behandlungskontinuität bei.

(5) Der gehobene Dienst für Gesundheits- und Krankenpflege entwickelt, orga-
nisiert und implementiert pflegerische Strategien, Konzepte und Program-
me zur Stärkung der Gesundheitskompetenz, insbesondere bei chronischen
Erkrankungen, im Rahmen der Familiengesundheitspflege, der Schulge-
sundheitspflege sowie der gemeinde- und bevölkerungsorientierten Pflege.

Pflege ist ein eigenständiger Bereich im Gesundheitswesen mit eigener
beruflicher Identität. Die Gesundheits- und Krankenpflege umfasst die
individuelle Betreuung, Beratung, Begleitung und Pflege von gesunden,
kranken und behinderten Menschen aller Altersstufen.

Pflege ist professionell und wissenschaftlich zugleich – im Zentrum
steht der Mensch, mit seiner Würde und Individualität.

Mit der Formulierung eines Berufsbildes ist es aber noch nicht getan – es gilt vor allem, die Kompetenzbereiche in der Berufspraxis zu leben. Dazu ist es notwendig, die wesentlichen Inhalte des Berufsbildes zu kennen und dieses Wissen in der Praxis zur Anwendung zu bringen.

Kompetenzbereich

§ 13. Der Kompetenzbereich des gehobenen Dienstes für Gesundheits- und Krankenpflege umfasst

1. *die pflegerischen Kernkompetenzen (§ 14),*
2. *Kompetenz bei Notfällen (§ 14a),*
3. *Kompetenzen bei medizinischer Diagnostik und Therapie (§ 15),*
4. *Weiterverordnung von Medizinprodukten (§ 15a),*
5. *Kompetenzen im multiprofessionellen Versorgungsteam (§ 16),*
6. *Spezialisierungen (§ 17).*

Pflegerische Kernkompetenzen

§ 14. (1) Die pflegerischen Kernkompetenzen des gehobenen Dienstes für Gesundheits- und Krankenpflege umfassen die eigenverantwortliche Erhebung des Pflegebedarfes sowie Beurteilung der Pflegeabhängigkeit, die Diagnostik, Planung, Organisation, Durchführung, Kontrolle und Evaluation aller pflegerischen Maßnahmen (Pflegeprozess) in allen Versorgungsformen und Versorgungsstufen, die Prävention, Gesundheitsförderung und Gesundheitsberatung im Rahmen der Pflege sowie die Pflegeforschung.

(2) Die pflegerischen Kernkompetenzen des gehobenen Dienstes für Gesundheits- und Krankenpflege umfassen im Rahmen der Gesundheits- und Krankenpflege insbesondere:

1. *Gesamtverantwortung für den Pflegeprozess,*
2. *Planung und Durchführung von Pflegeinterventionen bzw. -maßnahmen,*
3. *Unterstützung und Förderung der Aktivitäten des täglichen Lebens,*
4. *Beobachtung und Überwachung des Gesundheitszustandes,*
5. *theorie- und konzeptgeleitete Gesprächsführung und Kommunikation,*
6. *Beratung zur Gesundheits- und Krankenpflege sowie die Organisation und Durchführung von Schulungen,*
7. *Förderung der Gesundheitskompetenz, Gesundheitsförderung und Prävention,*
8. *Erstellen von Pflegegutachten,*
9. *Delegation, Subdelegation und Aufsicht entsprechend dem Komplexitäts-, Stabilitäts- und Spezialisierungsgrad der Pflegesituation,*
10. *Anleitung und Überwachung von Unterstützungskräften sowie Anleitung, Unterweisung und begleitende Kontrolle von Personen gemäß §§ 3a bis 3d,*
11. *Anleitung, Begleitung und Beurteilung von Auszubildenden,*
12. *ethisches, evidenz- und forschungsbasiertes Handeln einschließlich Wissensmanagement,*
13. *Weiterentwicklung der beruflichen Handlungskompetenz,*
14. *Mitwirkung an fachspezifischen Forschungsprojekten und Umsetzung von fachspezifischen Forschungsergebnissen,*

15. *Anwendung komplementärer Pflegemethoden,*
16. *Mitwirkung im Rahmen von Qualitäts- und Risikomanagement,*
17. *Psychosoziale Betreuung in der Gesundheits- und Krankenpflege.*

Kompetenz bei Notfällen

§ 14a. *(1) Die Kompetenz bei Notfällen umfasst:*

1. *Erkennen und Einschätzen von Notfällen und Setzen entsprechender Maßnahmen und*
2. *eigenverantwortliche Durchführung lebensrettender Sofortmaßnahmen, solange und soweit ein Arzt nicht zur Verfügung steht; die unverzügliche Verständigung eines Arztes ist zu veranlassen.*

(2) Lebensrettende Sofortmaßnahmen gemäß Abs. 1 Z 2 umfassen insbesondere

1. *Herzdruckmassage und Beatmung,*
2. *Durchführung der Defibrillation mit halbautomatischen Geräten oder Geräten im halbautomatischen Modus sowie*
3. *Verabreichung von Sauerstoff.*

„Die Eigenverantwortlichkeit ist nicht als verzichtbares Recht, sondern als unverzichtbare Pflicht bei der Berufsausübung zu sehen." (Weiss/Lust 2017, S. 109)

Kompetenzen bei medizinischer Diagnostik und Therapie

§ 15. *(1) Die Kompetenzen des gehobenen Dienstes für Gesundheits- und Krankenpflege bei medizinischer Diagnostik und Therapie umfassen die eigenverantwortliche Durchführung medizinisch-diagnostischer und medizinisch-therapeutischer Maßnahmen und Tätigkeiten nach ärztlicher Anordnung.*

(2) Im Rahmen der Kompetenzen bei medizinischer Diagnostik und Therapie haben ärztliche Anordnungen schriftlich zu erfolgen. Die erfolgte Durchführung ist durch den Angehörigen des gehobenen Dienstes für Gesundheits- und Krankenpflege zu dokumentieren.

(3) Die ärztliche Anordnung kann mündlich erfolgen, sofern

1. *die Dringlichkeit der Maßnahmen und Tätigkeiten dies erfordert oder diese bei unmittelbarer Anwesenheit des anordnenden Arztes vorgenommen werden und*
2. *die Eindeutigkeit und Zweifelsfreiheit der Anordnung sichergestellt sind. Eine Übermittlung der schriftlichen Anordnung per Telefax oder im Wege automationsunterstützter Datenübertragung ist nach Maßgabe des Gesundheitstelematikgesetzes 2012, BGBl. I Nr. 111/2012, zulässig, sofern die Dokumentation gewährleistet ist. Die schriftliche Dokumentation der ärztlichen Anordnung hat unverzüglich zu erfolgen.*

(4) Die Kompetenzen bei medizinischer Diagnostik und Therapie umfassen insbesondere:

1. *Verabreichung von Arzneimitteln, einschließlich Zytostatika und Kontrastmitteln,*
2. *Vorbereitung und Verabreichung von Injektionen und Infusionen,*

3. *Punktion und Blutentnahme aus den Kapillaren, dem periphervenösen Gefäßsystem, der Arterie Radialis und der Arterie Dorsalis Pedis sowie Blutentnahme aus dem zentralvenösen Gefäßsystem bei liegendem Gefäßzugang,*

4. *Legen und Wechsel periphervenöser Verweilkanülen, einschließlich Aufrechterhaltung deren Durchgängigkeit sowie gegebenenfalls Entfernung derselben,*

5. *Wechsel der Dialyselösung im Rahmen der Peritonealdialyse,*

6. *Verabreichung von Vollblut und/oder Blutbestandteilen, einschließlich der patientennahen Blutgruppenüberprüfung mittels Bedside-Tests,*

7. *Setzen von transurethralen Kathetern zur Harnableitung, Instillation und Spülung bei beiden Geschlechtern sowie Restharnbestimmung mittels Einmalkatheter,*

8. *Messung der Restharnmenge mittels nichtinvasiver sonographischer Methoden einschließlich der Entscheidung zur und Durchführung der Einmalkatheterisierung,*

9. *Vorbereitung, Assistenz und Nachsorge bei endoskopischen Eingriffen,*

10. *Assistenztätigkeiten bei der chirurgischen Wundversorgung,*

11. *Entfernen von Drainagen, Nähten und Wundverschlussklammern sowie Anlegen und Wechsel von Verbänden und Bandagen,*

12. *Legen und Entfernen von transnasalen und transoralen Magensonden,*

13. *Durchführung von Klistieren, Darmeinläufen und -spülungen,*

14. *Absaugen aus den oberen Atemwegen sowie dem Tracheostoma,*

15. *Wechsel von suprapubischen Kathetern und perkutanen gastralen Austauschsystemen,*

16. *Anlegen von Miedern, Orthesen und elektrisch betriebenen Bewegungsschienen bei vorgegebener Einstellung des Bewegungsausmaßes,*

17. *Bedienung von zu- und ableitenden Systemen,*

18. *Durchführung des Monitorings mit medizin-technischen Überwachungsgeräten einschließlich Bedienung derselben,*

19. *Durchführung standardisierter diagnostischer Programme,*

20. *Durchführung medizinisch-therapeutischer Interventionen (z. B. Anpassung von Insulin-, Schmerz- und Antikoagulantientherapie), insbesondere nach Standard Operating Procedures (SOP),*

21. *Anleitung und Unterweisung von Patienten sowie Personen, denen gemäß §50a oder §50b ÄrzteG 1998 einzelne ärztliche Tätigkeiten übertragen wurden, nach Maßgabe der ärztlichen Anordnung.*

(5) *Im Rahmen der Kompetenzen bei Diagnostik und Therapie sind Angehörige des gehobenen Dienstes für Gesundheits- und Krankenpflege berechtigt, nach Maßgabe der ärztlichen Anordnung*

1. *an Angehörige eines Pflegeassistenzberufs, der Desinfektionsassistenz, der Ordinationsassistenz und der Operationsassistenz und*

2. *an in Ausbildung zu einem Gesundheitsberuf stehende Personen einzelne ärztliche Tätigkeiten weiter zu übertragen, sofern und soweit diese vom Tätigkeitsbereich des entsprechenden Gesundheitsberufs umfasst sind, und die Aufsicht über deren Durchführung wahrzunehmen.*

(6) Im Rahmen der Kompetenzen bei Diagnostik und Therapie sind Angehörige des gehobenen Dienstes für Gesundheits- und Krankenpflege berechtigt, nach Maßgabe der ärztlichen Anordnung folgende Tätigkeiten im Einzelfall an Personen gemäß §3b und §3c weiter zu übertragen:
1. Verabreichung von Arzneimitteln,
2. Anlegen von Bandagen und Verbänden,
3. Verabreichung von subkutanen Insulininjektionen und subkutanen Injektionen von blutgerinnungshemmenden Arzneimitteln,
4. Blutentnahme aus der Kapillare zur Bestimmung des Blutzuckerspiegels mittels Teststreifens,
5. einfache Wärme- und Lichtanwendungen.

(7) Im Rahmen der Kompetenzen bei Diagnostik und Therapie sind Angehörige des gehobenen Dienstes für Gesundheits- und Krankenpflege berechtigt, nach Maßgabe der ärztlichen Anordnung an Personen gemäß §50a ÄrzteG 1998 einzelne ärztliche Tätigkeiten weiter zu übertragen und die erforderliche Anleitung und Unterweisung zu erteilen. Sie haben sich zu vergewissern, dass diese über die erforderlichen Fähigkeiten zur Durchführung der Tätigkeiten verfügen, und auf die Möglichkeit der Ablehnung der Übertragung der entsprechenden ärztlichen Tätigkeiten gesondert hinzuweisen. Familien- und pflegschaftsrechtlich gebotene Maßnahmen bleiben unberührt.

Weiterverordnung von Medizinprodukten

§15a. (1) Angehörige des gehobenen Dienstes für Gesundheits- und Krankenpflege sind berechtigt, nach Maßgabe der ärztlichen Anordnung vom Arzt verordnete Medizinprodukte in den Bereichen Nahrungsaufnahme, Inkontinenzversorgung, Mobilisations- und Gehhilfen, Verbandsmaterialien, prophylaktische Hilfsmittel und Messgeräte sowie im Bereich des Ileo-, Jejuno-, Colon- und Uro-Stomas solange weiterzuverordnen, bis die sich ändernde Patientensituation die Einstellung der Weiterverordnung oder die Rückmeldung an den Arzt erforderlich machen oder der Arzt die Anordnung ändert. Bei Ablehnung oder Einstellung der Weiterverordnung durch den gehobenen Dienst für Gesundheits- und Krankenpflege ist dies dem anordnenden Arzt mitzuteilen.

(2) Eine Abänderung von ärztlich verordneten Medizinprodukten durch Angehörige des gehobenen Dienstes für Gesundheits- und Krankenpflege ist nicht zulässig.

Kompetenzen im multiprofessionellen Versorgungsteam

§16. (1) Der multiprofessionelle Kompetenzbereich umfasst die pflegerische Expertise des gehobenen Dienstes für Gesundheits- und Krankenpflege als Teil des multiprofessionellen Versorgungsteams bei der Zusammenarbeit mit Gesundheits- und Sozialberufen sowie anderen Berufen.

(2) Im multiprofessionellen Kompetenzbereich haben Angehörige des gehobenen Dienstes für Gesundheits- und Krankenpflege im multiprofessionellen Versorgungsteam das Vorschlags- und Mitwirkungsrecht. Sie tragen die Durchführungsverantwortung für alle von ihnen in diesen Bereichen gesetzten pflegerischen Maßnahmen.

(3) *Der multiprofessionelle Kompetenzbereich des gehobenen Dienstes für Gesundheits- und Krankenpflege umfasst die pflegerische Expertise insbesondere bei*

    1. *Maßnahmen zur Verhütung von Krankheiten und Unfällen, und Förderung der Gesundheit,*

    2. *dem Aufnahme- und Entlassungsmanagement,*

    3. *der Gesundheitsberatung,*

    4. *der interprofessionellen Vernetzung,*

    5. *dem Informationstransfer und Wissensmanagement,*

    6. *der Koordination des Behandlungs- und Betreuungsprozesses einschließlich der Sicherstellung der Behandlungskontinuität,*

    7. *der Ersteinschätzung von Spontanpatienten mittels standardisierter Triage- und Einschätzungssysteme,*

    8. *der ethischen Entscheidungsfindung,*

    9. *der Förderung der Gesundheitskompetenz.*

Spezialisierungen

§ 17. (1) *Angehörige des gehobenen Dienstes für Gesundheits- und Krankenpflege können 1. setting- und zielgruppenspezifische Spezialisierungen sowie 2. Spezialisierungen für Lehr- oder Führungsaufgaben erwerben.*

(2) *Setting- und zielgruppenspezifische Spezialisierungen sind:*

    1. *Kinder- und Jugendlichenpflege*

    2. *Psychiatrische Gesundheits- und Krankenpflege*

    3. *Intensivpflege*

    4. *Anästhesiepflege*

    5. *Pflege bei Nierenersatztherapie*

    6. *Pflege im Operationsbereich*

    7. *Krankenhaushygiene*

    8. *Wundmanagement und Stomaversorgung*

    9. *Hospiz- und Palliativversorgung*

    10. *Psychogeriatrische Pflege.*

1.4.2   Das Berufsbild der Pflegeassistenzberufe

§ 82. (1) *Pflegeassistenzberufe sind die Pflegeassistenz (PA) und die Pflegefachassistenz (PFA).*
Sie sind Gesundheits- und Krankenpflegeberufe zur Unterstützung von Angehörigen des gehobenen Dienstes für Gesundheits- und Krankenpflege sowie von Ärzten.

(2) *Die Pflegeassistenzberufe umfassen die Durchführung der ihnen nach Beurteilung durch Angehörige des gehobenen Dienstes für Gesundheits- und Krankenpflege im Rahmen des Pflegeprozesses übertragenen Aufgaben und Tätigkeiten in verschiedenen Pflege- und Behandlungssituationen bei Menschen aller Altersstufen in mobilen, ambulanten, teilstationären und stationären Versorgungsformen sowie auf allen Versorgungsstufen.*

(3) Im Rahmen der medizinischen Diagnostik und Therapie führen Pflegeassistenzberufe die ihnen von Ärzten übertragenen oder von Angehörigen des gehobenen Dienstes für Gesundheits- und Krankenpflege weiterübertragenen Maßnahmen durch.

Tätigkeitsbereich der Pflegeassistenz

§ 83. (1) Der Tätigkeitsbereich der Pflegeassistenz umfasst die Durchführung folgender Aufgaben:

1. Mitwirkung an und Durchführung der ihnen von Angehörigen des gehobenen Dienstes für Gesundheits- und Krankenpflege übertragenen Pflegemaßnahmen,
2. Handeln in Notfällen,
3. Mitwirkung bei Diagnostik und Therapie.

(2) Die Pflegemaßnahmen gemäß Abs. 1 Z 1 umfassen:

1. Mitwirkung beim Pflegeassessment,
2. Beobachtung des Gesundheitszustands,
3. Durchführung der ihnen entsprechend ihrem Qualifikationsprofil von Angehörigen des gehobenen Dienstes für Gesundheits- und Krankenpflege übertragenen Pflegemaßnahmen,
4. Information, Kommunikation und Begleitung,
5. Mitwirkung an der praktischen Ausbildung in der Pflegeassistenz.

Die Durchführung von Pflegemaßnahmen darf nur nach Anordnung und unter Aufsicht von Angehörigen des gehobenen Dienstes für Gesundheits- und Krankenpflege erfolgen. Im extramuralen Bereich haben Anordnungen schriftlich zu erfolgen.

(3) Das Handeln in Notfällen gemäß Abs. 1 Z 2 umfasst:

1. Erkennen und Einschätzen von Notfällen und Setzen entsprechender Maßnahmen und
2. eigenverantwortliche Durchführung lebensrettender Sofortmaßnahmen, solange und soweit ein Arzt nicht zur Verfügung steht, insbesondere
   a) Herzdruckmassage und Beatmung mit einfachen Beatmungshilfen,
   b) Durchführung der Defibrillation mit halbautomatischen Geräten oder Geräten im halbautomatischen Modus sowie
   c) Verabreichung von Sauerstoff; die Verständigung eines Arztes ist unverzüglich zu veranlassen.

(4) Die Mitwirkung bei Diagnostik und Therapie gemäß Abs. 1 Z 3 umfasst:

1. Verabreichung von lokal, transdermal sowie über Gastrointestinal- und/oder Respirationstrakt zu verabreichenden Arzneimitteln,
2. Verabreichung von subkutanen Insulininjektionen und subkutanen Injektionen von blutgerinnungshemmenden Arzneimitteln,
3. standardisierte Blut-, Harn- und Stuhluntersuchungen sowie Blutentnahme aus der Kapillare im Rahmen der patientennahen Labordiagnostik und Durchführung von Schnelltestverfahren (Point-of-Care-Tests),
4. Blutentnahme aus der Vene, ausgenommen bei Kindern,

5. *Durchführung von Mikro- und Einmalklistieren,*
6. *Durchführung einfacher Wundversorgung, einschließlich Anlegen von Verbänden, Wickeln und Bandagen,*
7. *Durchführung von Sondenernährung bei liegenden Magensonden,*
8. *Absaugen aus den oberen Atemwegen sowie dem Tracheostoma in stabilen Pflegesituationen,*
9. *Erhebung und Überwachung von medizinischen Basisdaten (Puls, Blutdruck, Atmung, Temperatur, Bewusstseinslage, Gewicht, Größe, Ausscheidungen) sowie*
10. *einfache Wärme-, Kälte- und Lichtanwendungen.*

Im Rahmen der Mitwirkung bei Diagnostik und Therapie hat die Durchführung der Tätigkeiten im Einzelfall nach schriftlicher ärztlicher Anordnung und unter Aufsicht von Ärzten oder Angehörigen des gehobenen Dienstes für Gesundheits- und Krankenpflege zu erfolgen. Nach Maßgabe des § 15 Abs. 5 kann die Anordnung auch durch Angehörige des gehobenen Dienstes für Gesundheits- und Krankenpflege erfolgen. Eine Übermittlung der schriftlichen Anordnung per Telefax oder im Wege automationsunterstützter Datenübertragung ist nach Maßgabe des Gesundheitstelematikgesetzes 2012 zulässig, sofern die Dokumentation gewährleistet ist.

(5) Die Aufsicht gemäß Abs. 2 und 4 kann in Form einer begleitenden in regelmäßigen Intervallen auszuübenden Kontrolle erfolgen, sofern
1. *die Anordnung durch den Angehörigen des gehobenen Dienstes für Gesundheits- und Krankenpflege bzw. den Arzt schriftlich erfolgt und deren Dokumentation gewährleistet ist,*
2. *die Möglichkeit der Rückfrage bei einem Angehörigen des gehobenen Dienstes für Gesundheits- und Krankenpflege bzw. Arzt gewährleistet ist und*
3. *die Kontrollintervalle nach Maßgabe pflegerischer und ärztlicher einschließlich qualitätssichernder Notwendigkeiten durch den Angehörigen des gehobenen Dienstes für Gesundheits- und Krankenpflege bzw. durch den Arzt schriftlich festgelegt sind.*

Tätigkeitsbereich der Pflegefachassistenz
§ 83a. (1) Der Tätigkeitsbereich der Pflegefachassistenz umfasst
1. *die eigenverantwortliche Durchführung der ihnen von Angehörigen des gehobenen Dienstes für Gesundheits- und Krankenpflege oder Ärzten übertragenen Aufgaben der Pflegeassistenz gemäß § 83 Abs. 2 und 4,*
2. *das Handeln in Notfällen gemäß § 83 Abs. 3,*
3. *die eigenverantwortliche Durchführung der ihnen von Ärzten übertragenen weiteren Tätigkeiten im Rahmen der Mitwirkung bei Diagnostik und Therapie gemäß Abs. 2 und*
4. *die Anleitung und Unterweisung von Auszubildenden der Pflegeassistenzberufe.*

(2) Weitere Tätigkeiten im Rahmen der Mitwirkung bei Diagnostik und Therapie gemäß Abs. 1 Z 3

1. *Durchführung standardisierter diagnostischer Programme, wie EKG, EEG, BIA (bioelektrische Impedanzanalyse), Lungenfunktionstest,*
2. *Legen und Entfernen von transnasalen und transoralen Magensonden,*
3. *Setzen und Entfernen von transurethralen Kathetern bei der Frau, ausgenommen bei Kindern,*
4. *Ab- und Anschluss laufender Infusionen, ausgenommen Zytostatika und Transfusionen mit Vollblut und/oder Blutbestandteilen, bei liegendem periphervenösen Gefäßzugang, die Aufrechterhaltung dessen Durchgängigkeit sowie gegebenenfalls die Entfernung desselben,*
5. *Anlegen von Miedern, Orthesen und elektrisch betriebenen Bewegungsschienen nach vorgegebener Einstellung.*

Delegation

Das Prinzip der Delegation ermöglicht die berufs- und situationsspezifische Verteilung von komplexen Tätigkeiten, wie sie im Aufgabenbereich der Gesundheits- und Krankenpflege zu finden sind. Mitunter wird aber Delegation auch als mögliches Mittel zur Entlastung anderer Berufsgruppen gesehen. Die GuKG-Novelle 2016 schafft einen eindeutigen gesetzlichen Rahmen, welcher den Berufsgruppen einen Handlungsspielraum und gleichzeitig Rechtssicherheit gibt. Damit sollte die Devise „Alle machen alles" längstens der Vergangenheit angehören.

Der gehobene Dienst der Gesundheits- und Krankenpflege (DGKP) verfügt im pflegerischen Kernkompetenzbereich (GuKG §14) über „weisungsfreie" Anordnungs- und Durchführungsverantwortung. Damit entscheiden die DGKP unter Berücksichtigung des Ausbildungsstandes, der Schwierigkeit und Komplexität der Patient*innensituation und der Gefährlichkeit der Aufgabe, ob und was an wen (PA oder PFA) konkret delegiert wird.

Im Delegationsprozess gibt es auch nicht-delegierbare Aufgaben, wie z. B. der Pflegeprozess als *Ganzes*.

Delegation ist abhängig von:

► Komplexität der Aufgabe

► Stabilität der Patient*innensituation

► Risiko, Gefährdung, Verletzungsgefahr

► Häufigkeit zur Neueinschätzung

► Erfahrung der DGKP

► Kompetenz der PA/PFA

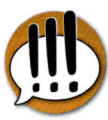

Delegation: Die Verantwortung für die Durchführung einer (Pflege-)Handlung wird von einer Person auf eine andere (weniger formal qualifizierte) übertragen (DGKP an PA und DKGP an PFA). Die Verantwortung für das Gesamtergebnis wird geteilt. Die Anordnungsverantwortung trägt die anordnende Person, die Durchführungsverantwortung trägt die durchführende Person.

Aufgabenzuteilung: Erfolgt unter formal gleich qualifizierten (Pflege-)Personen (DGKP 1 an DGKP 2), wobei die Verantwortung für diese Aufgabe von einer Person zur Gänze auf die andere übertragen wird.

Als hilfreich haben sich in der Praxis Instrumente wie eine „Delegationsmatrix" erwiesen, welche Tätigkeiten mit den jeweiligen Verantwortlichkeiten abbilden.

Tabelle 1: **Delegationsmatrix aus Vereinbarung** – Funktionenmatrix zur Verteilung der Kernarbeitsprozesse (Dorfmeister 2019)

Aufgaben § 15 GuKG Kompetenzen bei der medizinischen Diagnostik & Therapie – Tätigkeiten:	Anordnung	Durchführung	Mitarbeiten	Information an	Anmerkungen und Hinweise (Präzisierung von betriebsstellenbezogenen Vereinbarungen, zeitliche Zuordnung, ...)
Kapillare Blutabnahme zur ▶ Blutzuckerbestimmung ▶ Blutgasanalyse	A	DP* DP	kompetente Fachperson		* auch PFA & PA
Punktion von Venen zwecks Abnahme von Blut	A	DP* A	kompetente Fachperson		* auch PFA & PA
Punktion von Venen zwecks Setzen von peripheren Venenverweilkathetern	A	DP A	kompetente Fachperson		
Anhängen und Wechseln von Infusionslösungen ohne/mit Arzneimittelzusatz	A	DP* A	kompetente Fachperson		* Infusionswechsel auch PFA

Abbildung 1: **ICN-Kompetenzmodell für Pflegeberufe**

ICN-Kompetenzmodell für Pflegeberufe und österreichische Entsprechungen

Berufsgruppe(n) zur Unterstützung (unterstützt unter direkter oder indirekter Aufsicht)	**Heimhilfe**
Enrolled/Licensed Practical Nurse (übt Beruf innerhalb definierter Grenzen unter direkter oder indirekter Aufsicht aus)	**Pflegeassistenz**
Registered Nurse (selbstbestimmt, selbstständig, zertifizierte Ausbildungsprogramme, laufende Weiterqualifizierung)	**DGKP**
Nurse Specialist (aufbauend auf Grundausbildung mit vertiefender Kompetenz in einem Spezialbereich)	**Intensiv, Wundman.**
Advanced Practice Nurse (erweiterte vertiefte Fachpraxis in klar definierten Aufgabenfeldern, Weiterentwicklung des Fachs)	**ANP**

1.5   Rechtliche Grundlagen

Gesetzesnovellen des GuKG
BGBl. Nr. 95 vom 21. Juli 1998
BGBl. Nr. 116 vom 22. Juli 1999
BGBl. Nr. 65/2002
BGBl. Nr. 6/2004
BGBl. I Nr. 130/2009
BGBl. I Nr. 8/2016

Weitere Gesetze
Bundesgesetz über die Registrierung von Gesundheitsberufen (Gesundheitsberuferegister-Gesetz – GBRG), BGBl. I Nr. 87/2016

Mit 1.1.2017 trat das Gesundheitsberuferegister-Gesetz – GBRG in Kraft. Damit wurde ein berufspolitischer „Meilenstein" gesetzt.

Angehörige der Gesundheits- und Krankenpflegeberufe und Angehörige der gehobenen medizinisch-technischen Dienste werden damit registriert.

Gesetz für medizinische Assistenzberufe (MAB-Gesetz)
Mit 1.1.2013 trat das MAB-Gesetz in Kraft. Neu geregelt werden damit folgende Assistenzberufe:

▶ Desinfektionsassistenz

▶ Gipsassistenz

▶ Laborassistenz

▶ Obduktionsassistenz

▶ Operationsassistenz

▶ Ordinationsassistenz

▶ Röntgenassistenz

▶ Medizinische Fachassistenz

▶ Trainingstherapie durch Sportwissenschafter*innen

Das **Sozialbetreuungsberufegesetz** (SozBG, LGBl 26/2007) regelt folgende Berufe:

a) Diplom-Sozialbetreuer*innen
    1. mit dem Schwerpunkt Altenarbeit
    2. mit dem Schwerpunkt Familienarbeit
    3. mit dem Schwerpunkt Behindertenarbeit
    4. mit dem Schwerpunkt Behindertenbegleitung

b) Fach-Sozialbetreuer*innen
    1. mit dem Schwerpunkt Altenarbeit
    2. mit dem Schwerpunkt Behindertenarbeit
    3. mit dem Schwerpunkt Behindertenbegleitung

c) Heimhelfer*innen

1.6 Rollenverständnis der Pflegenden

Um den beruflichen Anforderungen zu entsprechen, ist es erforderlich, dass professionell Pflegende ein berufliches Selbstverständnis entwickeln. Dies geschieht bereits in der Ausbildung, mit dem Ziel, dass Pflegende eine hohe Berufszufriedenheit erreichen und gleichzeitig die Berufsverweildauer steigt.

Pflege ist eine Disziplin, die aus Elementen der Forschung, der Philosophie, der Praxis und der Theorie besteht, wobei die einzelnen Elemente in wechselseitiger Abhängigkeit zueinander stehen und dadurch das Aufgabengebiet der Pflege definieren (vgl. Kühne-Ponesch 2005). Konzeptuelle Pflegemodelle/-theorien machen dabei Pflege als eigenständiges Fachgebiet (body of knowlegde) erkennbar und damit auch „sichtbar". Die Tatsache des Vorliegens mehrerer unterschiedlicher Modelle/Theorien kann als positiv angesehen werden, im Sinne der Komplexität des Gegenstandsbereiches der Pflege, wenngleich die Möglichkeit zur Auswahl auch zur Verunsicherung beiträgt. „A Science will have many theories, but the theories don't come out of the blue. They derive from an organized conceptual system." (Suppe & Jacox 1985, S. 248)

Der Pflegeberuf und damit auch die Ausbildung sind wie kaum ein anderer Berufszweig von ihrer Tradition her geprägt. Heute beeinflussen Pflegewissenschaft und -forschung und auch andere Bezugswissenschaften sowie die Änderung der Gesetzeslage die berufliche Rolle der Pflegenden: Bis zum Jahr 1997 war die Pflege als ärztlicher Assistenzberuf definiert, erst seitdem gilt sie als eigenständige Profession.

Herausforderungen
Die Gesundheits- und Krankenpflegeberufe in ihrer Dreistufigkeit ermöglichen nun eine differenzierte Leistungserbringung (siehe auch Kapitel 6.4). Mit den verschiedenen Berufsbildern (Pflegeassistenzberufe bis hin zu akademisch ausgebildeten Pflegepersonen) kann den Anforderungen einer bedarfs- und bedürfnisgerechten Versorgung der Menschen Rechnung getragen werden und zugleich kann der Beruf auch für Bewerber*innen unterschiedlichster Zugangsvoraussetzungen attraktiv sein.

Gleichzeitig sehen wir in Zeiten des Umbruchs die Situation der heterogenen Ausbildungsformen als große Herausforderung. Durch gezielte Auseinandersetzung mit der Thematik „Erlangung der Berufsberechtigung in verschiedenen Systemen" gelingt (hoffentlich) eine möglichst hohe gegenseitige Akzeptanz, welche wir dringend im Berufsfeld benötigen, solange es noch die Parallelformen der Ausbildung im gehobenen Dienst der Gesundheits- und Krankenpflege gibt und ein gänzlich neuer Beruf (die Pflegefachassistenz) zu implementieren ist.

Damit ist die Pflege in Österreich nicht mehr in einer „Bildungssackgasse" – anders als in Deutschland, wo gegenwärtig zwar Einzellösungen für die Pflegeberufe geschaffen werden, es aber noch keinen nationalen Konsens zu geben scheint (vgl. Stiftung Münch 2019).

Mit der Implementierung von neuen Studienzweigen zu „Advanced Nursing Practice (ANP)" wurde österreichweit ein Versorgungskonzept aufgegriffen, welches den Wissenstransfer zwischen Pflegewissenschaft und Pflegepraxis intensiviert und gleichzeitig zur nachhaltigen Verbesserung der Pflegeergebnisqualität beiträgt.

ANP ist eine vertiefte und erweiterte Pflegepraxis (vgl. American Nurses Association 2004) mit folgenden Charakteristika:

▶ Spezialisierung

▶ Erweiterung

▶ Fortschritt

ANPs können zukünftig in vielfältigen Handlungsfeldern tätig sein: in Gemeinschaftspraxen zur Prävention und Beratung (Diabetesberatung, Gesundheitsförderung, …) verschiedener Zielgruppen (Kinder, Familien), im Schnittstellenmanagement u. v. m.

Schoolnurse
Pflegeperson im Rahmen der Schulgesundheitspflege

Die gesetzlich geschaffene Möglichkeit, den gehobenen Dienst der Gesundheits- und Krankenpflege auch in Konzepte wie gemeinde- und bevölkerungsorientierte Pflege (vgl. GuKG § 12 (5)) einzubeziehen, erschließt auch neue Berufsfelder, wie das der „Schoolnurse". Schoolnurses sind international bereits in Bildungseinrichtungen etabliert und tragen dank ihrer Kompetenz wesentlich zum Gelingen von Präventionsprogrammen gegen Bewegungsmangel, Nikotin- und Alkoholabusus, Fehlernährung etc. bei. Es ist zu hoffen, dass auch in Österreich bald eine Regelung hinsichtlich der schulrechtlichen Rahmenbedingungen geschaffen wird, um dieses Betätigungsfeld für die Berufsgruppe im Interesse der Zielgruppen zugänglich zu machen.

Paradigmenwechsel
Wechsel von einer Grundauffassung zur anderen

An der Umsetzung des Paradigmenwechsels wird nach wie vor gearbeitet – innerhalb der Berufsgruppe und auch nach außen (Bild der Pflege in der Gesellschaft).

Die Pflegenden müssen ihre Rolle im Gesundheitswesen kontinuierlich weiterentwickeln und das Spektrum ihrer Tätigkeiten den Anforderungen der Berufspraxis anpassen. Damit führt diese Entwicklung zu Innovationen, welche den Bedürfnissen der Rezipient*innen der Pflege und der Gesellschaft gerecht werden. So wie sich der Fokus von der Krankheit zur Gesundheit und Vorbeugung verschiebt, so verändert sich die Rolle der Pflege. „Der Pflegende von heute hat die einzigartige Möglichkeit eine Führungsrolle in der Gesundheitsvorsorge des Einzelnen zu übernehmen" (Fahey 2000, S. 26 f.). Derzeit stehen die Pflegeberufe vor der Herausforderung, sich von alten Mustern zu befreien. Dazu zählt, dass Pflege „sichtbar" und „hörbar" wird. Durch das Eintreffen der jungen Kolleg*innen der Generationen X, Y und Z (Generation „me me me", Generation „Burn-out", vgl. Marketagent.com) im Berufsfeld können neue Aspekte und Perspektiven dazu beitragen, dass Nursepower (vgl. Gordon 2008) gelebt wird.

Nursepower ist eine potenziell große Macht und Pflege ist eine intellektuelle Arbeit, die Reflexion erfordert – Pflegende präsentieren sie aber (auch heute) oft nur als Freundlichkeit.

1.7 Nationale und internationale Interessenvertretungen, Organisationen, Berufsverbände

1.7.1 Nationale Interessenvertretungen

Die gesetzliche Interessenvertretung des Pflegepersonals in Österreich ist die Bundeskammer für Arbeiter und Angestellte (BAK). Ihre Hauptaufgaben sind die Unterstützung der Arbeitnehmer*innen in arbeits- und sozialrechtlichen Fragen sowie in Fragen des Verbraucherschutzes und Angebote zu Weiterbildung und Qualifizierung, auch mit dem Ziel der Wiedereingliederung von Arbeitnehmer*innen in den Arbeitsmarkt.

Insgesamt vertritt die BAK die Interessen von ca. 3,7 Millionen Arbeitnehmer*innen Österreichs.

Als neue wichtige Aufgabe ist seit 2017 die Aufgabe als Registrierungsbehörde (siehe Gesundheitsberuferegister-Gesetz) hinzugekommen. Die BAK hat Angehörige eines Gesundheitsberufes, die aufgrund der Ausübung ihres Berufs Mitglieder der Arbeiterkammer sind, zu registrieren. Die Registrierung hat vor Aufnahme der beruflichen Tätigkeit zu erfolgen.

Gewerkschaften und Berufsverbände stellen freiwillige Interessenvertretungen dar:

▶ **ÖGB** (Österreichischer Gewerkschaftsbund): 1945 gegründet; es konstituierten sich in Folge 16 Fachgewerkschaften und auch Fachgruppenvereinigungen (FGV). Die „Fachgruppenvereinigung des Krankenpflegepersonals und verwandter Berufe" erhielt 1989 die Bezeichnung „Österreichischer Gewerkschaftsbund, Fachgruppenvereinigung für Gesundheitsberufe".

▶ **ÖGKV** (Österreichischer Gesundheits- und Krankenpflegeverband): bezeichnet sich als „unabhängiger nationaler Berufsverband für alle in der Gesundheits- und Krankenpflege tätigen Personen, der die Interessen national und international – seit mehr als 50 Jahren – vertritt". Die Gründung erfolgte bereits 1933 – nach dem „Anschluss" Österreichs 1938 wurde der Berufsverband aufgelöst und 1948 wieder gegründet.

▶ **Pflegekonsilium**: Vereinbarung zwischen der Arbeiterkammer und den in der „Österreichischen Pflegekonferenz" vertretenen Pflegeverbänden (Gründung 2011). Dessen vorrangige Ziele sind die gemeinsame Gestaltung der wichtigsten Forderungen der Pflegeberufe an Politik und Verwaltung in Österreich sowie die Vertretung der Interessen der in den Pflegeberufen Beschäftigten gegenüber den politischen Entscheidungsträgern.

1.7.2 Internationale Interessenvertretungen

International Council of Nurses (ICN)
Der ICN ist der Weltbund der Krankenpflege mit mehr als 130 Mitgliedern (nationalen Berufsverbänden) weltweit mit Sitz in Genf (Schweiz).

Die drei Hauptziele des ICN sind:

- ▶ Vernetzung der Pflegenden untereinander weltweit
- ▶ Förderung der Pflege und der Pflegenden
- ▶ Mitgestaltung und Mitbestimmung in der Gesundheitspolitik

Der ICN wurde 1899 gegründet und vertritt mittlerweile mehr als 20 Millionen Pflegende weltweit. Pflegende sind aufgerufen, sich über ihre nationalen Pflegeverbände gemeinsam mit dem ICN und seinen Partnern für den notwendigen sozialen, wirtschaftlichen und politischen Wandel einzusetzen. Der Vertreter Österreichs ist der Österreichische Gesundheits- und Krankenpflegeverband.

Der Internationale Tag der Pflege, welcher jedes Jahr am 12. Mai – Florence Nightingales Geburtstag – gefeiert wird, steht 2019 unter dem Motto „Nurses: A Voice to lead – Health for all". Der Fokus liegt dabei auf der Notwendigkeit, dass Pflegende in der Umsetzung ihrer berufspolitischen Interessen aktiver werden und somit Gehör in der politischen Entwicklung und Entscheidung finden.

Webseite: **http://www.icn.ch/**

European Federation of Nurses Associations (EFN)

Die EFN wurde 1971 als Permanent Standing Committee of Nurses of the EU (PCN) gegründet, um den Krankenpflegeberuf und seine Interessen gegenüber den europäischen Institutionen zu vertreten. Die EFN-Mitglieder treffen sich zweimal jährlich, um wichtige Themen zu bearbeiten (z. B. Unterstützung der Kampagne zur Verringerung von Nadelstichverletzungen bei medizinischem Personal). Der EFN vertritt ca. drei Millionen Pflegepersonen auf europäischem Niveau.

Webseite: **http://www.efnweb.org/version1/en/about.html**

World Health Organisation (WHO)

Die Weltgesundheitsorganisation ist eine Spezialorganisation der Vereinten Nationen (UN), die ihren Hauptsitz in Genf (Schweiz) hat. Sie wurde am 7. April 1948 gegründet und zählt 194 Mitgliedstaaten. Aus diesem Anlass wird der 7. April Jahr für Jahr als „Weltgesundheitstag" begangen. An diesem Tag wird die Öffentlichkeit über ausgewählte gesundheitsrelevante Themen informiert und zu gesundheitsförderndem Handeln angeregt.

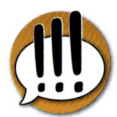

> Die **WHO** ist die Koordinationsbehörde der Vereinten Nationen für das internationale öffentliche Gesundheitswesen.

Eines der Hauptziele der WHO ist das Erreichen des höchstmöglichen Gesundheitsniveaus aller Völker. In der globalen WHO-Strategie „Gesundheit für alle" wird Folgendes formuliert: Angestrebt ist ein Grad an Gesundheit, der es allen Menschen ermöglicht, ein sozial und wirtschaftlich produktives Leben zu führen. Gesundheit wird als ein wesentlicher Bestandteil der menschlichen Entwicklung gesehen.

Die Tätigkeitsbereiche der WHO sind:

▶ Entwicklung gemeinsamer Lösungen für wichtige Aufgaben im Gesundheitsbereich

▶ regelmäßige Erhebung und Analyse weltweiter Gesundheits- und Krankheitsdaten

▶ Herausgabe jährlicher Gesundheitsberichte

▶ Information über akute Gesundheitsgefahren

▶ Entwicklung und Etablierung international akzeptierter Richtlinien, Standards, Leitlinien und Methoden in gesundheitsrelevanten Bereichen (Klassifikation von Krankheiten und Todesursachen, der berufsbezogenen Aus- und Weiterbildung, der Gesundheitsförderung, der medizinischen Versorgung und Prävention) und Erarbeitung politischer Strategien für ihre Durchsetzung

▶ Bekämpfung übertragbarer Krankheiten (Ausrottung der Pocken, globale Impfprogramme)

▶ Formulierung international akzeptierter weltweiter Gesundheitsziele

▶ Entwicklung des Konzeptes „Gesundheitsförderung"

Webseite: **http://www.who.int/en/**

1.8 Aus-, Fort- und Weiterbildung

Die Bildungspflicht für den gehobenen Dienst der Gesundheits- und Krankenpflege geht einerseits aus den Berufspflichten (§ 4), andererseits aus dem Bereich Fortbildung (§ 63) hervor. Mit der GuKG-Novelle 2016 wurde die Anzahl der verpflichtenden Fortbildungsstunden von 40 auf 60 erhöht.

§ 63 GuKG

(1) Angehörige des gehobenen Dienstes für Gesundheits- und Krankenpflege sind verpflichtet, zur

  1. Information über die neuesten Entwicklungen und Erkenntnisse, insbesondere der Pflegewissenschaft sowie der medizinischen Wissenschaft, oder

  2. Vertiefung der in der Ausbildung erworbenen Kenntnisse und Fertigkeiten innerhalb von jeweils 5 Jahren Fortbildungen in der Dauer von mindestens 60 Stunden zu besuchen.

(2) Über den Besuch einer Fortbildung ist eine Bestätigung auszustellen.

Die Bestätigung der Fortbildung muss nicht als Einzelbestätigung ausgestellt werden. Es werden auch sogenannte Fortbildungspässe vom Dienstgeber oder von Interessenvertretungen angeboten, die die Pflegepersonen bei Dienstantritt erhalten, um den Nachweis der geleisteten Fortbildungspflicht zu erbringen.

Fortbildungen dienen der Vertiefung der in der Ausbildung erworbenen Kenntnisse und Fertigkeiten; sie können im Rahmen von Kongressen, Workshops, Symposien oder innerbetrieblichen Fortbildungen erworben werden.

Fortbildung
Beispielhafte Themen sind: Wundmanagement, basale Stimulation bei Intensivpflegepatient*innen, Hygiene

Weiterbildung
Nach erfolgreicher Absolvierung einer Weiterbildung ist man zum Führen einer Zusatzbezeichnung berechtigt. Beispiele: Pflege von alten Menschen, Hauskrankenpflege, onkologische Pflege

Weiterbildungen (GuKG §64) dienen der Erweiterung der in der Ausbildung erworbenen Kenntnisse und Fertigkeiten. Sie haben mindestens vier Wochen zu umfassen und können im Rahmen von Dienstverhältnissen erfolgen.

Die in der GuKG-Novelle 2003 gesetzlich definierte Fortbildungspflicht für Pflegehelfer*innen im Ausmaß von 40 Stunden wurde durch die GuKG-Novelle 2016 weitergeschrieben und auch für den Beruf der Pflegefachassistenz mit 40 Stunden innerhalb von 5 Jahren festgelegt (siehe GuKG §104a–c). Damit wurde eine Grundlage geschaffen, dass sowohl Pflegeassistent*innen als auch Pflegefachassistent*innen gemäß den Anforderungen der Berufspraxis ihre Kenntnisse erweitern können. Die Weiterbildungen für Pflegeassistenzberufe haben ebenso wie im gehobenen Dienst der Gesundheits- und Krankenpflege vier Wochen zu umfassen, können im Dienstverhältnis absolviert werden und berechtigen nach Absolvierung zum Führen einer Zusatzbezeichnung, z. B. geriatrische Pflege.

Die **innerbetriebliche Fortbildung (IBF)** ist im Krankenanstaltengesetz (KAG) vorgeschrieben und wird vom Pflegemanagement organisiert. Sie bedarf einer Zielsetzung und einer Budgetierung der Verantwortlichen.

Referate, Vorträge, Workshops etc. können unter unterschiedlichen Aspekten organisiert werden:

- für alle Mitarbeiter*innen (multidisziplinär), z. B. Leitbilddiskussion, Konfliktmanagement
- für Mitarbeiter*innen einer Berufsgruppe (monodisziplinär), z. B. Serviceassistent*innen, DGKP
- für Mitarbeiter*innen einer Organisationseinheit, z. B. Intensivbehandlungsstation (IBST)
- für Mitarbeiter*innen mit Spezialaufgaben, z. B. Praxisanleiter*innen

Voraussetzung für die Ausübung von Spezialisierungen gemäß GuKG §17 Abs. 2, die über die Kompetenzen gemäß §§14–16 hinausgehen, ist die erfolgreiche Absolvierung der entsprechenden Sonderausbildung oder Spezialisierung, Niveau 2 (Befugniserweiterung), innerhalb von fünf Jahren ab Aufnahme der Tätigkeit.

Die erfolgreiche Absolvierung einer Sonderausbildung berechtigt zum Führen einer Zusatzbezeichnung.

Sonderausbildung
z. B. Ausbildung für Kinder- und Jugendlichenpflege (Dauer: 1 Jahr), für psychiatrische Gesundheits- und Krankenpflege (Dauer: 1 Jahr), für Intensivpflege (Basismodul: ½ Jahr, Aufbaumodul: ½ Jahr), siehe auch „Spezialisierungen" GuKG §17

> Fort- und Weiterbildung sichert die Arbeits- und somit die Pflegequalität.

Für die/den Dienstnehmer*in, die/den Dienstgeber*in, vor allem aber für die Patient*innen ist diese Art von Qualität (siehe auch Kapitel „Pflegequalität") essentiell. Bildung verursacht aber auch Kosten, die nicht nur von den Dienstgeber*innen getragen werden können. Dazu zählt auch die Zeit, in welcher die Dienstnehmer*innen die Fort-/Weiterbildung absolvieren (und somit nicht der Dienststelle zur Verfügung stehen).

Ausbildungskosten werden durch Verpflichtungsverträge, die die/der Dienstnehmer*in bei Absolvierung eingeht, für das Unternehmen gesichert. So ist es z. B. nicht unüblich, dass Rechtsträger (Dienstgeber) auch bei Absolvierung der Ausbildung Verpflichtungsverträge unterzeichnen lassen, damit Kosten nicht verloren gehen, bzw. es den Teilnehmer*innen ermöglicht wird, die Kurskosten zu tragen. Die Bindungsfristen nach Absolvierung der unterschiedlichen Ausbildungsformen variieren z. B. bei der Stadt Wien zwischen einem und bis zu fünf Jahren für die Ausbildungen, oder es werden die Kosten (aliquot) von den Absolvent*innen getragen.

Vertiefung des Lernstoffes

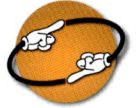

Zum Wiederholen

▸ Gesundheits- und Krankenpflegegesetz

▸ Ausbildungsmodelle

▸ Berufsbild

▸ Interessenvertretungen

▸ International Council of Nurses

▸ European Federation of Nurses Associations

▸ World Health Organisation

▸ Fortbildung und Sonderausbildungen

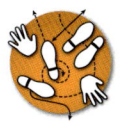

Zum Üben

1. Wie würden Sie einem/einer Außenstehenden (einem/einer nicht dem Beruf Angehörigen) die unterschiedlichen Aufgabenbereiche der Gesundheits- und Krankenpflegeberufe erklären?

2. Diskutieren Sie in Ihrer Gruppe die Möglichkeiten und Chancen der differenzierten Ausbildungen (Schulen für Gesundheits- und Krankenpflege/FH).

3. Arbeiten Sie anhand eines interpretierten (ausformulierten) Berufsbildes die wesentlichen Inhalte (siehe Auflistung) heraus.

4. Welches Rollenbild der Pflegeberufe wird medial transportiert? Entspricht es der Berufsrealität?

5. In Österreich und international werden die Interessen der Gesundheits- und Krankenpflegeberufe von unterschiedlichen Vereinigungen vertreten. Unterscheiden Sie diese nach deren Zielsetzung.

6. Die umfassende Bildungspflicht in der Gesundheits- und Krankenpflege ist im GuKG festgelegt. Der/die Dienstgeber*in hat die Dienstnehmer*innen in ihrem Fortbildungsbestreben zu unterstützen, grundsätzlich ist aber jede/r Einzelne für die gesetzlich geforderte Fortbildung selbst verantwortlich. Diskutieren Sie das Ausmaß der gesetzlichen Bildungspflicht aus dem Blickwinkel Dienstnehmer*in – Dienstgeber*in und beachten Sie dabei auch die unterschiedlichen Qualifikationen.

2   Berufs-, dienst- und haftungsrechtliche Grundlagen

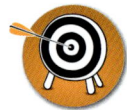

Nach dem Studium dieses Kapitels sollten Sie …

… Organisationsformen eines (Krankenhaus-)Betriebes beschreiben können.

… Stellenbeschreibungen interpretieren können.

… die verschiedenen Typen von Pflegesystemen beschreiben und differenzieren können.

Organisation
griech. *òrganon*, lat. *organum*: bedeutet sinngemäß Werkzeug, Instrument

2.1   Organisation des Pflegedienstes

Die Organisation eines Betriebes ist gleichbedeutend mit der Struktur des Betriebsaufbaues und den betrieblichen Arbeitsabläufen. Wie auch bei anderen Betrieben hat die Organisation von Gesundheitseinrichtungen zwei große Strukturbereiche, die **Aufbau- und die Ablauforganisation**. Beide Organisationsbegriffe sind eng miteinander verbunden, sie bedingen einander. So sind z. B. die einzelnen Betriebsstellen im Krankenhaus sowohl Teil der Aufbau- als auch der Ablauforganisation.

Die **Organisation des Pflegedienstes** setzt sich zusammen aus der Pflegedirektion, den zugehörigen Pflegedienstleitungen sowie Stabsstellen, die der Pflegedirektion zugeordnet sind (z. B. das Hygieneteam). Durch Stellenbeschreibungen (DGKP, PFA, PA) wird die Struktur von Aufgaben und Kompetenzen (= Aufbauorganisation) wiedergegeben. Die Umsetzung der Strukturen in die Arbeitspraxis ist für den Arbeitsablauf (= Ablauforganisation) von großer Bedeutung.

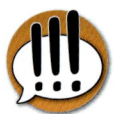

Eine schlanke Führungsstruktur im Pflegedienst und der direkte Kontakt mit den Stationsleitungen sind für die Teamarbeit wichtige Erfolgsfaktoren. In regelmäßig stattfindenden Mitarbeiter*innengesprächen und Teambesprechungen werden der Informationsfluss und die Kommunikation im Stationsalltag gesichert.

Der institutionalisierte Organisationsbegriff: Organisationen sind geplante, sorgsam aufgebaute und auf spezifische Ziele gerichtete soziale Gebilde – zielgerichtete Systeme mit einer zweckorientierten Ordnung. Für Institutionen wie Krankenhäuser, Schulen, Behörden, Unternehmen, Betriebe etc. gilt „Organisation" als Oberbegriff.

Der instrumentale Organisationsbegriff: Für bestimmte Regelungen, die als Mittel der Zielerreichung von Institutionen zum Einsatz kommen, dient „Organisation" als Sammelbegriff. Das Regelwerk bildet in seiner Gesamtheit die Struktur eines Unternehmens, einer Organisation. Die Organisation selbst wird als ein offenes Modell gesehen, in das die Umwelt einbezogen wird.

2.2 Aufbauorganisation

Inhalt der Aufbauorganisation ist es, die einzelnen Betriebsstellen und Organisationseinheiten zu erfassen und einem Beziehungssystem zuzuordnen. Sie regelt die Aufteilung der Aufgaben eines Betriebes auf der Ebene von Betriebseinheiten und nimmt Bezug auf deren Zusammenwirken. Zumeist vertikal sind Inhalte der Aufbauorganisation (die Stellengliederung/ Stellenbeschreibung, Über- und Unterordnungsverhältnisse von Stellen, Abteilungs- und Gruppenstrukturen, die Raum- und Ausstattungsplanung und die entsprechende Personalausstattungsplanung) gegliedert.

> Die zentrale Frage im Rahmen der Aufbauorganisation lautet: „Wer hat welche Aufgaben zu erfüllen?"

In der Aufbaustrukturierung, dem Organigramm oder Organisationsschema, spiegelt sich z.B. auch die Leitungsbeziehung wider (**Hierarchie**verhältnisse). Man unterscheidet beim Organigramm verschiedene Strukturtypen, die über das grundlegende Strukturprinzip Auskunft geben.

> **Beispiele:**
>
> **Einlinienorganigramm**: Dabei ist jede Stelle nur mit einer übergeordneten, ihr vorgesetzten Instanz verbunden und erhält von dieser Anordnungen (einheitliche Auftragserteilung).
>
> **Mehrlinienorganigramm**: Im Unterschied zum Einlinienorganigramm ist jede Stelle mehreren übergeordneten Instanzen unterstellt. Diese Mehrfachunterstellung erfolgt zumeist in fachlicher und disziplinärer Hinsicht.
>
> **Stab-Linienorganigramm**: Dieser Organigrammtyp hat Elemente beider Systeme und wird durch Stabsstellen ergänzt (das Stab-Linienorganigramm hat seine Wurzeln in der Militärwirtschaft). Stabsstellen können auf allen Ebenen etabliert werden, haben unterstützende bzw. beratende Funktionen und sind üblicherweise nicht mit Entscheidungs- und Anordnungsbefugnis ausgestattet (Assistent*innen oder Spezialist*innen für bestimmte Aufgaben, z.B. Controlling, Recht, Hygienefachkraft).
>
> **Matrix-, Projekt- oder Produktorganigramm**: Dabei kommt es zu Mehrfachunterstellungen der Leistungseinheiten. Die Aufteilung der Kompetenzen erfolgt nach disziplinärer sowie unterschiedlicher fachlicher Richtung. Die divisionären Matrix-Strukturmodelle sind zwei- oder mehrdimensional und berücksichtigen gleichzeitig berufsständische wie funktionsbezogene Inte-

Organisationselemente im Krankenhaus sind der medizinische Bereich, der pflegerische Bereich, der wirtschaftliche Bereich und der technische Bereich. Organisationselemente im Langzeitpflegebereich sind Direktion, Pflegedienstleitung und medizinisch Verantwortliche (siehe Landesgesetzblatt für Wien – Wiener Wohn- und Pflegeheimgesetz – WWPG, ausgegeben am 29. März 2005)

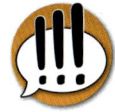

Hierarchie
Rangordnung von Elementen, die über- bzw. untergeordnet sind

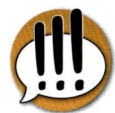

ressen. Der aufgabenbezogene Kommunikationsweg erfolgt direkt mit den koordinierenden bzw. vorgesetzten Stellen. Die Verantwortung liegt zumeist in den Betriebseinheiten.

Aufgrund der Komplexität eines Unternehmens im Gesundheits- und Krankenhausbereich ist eine divisionäre Matrixorganisation sinnvoll. Das gemeinsame Ziel der interdisziplinären Teams (Medizin, Pflege, MTDG, MAB, ...) stellt z. B. auf der Fachabteilungsebene mit einzelnen Betriebsstellen (Stationen, Ambulanzen, OP, ...) den Behandlungs- und Betreuungsprozess der Patient*innen dar, unter bestimmten Rahmenbedingungen und mit Zielvorgaben des Managements in Bezug auf die zu erbringende Leistung (Auslastung, Belegungsgrad, ...) und Qualität. Die unterschiedlichen Bereiche sind untereinander verzahnt – Medizin und Pflege, Verwaltung und Technik dürfen nicht nur in ihren Funktionen isoliert, sondern müssen als Gesamtes gesehen werden.

Die Aufgaben/Projekte/Produkte sind das gemeinsame Ziel der eigenständigen Teams.

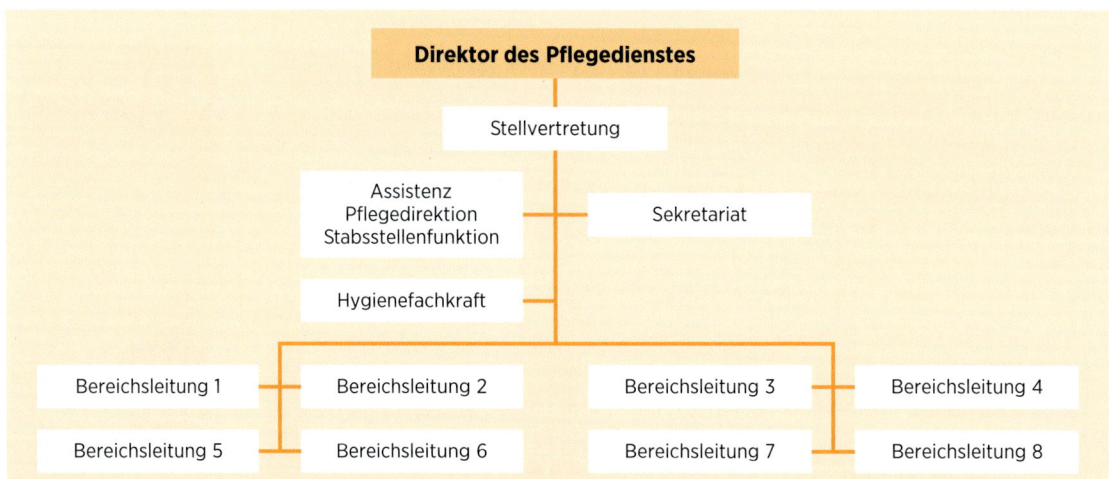

Abbildung 2: **Stab-Linienorganigramm** (Dorfmeister 1999, S. 20)

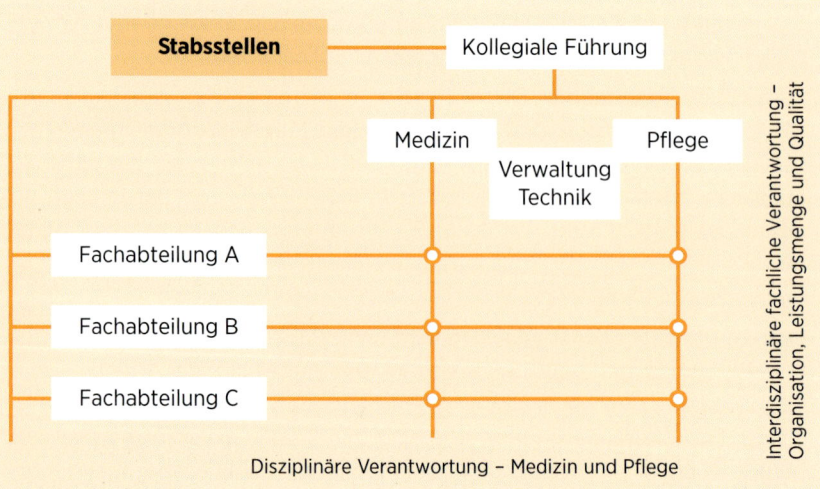

Abbildung 3
Matrix-, Projekt- oder Produktorganigramm
(Dorfmeister 1999, S. 21)

Stellenbeschreibung

Die Stellen- und Arbeitsplatzbeschreibungen stellen die qualitative Dimension der Personalplanung dar. Um eine quantitative Personalbedarfsermittlung durchführen zu können, muss zunächst die Arbeitsaufgabe festgelegt werden. Es werden Tätigkeiten von Mitarbeiter*innen einer Berufsgruppe und/oder einer bestimmten Leistungs-/Betriebsstelle definiert, welche den Leistungsinhalten und Aufgabenstellungen dieser Leistungs-/Betriebsstelle zuzuordnen sind. Unter dem Begriff Stelle wird in diesem Zusammenhang eine personen-/berufsbezogene Zusammenfassung von Aufgaben verstanden. Im Unterschied dazu ist der Begriff Arbeitsplatz im Allgemeinen orts-/raumbezogen. Dabei ist klarzustellen, dass der Arbeitsplatz auch von unterschiedlichen Personengruppen und zu unterschiedlichen Zeitpunkten verwendet werden kann (z. B. EDV-Arbeitsplatz).

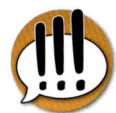

Die Stellenbeschreibung ist für das Pflegemanagement ein wichtiges Führungsinstrument.

Aus den festgestellten Arbeitsaufgaben ergeben sich für das Personal Anforderungen in fachlicher, körperlicher und geistiger Hinsicht. Diese Aufgaben variieren von Stelle zu Stelle. Die Anforderungen an jede Leistungsstelle werden in der Stellenbeschreibung festgehalten, je nach den Aufgaben, die an den einzelnen Stellen auszuführen sind. Die Stellenbeschreibung findet sich in der Struktur der Betriebsorganisation primär im Bereich der Aufbauorganisation, sekundär hat sie aber wesentlichen Einfluss auf die Ablauforganisation, da sie auch das Zusammenwirken von Betriebsstellen beschreibt. Im Vergleich dazu ist das Funktionendiagramm eine tabellarische Darstellung, wo festgehalten ist, welche Stellen (Berufsgruppe) mit welchen Funktionen an der Erfüllung von komplexen Aufgaben beteiligt sind.

Ziel der Stellenbeschreibung ist es, klare Aufgaben und Entscheidungsrichtlinien zu dokumentieren, und sie bietet auch die Grundlage für Beurteilungs- und Förderungsgespräche.

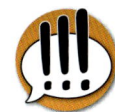

Die Stellenbeschreibung bietet nicht nur für den/die Stelleninhaber*in Orientierung, sondern auch für über- bzw. untergeordnete Stellen und damit für die Gesamtorganisation.

Die Stellenbeschreibung muss periodisch überarbeitet und aktualisiert werden.

Ziele der Stellenbeschreibung:

▸ Richtschnur für das Handeln ▸ Schwerpunkte der Aufgaben/Tätigkeiten

▸ Koordinierung der Aufgaben/Tätigkeiten in einer Organisation

▸ Maß für die Selbstkontrolle und Motivation für den/die Stelleninhaber*in

▶ Grundlage für die Mitarbeiter*innenbeurteilung und -kontrolle

▶ Ausgangspunkt für Planungs- und Rationalisierungsmaßnahmen (z. B. Bedarfs-, Einsatzplanung)

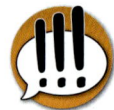

> Die Standardisierung von Stellenbeschreibungen macht Vergleiche leichter möglich und dient der Übersicht.

Folgende Elemente sind üblicherweise Inhalt jeder Stellenbeschreibung:

▶ Bezeichnung der Stelle

▶ Eingliederung in die Betriebsorganisation (über-, neben-, untergeordnete Stellen)

▶ Vertretungsverhältnisse (aktiv/passiv – wen vertritt der/die Stelleninhaber*in bzw. wer vertritt den/die Stelleninhaber*in)

▶ Ziele der Stelle

▶ Aufgaben (allgemeine und besondere), Kompetenzen, Verantwortungsbereiche

▶ Arbeitsmittel zur Arbeitserfüllung

▶ Zusammenarbeit mit anderen Stellen

▶ Anforderungsprofil (Ausbildung, Erfahrung, Fähigkeiten und Fertigkeiten)

▶ Bedingungen für den/die Stelleninhaber*in (Arbeitszeit, Dienstzeit- und Urlaubsregelung, Entlohnung, Fort- und Weiterbildung, Aufstiegsmöglichkeiten, ...)

Mögliche Schwachstellen von Stellenbeschreibungen:

▶ Die konkrete Zielsetzung der Stelle ist unklar bzw. fehlt.

▶ Es steht mehr die Verantwortung als die Aufgabe im Vordergrund.

▶ Probleme können beim Delegieren von Aufgaben entstehen, da nicht erkennbar ist, ob der/die Stelleninhaber*in auch Entscheidungen zu treffen hat oder ob er/sie ausschließlich mit der Durchführung von Aufgaben betraut ist.

▶ Vertretungsverhältnisse sind zum Teil unklar geregelt, die Differenzierung von aktiver und passiver Vertretung fehlt.

▶ Eine Stellenbeschreibung kann zu eng formuliert sein, um den Ansprüchen einer flexiblen, dynamischen Organisation gerecht zu werden.

Dienstvorschriften stellen keinen Ersatz für Stellenbeschreibungen dar, da sie zumeist allgemein und nicht stellenspezifisch formuliert sind und außerdem nur die Aufgaben und die Verantwortungen beinhalten, nicht jedoch alle anderen Merkmale einer Stellenbeschreibung.

Stellenbeschreibungen müssen auf jeden Fall mit den Vorschriften der Organisation (z. B. Dienstvorschriften) und den diversen gesetzlichen Regelungen (z. B. Berufsrecht, Bestimmungen des Arbeitszeitgesetzes) abgestimmt sein.

2.3 Ablauforganisation

Inhalt der Ablauforganisation allgemein ist die Erfassung der betriebsbestimmenden Funktionsabläufe in Bezug auf das Zusammenwirken von Menschen und Betriebsmitteln. Diese sollen in zeitlicher und räumlicher Hinsicht geordnet, optimiert und in Form von Betriebs-, Organisationshandbüchern oder Dienstanweisungen dokumentiert werden. Es sollen die vom Management (**kollegiale Führung** des Krankenhauses) vorgegebenen Gesamtpläne und die daraus abgeleiteten Teilpläne so realisiert werden, dass alle Arbeitsabläufe unter dem Aspekt von sachlicher Richtigkeit, Wirtschaftlichkeit, zeitlich rascher und terminlich genauer Abfolge erfolgen.

> **kollegiale Führung**
> = Krankenhausleitung in Österreich. Ihre vier Mitglieder sind der/die ärztliche Direktor*in, der/die Verwaltungsdirektor*in, der/die Direktor*in des Pflegedienstes und der/die Technische Direktor*in

Die zentrale Frage im Rahmen der Ablauforganisation lautet: „Wie sind die Aufgaben zu erfüllen?"

In der Arbeitsablaufplanung werden

▸ die ideale Vernetzung geeigneter Arbeitsschritte zur Aufgabenerfüllung,

▸ die bestmögliche Unterstützung des Arbeitsablaufes mit Geräten und Hilfsmitteln,

▸ die Wahl des günstigsten Verfahrens überlegt sowie

▸ die Zuordnung bestimmter Aufgaben zu bestimmten Betriebsstellen oder Personen/Personengruppen (Stellenbeschreibung) festgelegt (zentrale/dezentrale Versorgung, Transportdienst, ...).

Ziel der (Arbeitsablauf-)Planung ist eine ökonomische, dem Unternehmensziel entsprechende Auslastung der personellen Ressourcen und Betriebsmittel wie Personaleinsatz, Bettenauslastung etc.

Dem Anspruch auf die Qualität pflegerischer Leistung und ihre Sicherung kommt dabei eine besondere Bedeutung zu. Medizinische und pflegerische Betreuung (= die personenbezogenen Dienstleistungen) sind als Kernaufgaben im Betriebsprozess von Krankenanstalten und Gesundheitseinrichtungen anzusehen.

Folgende Organisations- und Funktionsabläufe können in Gesundheits- und Krankenhausbetrieben beschrieben werden:

▸ Patient*innenbezogene Funktionsabläufe: gehfähige Patient*innen, Verletzte, Notfälle, ambulante Patient*innen, ...

▸ Besucher*innenbezogene Funktionsabläufe: Besuchszeiten, Wege, Aufzüge, ...

▸ Personalbezogene Funktionsabläufe: Dienstzeiten, Umziehzeiten, ...

▸ Ver-, entsorgungslogistische Abläufe: Anlieferung/Abholung von z. B. Medikamenten, Ge- und Verbrauchsgütern, Speisen, Materialien, Wäsche; dazu zählt auch der technische Dienst, Hol-/Bringdienst, Entsorgung von Abfall, ...

▶ Informationslogistische Abläufe: Kommunikationsstruktur, Technologie-ausstattung, Kommissionen, Berichtwesen, Dienstanweisungen, Bespre-chungen, Übergaben, …

Die Umsetzung des Urteils zur Umziehzeit des Obersten Gerichtshofes („Umziehzeiten sind Arbeitszeit" OGH, 9 ObA 29/18g 17.5.2018) stellt im Moment die Krankenhausleitungen vor besondere Herausforderungen hinsichtlich der ablauforganisatorischen und ökonomischen Machbarkeit.

Pflegesysteme

Der geplante, systematisch und methodisch gestaltete Arbeitsablauf (**Ab-lauforganisation**) in der Pflege wird auch als **Pflegesystem** bezeichnet.

In der Patient*innenbetreuung (**Pflegeorganisation**) unterscheidet man vom methodischen Ansatz her zwei unterschiedliche Arten von Arbeits-verteilung, Pflege- und Betreuungskonzepten:

Dem Ganzheitsprinzip der Arbeitsverteilung liegt der methodische An-satz der Betreuung der Patient*innen in der Gesamtheit der Bedürfnisse zugrunde. Diese auch als Holismus bezeichnete Betreuungsphilosophie prägt die Praxis pflegerischen Handelns und bedingt ein entsprechendes Menschenbild. Die Sichtweise von Gesundheit und Krankheit sowie von Pflege wird ebenso davon beeinflusst wie die Arbeitsorganisation.

Die Arbeitsplanung und die Durchführung notwendiger Tätigkeiten, alle Bereiche und Elemente der Pflege und Betreuung von Patient*innen oder Patient*innengruppen liegen in der Verantwortung bestimmter Mitarbeiter*innen (Patient*innenbeobachtung, Körperpflege, prophylak-tische Maßnahmen, Medikation, Visite, Dokumentation, Dienstübergabe, …). Die Patient*innenzuordnung und somit die Arbeitsverteilung erfolgt pro Mitarbeiter*in/Gruppe in Form einer Einzelpatient*innen-Zuordnung (z. B. Intensivpflege), in der Zuordnung von Patient*innengruppen (z. B. mit einer bestimmten Betreuungsintensität bzw. Pflegekategorie), pro Patient*innenzimmer oder räumlichem Bereich der Station (Zimmerpfle-ge). Eine besondere Form der Arbeits- und Verantwortungszuordnung ist das Einzelpflegesystem, auch unter dem Begriff Primary Nursing bekannt, wo der/die Patient*in von der Aufnahme bis zur Entlassung eine Bezugs-person – Primary Nurse – zugeordnet bekommt.

Die Mitarbeiter*innen haben bei der ganzheitlich orientierten Patient*-innenbetreuung einen entsprechenden Spielraum zur Mitgestaltung des Arbeitsprozesses im Sinne einer qualifizierten Patient*innenbetreuung. Die Arbeitsidentifikation ist höher, erfordert von den Mitarbeiter*innen fachliches Können und selbstständiges Handeln. Der/die Patient*in hat zumeist nur eine Bezugsperson (zumindest pro Dienst), womit eine Vertrauensbasis leichter aufzubauen ist und die Koordinierung der Pfle-ge- und Betreuungsarbeit gegeben ist. Diese Arbeitseinteilungsform ent-spricht einem Menschenbild, welches die Ganzheit und Integrität in den Vordergrund stellt.

Dem Funktionsprinzip der Arbeitsverteilung liegt der methodische An-satz der Zerteilung der Arbeit in einzelne Arbeitsvorgänge zugrunde.

Ganzheitsprinzip

ganzheitlich orientierte Patient*innenbetreuung und Arbeitsverteilung – Einzel-, Gruppen-, Zimmer-, Bereichspflege-Systeme

Holismus

griech. *hólos*: ganz, unversehrt, heil

Funktionsprinzip

Teilen von Funktionen/Aufgaben in der Patient*-innenbetreuung – Funkti-onspflege-System (Haupt- und Beidienst)

Die Arbeitsplanung und die Durchführung notwendiger Tätigkeiten beziehen sich jeweils nur auf Teilbereiche der Pflege und Betreuung von Patient*innen. Es erfolgt keine Patient*innenzuordnung, sondern eine Teilarbeitszuordnung für Mitarbeiter*innen/Gruppen. Möglichst gleichartige Tätigkeiten werden von bestimmten Mitarbeiter*innen für alle Patient*innen der Betriebsstelle (Station) durchgeführt. Die Arbeitsplanung und Koordinierung obliegt zumeist der Stationsleitung bzw. der hauptverantwortlichen Pflegekraft. Der „Hauptdienst" führt z. B. alle „arztnahen" Tätigkeiten im Zusammenhang mit Medikation, Untersuchungsvorbereitung und -organisation, Dokumentation, Information und Visiten aus. Der „Beidienst" übernimmt Tätigkeiten im Zusammenhang mit der Körperpflege, der Nahrungsaufnahme, prophylaktischen Maßnahmen, speziellen Pflegehandlungen (Verbandwechsel, ...) und diversen delegierten Tätigkeiten (Patient*innenbeobachtung, Vitalzeichenkontrollen, ...).

Diese Arbeitsform entspricht dem Menschenbild der industriellen Gesellschaft („Taylorismus"). Im Vergleich mit der Arbeitswelt im Produktionsbereich kommt diese Arbeitsform in ihrer extremsten Ausprägung der Arbeit am Fließband nahe. Ziel dabei ist es, rationell und rasch gleichartige Tätigkeiten durchzuführen und entsprechende Leistung zu erbringen. Dabei ist es möglich, die einzelnen Tätigkeiten so zu trainieren, dass die Arbeitsdurchführung sehr rasch, beinahe automatisiert abläuft. Die Mitarbeiter*innen erarbeiten sich eine gewisse Fertigkeit und Sicherheit in der Durchführung bestimmter Tätigkeiten (z. B. Körperpflege); die Identifikation mit der Arbeit ist erschwert, der Gesamtzusammenhang in der Patient*innenbetreuung wird nicht wirklich erlebt.

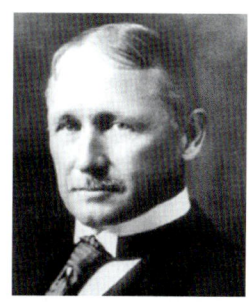

Frederick Winslow Taylor
(1856–1915)
US-amerikanischer
Ingenieur und Ökonom

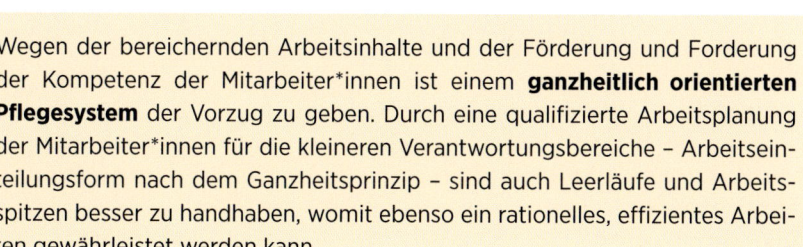

Wegen der bereichernden Arbeitsinhalte und der Förderung und Forderung der Kompetenz der Mitarbeiter*innen ist einem **ganzheitlich orientierten Pflegesystem** der Vorzug zu geben. Durch eine qualifizierte Arbeitsplanung der Mitarbeiter*innen für die kleineren Verantwortungsbereiche – Arbeitseinteilungsform nach dem Ganzheitsprinzip – sind auch Leerläufe und Arbeitsspitzen besser zu handhaben, womit ebenso ein rationelles, effizientes Arbeiten gewährleistet werden kann.

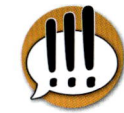

Zimmerpflege

Einzelnen Pflegekräften werden einzelne Zimmer zugeordnet, um dort alle notwendigen Pflegeleistungen selbstständig geplant zu leisten. Der Einsatz jeder Pflegekraft wird von der Stationsleitung geplant (Aufbauorganisation – Zimmerpflege). Die Planung, Durchführung und Dokumentation der Pflegemaßnahmen für die zugewiesenen Zimmer obliegen der einzelnen Pflegeperson. Die Kommunikation bezieht sich verstärkt auf das Dokumentationssystem; die Qualität der Leistungen und die Geschwindigkeit der Durchführung sind variabel. Die individuellen Anforderungen an die persönlichen und fachlichen Qualitäten der einzelnen Pflegekräfte wachsen; durch die Eigenständigkeit der pflegerischen Arbeit und die individuelle Planung für jeden Patienten/jede Patientin verstärken sich die persönliche Beziehung und die Zufriedenheit. Gleichzeitig steigen auch die psychischen und physischen Belastungen für die Pflegekräfte. Als Voraussetzungen für das Funktionieren der Zimmerpflege sind eine exakte Dokumentation, eine gute räumliche und personelle Ausstattung und eine organisierte Ver- und Entsorgung zu nennen. Die Pflegepersonen müssen durch gezielte Fortbildungen und den Einsatz von entsprechender Kommunikationstechnik (EDV, Rufanlage, ...) unterstützt werden.

Abbildung 4
**Zimmerpflege –
Aufbauorganisation**
(Die Schwester/der Pfleger, 33. Jahrgang 6/94, S. 470 ff.)

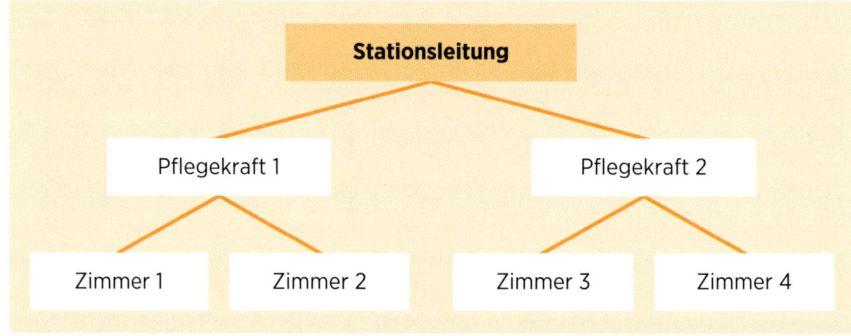

Abbildung 5
**Zimmerpflege –
Ablauforganisation**
(Die Schwester/der Pfleger, 33. Jahrgang 6/94, S. 470 ff.)

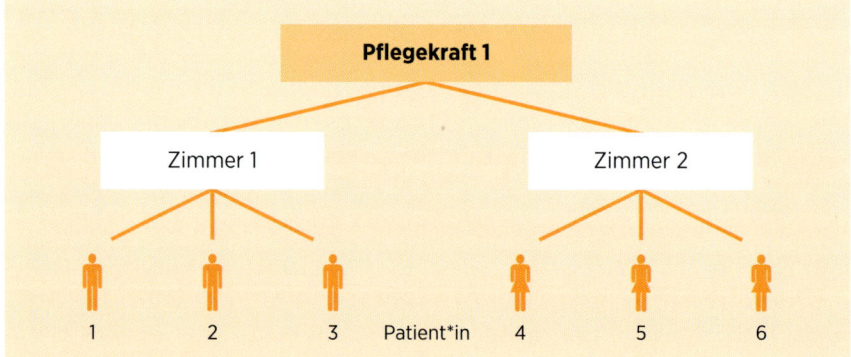

Funktionspflege
Einzelne Pflegekräfte führen einzelne oder mehrere Aufgaben bei allen Patient*innen durch. Die Planung und Einteilung der Arbeit sowie die Evaluation werden von einer verantwortlichen Pflegeperson vorgenommen. Es entstehen durch die strenge Ritualisierung von Pflegeleistungen eine hohe Geschwindigkeit der Leistungserbringung und eine gute Qualität der Einzelleistung. In einem funktionalen Pflegesystem finden sich häufig unzufriedene Patient*innen und Mitarbeiter*innen. Durch die Einführung des „Fließbandprinzips" (siehe Taylorismus, S. 217) können zwar die Personalkosten gering gehalten werden, die sozialen Kosten durch die Unzufriedenheit des Personals und die steigende Fluktuationsrate sind aber höher als bei anderen Pflegesystemen. Als negativer Kostenfaktor sind weiters Doppelarbeiten und höhere Sachkostenverursachung zusätzlich zur fehlenden Ganzheitlichkeit anzuführen.

Fluktuationsrate
bezeichnet die Anzahl der freiwillig und dauerhaft ausgeschiedenen Mitarbeiter*innen eines Unternehmens

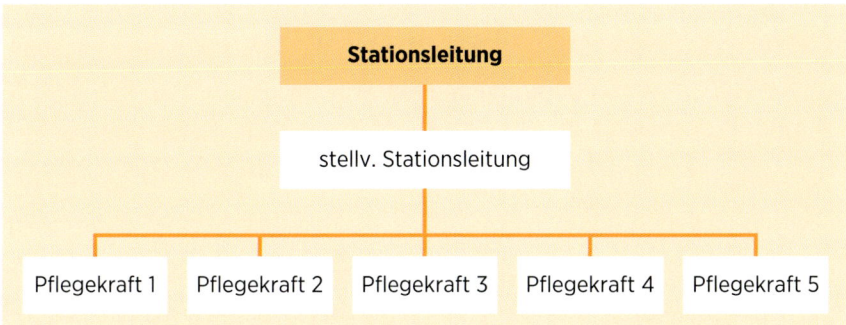

Abbildung 6
**Funktionspflege –
Aufbauorganisation**
(Die Schwester/der
Pfleger, 33. Jahrgang
6/94, S. 470 ff.)

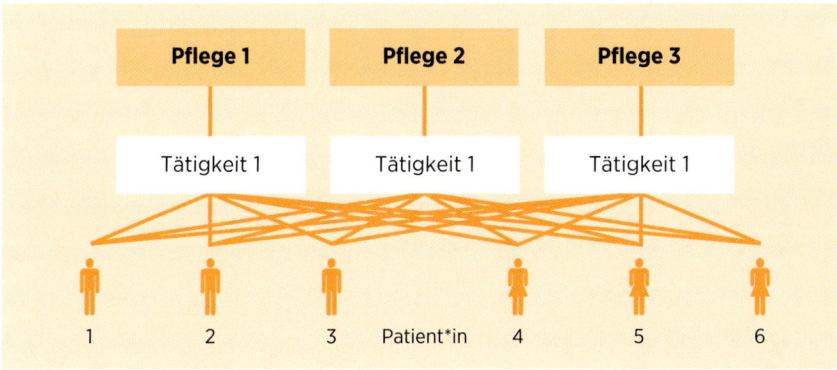

Abbildung 7
**Funktionspflege –
Ablauforganisation**
(Die Schwester/der
Pfleger, 33. Jahrgang
6/94, S. 470 ff.)

Primary Nursing (Bezugspflege)

Mary Manthey beschrieb bereits 1969 das Pflegesystem „Primary Nursing" im Universitätskrankenhaus Minneapolis. Eine Pflegekraft (Primary Nurse = PN) betreut eine/n oder mehrere Patient*innen von der Aufnahme bis zur Entlassung. Aufgaben der PN sind die Pflegeanamnese, die Pflegeplanung, die Durchführung der Maßnahmen und die Evaluierung. In der Zeit ihrer dienstplanbedingten Abwesenheit führen Associated Nurses als ihre Vertretungen die Pflege nach ihrem Plan durch. Es finden nur Abweichungen statt, wenn der veränderte Zustand des/der Patient*in dies erfordert.

Mary Manthey
US-amerikanische
Pflegewissenschafterin,
Begründerin des Primary-
Nursing-Systems

Die PN ist Ansprechpartner*in für die Patient*innen (sie stellt sich mit Visitenkarte vor), für Angehörige, die Associated Nurses, die Mediziner*innen und alle Beteiligten des multiprofessionellen Teams. Die PN sammelt alle Informationen und gibt sie im therapeutischen Team weiter – als Vertraute des Patienten/der Patientin. Dabei entsteht eine starke emotionale Bindung zwischen Patient*in und PN. Diese Beziehung und die Möglichkeit der ganzheitlichen Betreuung können die Zufriedenheit der Mitarbeiter*innen und die Qualität der Versorgung steigern. Für die Qualität der Leistungserbringung der Pflege steht die PN ebenso wie für eine korrekte Dokumentation, um in den Zeiten ihrer Abwesenheit die Pflege gewährleisten zu können.

Abbildung 8
**Primary Nursing –
Aufbauorganisation**
(Die Schwester/der
Pfleger, 33. Jahrgang
6/94, S. 470 ff.)

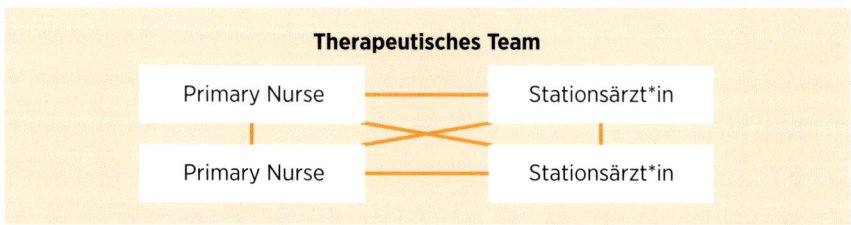

Die PN ist keine Hierarchiestufe – eine PN kann sowohl PN als auch Associated Nurse bei anderen Patient*innen sein. Voraussetzungen für das Pflegesystem „Primary Nursing" sind sehr gut ausgebildetes Personal (speziell in Gesprächsführung und anderen Kommunikationstechniken) und die Unterstützung von entsprechenden Servicediensten (Serviceassistent*innen, Stationssekretär*innen, ...). Damit kann der hohe Anspruch des Pflegeorganisationssystems erfüllt und gleichzeitig qualifizierte und kompetente Pflege Realität werden.

Abbildung 9
**Primary Nursing –
Ablauforganisation**
(Die Schwester/der
Pfleger, 33. Jahrgang
6/94, S. 470 ff.)

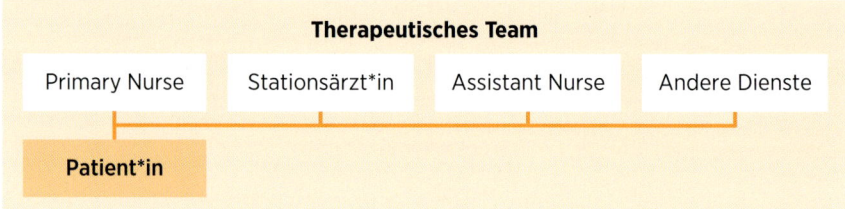

Sowohl die Bevölkerungsentwicklung insgesamt als auch die prognostizierte Zunahme von pflegebedürftigen Menschen fordern sichere und koordinierte Versorgungsstrukturen, die den kranken und pflegebedürftigen Menschen in den Mittelpunkt stellen. Ein patientenorientiertes Pflegesystem wie Primary Nursing kann einen Beitrag leisten, diesen Anforderungen der Zukunft gerecht zu werden.

Vertiefung des Lernstoffes

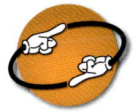

Zum Wiederholen

- ▶ Aufbauorganisation
- ▶ Stellenbeschreibung
- ▶ Ablauforganisation
- ▶ Ganzheitsprinzip der Arbeitsverteilung
- ▶ Funktionsprinzip der Arbeitsverteilung
- ▶ Zimmerpflege
- ▶ Funktionspflege
- ▶ Primary Nursing

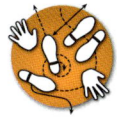

Zum Üben

1. Versuchen Sie, jene Organisationsform der Pflege schematisch darzustellen, die Sie während Ihrer praktischen Ausbildung kennengelernt haben.
2. Zu welchem Zeitpunkt, unter welchen Rahmenbedingungen soll die Stellenbeschreibung durchgeführt werden?
3. Überlegen Sie, welche Auswirkungen die Ausstattung eines Krankenhauses/einer Langzeitpflegeeinrichtung auf die einzelnen Funktionsabläufe haben kann.
4. Beschreiben Sie wesentliche Merkmale der Pflegesysteme „Zimmerpflege", „Funktionspflege" und „Primary Nursing/Bezugspflege". Welche Vor-/Nachteile lassen sich für die Patient*innen und die Pflegepersonen erkennen?
5. Überlegen Sie, welches Pflegesystem Sie in der Praxis kennengelernt haben – sind Unterschiede bezüglich des Pflegesystems zwischen Tagdienst und Nachtdienst festzustellen?

3   Pflegequalität

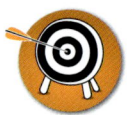

Nach dem Studium dieses Kapitels sollten Sie ...

... die verschiedenen Qualitätskriterien im Pflegedienst benennen können.

... Methoden eines wirksamen Qualitätsmanagements kennen.

lat. *qualitas*: Eigenschaft, Beschaffenheit, Güte, Wert

Qualität zu definieren ist sehr schwierig, da es viele unterschiedliche Definitionen von Qualität gibt – so wie Menschen, die sie definieren. Hier zwei mögliche Definitionen:

▸ Der Begriff Qualität bezeichnet die Übereinstimmung der Produkteigenschaften mit den berechtigten Anforderungen und Erwartungen.

▸ Qualität ist die Gesamtheit von Merkmalen (und Merkmalseigenschaften) einer Einheit eines Produktes bezüglich ihrer Eignung, festgelegte und vorausgesetzte Erfordernisse zu erfüllen.

Leistungen im Krankenhaus/Langzeitpflegebereich werden von den Patient*innen/Heimbewohner*innen als jene Form der Qualität wahrgenommen, die sie aus ihrer speziellen Sichtweise beurteilen können.

Levitt (1997) hat in einer Studie nachgewiesen, dass Patient*innen von den unterstützenden und gehobenen Leistungen auf die Basisleistungen (höfliche/r Portier*in, einfühlsames Personal, ...) und von den gehobenen Leistungen (sauberes, gepflegtes Gebäude, moderne Ausstattung, kurze Wartezeiten, ...) auf die Basisleistungen (Diagnose, Therapie, Pflege) schließen. Das heißt, die Patient*innen können aufgrund von fehlendem Fachwissen die Qualität der Basisleistung nicht beurteilen, bilden sich jedoch aufgrund ihrer Eindrücke zur unterstützenden und gehobenen Leistung eine Meinung und beurteilen somit die Qualität.

Im Gesundheitswesen ist es besonders schwierig von einer Gesamtqualität zu sprechen. Daher wird zur Beurteilung von Qualität auf eine Einteilung zurückgegriffen, die von dem amerikanischen Wissenschafter Avedis Donabedian (1997) beschrieben wurde:

Strukturqualität
Unter Strukturqualität eines Krankenhauses versteht man jene Merkmale, die zur Leistungserstellung notwendig sind. Die Strukturqualität wird vor allem bestimmt durch:

▸ Anzahl und Qualifikation (Qualität und Quantität) aller Mitarbeiter*innen,

▸ den Organisationsaufbau eines Krankenhauses,

▸ die finanziellen Mittel und

▸ die Ausstattung eines Krankenhauses mit Betriebsmitteln.

Prozessqualität

Die Prozesskategorie umfasst alle Maßnahmen, die im Laufe eines Versorgungsablaufes ergriffen werden. Dieser Versorgungsablauf wird nach der spezifischen Situation und den individuellen Krankheitsmerkmalen der Patient*innen variieren.

Der Ansatz geht von der Annahme aus, dass die besten Behandlungsergebnisse dann erzielt werden, wenn die Behandlung selbst nach nachvollziehbaren bzw. nachprüfbaren Regeln systematisiert erfolgt. Die prozessbezogene Qualitätssicherung erfolgt oft anhand krankheitsspezifischer Kriterien (Standards).

Ergebnisqualität

Das Ergebnis (Outcome) einer medizinisch-pflegerischen Versorgung stellt den wichtigsten Faktor zur Beurteilung von Qualität dar. Die Beurteilung dieser Qualitätskategorie ist im Krankenhaus besonders schwierig, da der Grad der Zielerreichung „Gesundheit" kaum festzustellen ist. Mögliche Ergebnisqualität im Krankenhaus: Patient*innenzufriedenheit, Mitarbeiter*innenzufriedenheit, Erreichen eines Zieles im Sinne der Ziel- und Leistungsplanung.

3.1 Stufen der Pflegequalität

Pflegequalität wurde von Avedis Donabedian als Grad der Übereinstimmung zwischen den anerkannten Zielen der Berufsgruppe und dem Erfolg in der Pflege definiert (vgl. Donabedian 1997). Pflegequalität beschreibt, wie Patient*innen betreut, beraten, informiert, versorgt werden. Pflegequalität ist somit kein statischer Wert, sondern bezieht sich immer auf die Bedürfnisse der Patient*innen, die Zielsetzung des (Krankenhaus-)Trägers und die Rahmenbedingungen der Pflege.

Um Pflegequalität einzuteilen, wurde ein **Stufenmodell** – das verschiedene Grade unterscheidet – entwickelt, eingeteilt von „optimaler Pflege" bis zu „gefährlicher Pflege".

In einer neueren Variante ist die Bezeichnung „sichere Pflege" durch „Routinepflege" ersetzt worden.

Um beurteilen zu können, ob die erbrachte Pflege qualitativ gut oder schlecht ist, benötigt man Kriterien, an denen man die Pflege „messen" kann. Es wird ein Vergleich zwischen der Art der geleisteten Pflege und der Art der angestrebten Pflege (Ist-Soll-Vergleich) durchgeführt. Inhaltlich werden dabei drei Qualitätsaspekte der pflegerischen Berufsausübung berücksichtigt:

▸ die Qualität der Pflegemethoden und -techniken,

▸ die Qualität der Einstellung und des Verhaltens der Pflegepersonen gegenüber den Patient*innen und

▸ die Qualität der Organisation des Pflegedienstes.

Der Begriff Pflegequalität bezieht sich also nicht nur auf die konkrete pflegerische Verrichtung an den Patient*innen, sondern immer auch auf die beiden zuletzt genannten Aspekte.

Kriterien, auch **Indikatoren** genannt, bilden den Maßstab, an dem Qualität gemessen werden soll. Kriterien müssen

▸ konkret messbar sein (in Zahlen auszudrücken),

▸ relevant sein (für den zu analysierenden Bereich und das Ziel),

▸ verständlich sein.

Beispiele für Kriterien sind u. a. Verweildauer in Tagen, Anteil der Patient*innen mit Dekubitus in Prozent, Zeitspanne bis zur Versorgung der Patient*innen durch das Notfallteam, Anteil der nosokomialen Infektionen in Prozent.

Ein **Standard** ist das Ausprägungsmerkmal eines Kriteriums. Der Standard gibt an, welches Ziel man erreichen will/kann oder welches Ziel vorgegeben wird: maximal x Minuten bis zum Eintreffen des Herzalarmteams, Wartezeit in der Ambulanz unter y Minuten etc.

Qualitätssicherung bedeutet, systematisch die Unterschiede zwischen angestrebter und tatsächlich erreichter Qualität aufzuzeigen und die Ursachen dafür zu untersuchen, damit Verbesserungen eingeleitet werden können.

Qualitätssicherung verbindet zwei unterschiedliche Prozesse, die aufeinander aufbauen: Qualitätsbeurteilung und Qualitätsverbesserung. Die Maßnahmen der Qualitätssicherung sind zukunftsorientiert.

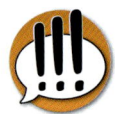

> Im Mittelpunkt der Qualitätssicherung steht nicht die Sanktion, sondern die Frage: Wie kann ich das Veränderungspotenzial ausschöpfen, um zukünftig eine bessere Qualität zu erzielen?

Professionalität wird nur durch qualifizierte Arbeit erreicht – durch die Sicherung ihres Niveaus, ihrer Qualität. Das gilt für den intra- und extramuralen Bereich. Ausgehend von einer Entwicklung, bei der die Pflegebedürftigkeit von Menschen in Langzeitpflegeeinrichtungen ansteigt und andererseits ein vermehrter Bedarf an pflegerischer Betreuung im extramuralen Bereich besteht, ist eine gesundheitspolitische Erfordernis gegeben, dass auch außerhalb von Krankenanstalten Qualitätssicherung im Pflegebereich zu gewährleisten ist. Das bedeutet, dass für komplexe Pflegesituationen ausschließlich der gehobene Dienst für Gesundheits- und Krankenpflege verantwortlich ist und für unterstützende pflegerische Tätigkeiten Personen aus den neuen Berufsbildern (z. B. Pflegefachassistent*innen, Fachsozialbetreuer*innen) eingesetzt werden.

Tabelle 2: **Stufen der Pflegequalität**

	Stufen der Pflegequalität			
	Stufe 3	**Stufe 2**	**Stufe 1**	**Stufe 0**
Bereiche	Optimale Pflege Miteinbeziehung des/der Patient*in	Angemessene Pflege dem/der Patient*in angepasst	Sichere Pflege Routineversorgung	Gefährliche Pflege Patient*in erleidet Schaden
Allgemeine Pflege GuKG §1	Patient*in ist aktiviert, trägt Mitverantwortung an seiner/ihrer Rehabilitation. Patient*in und Vertrauensperson/Angehörige erhalten sinnvolle Gesundheitserziehung.	Patient*in erfährt Berücksichtigung seiner/ihrer individuellen Bedürfnisse.	Patient*in ist mit dem Nötigsten versorgt. Er/sie erleidet keinen vermeidbaren Schaden.	Patient*in erleidet physischen (vermeidbaren) Schaden (Dekubitus, Kontrakturen, Unfall …). Sein/Ihr Äußeres ist ungepflegt.
Spezielle Pflege GuKG §1	Patient*in kennt Sinn und Zweck der Behandlung, ist damit einverstanden, kooperiert, kann die Behandlung später selbst weiterführen (oder Vertrauensperson/Angehörige).	Patient*in ist über die Behandlung informiert, ist während und nach der Behandlung adäquat unterstützt und überwacht.	Patient*in erhält korrekte Behandlungspflege. Er/sie erleidet keinen vermeidbaren Schaden.	Patient*in erhält fehlerhafte Behandlungspflege und erleidet (vermeidbare) Komplikationen.
Eingehen auf psychische und soziale Bedürfnisse GuKG §14/1	Patient*in ist so in die Pflege miteinbezogen, dass er/sie eine angepasste Lebensweise erlernt und Lebenshilfe über die Spitalsentlassung hinaus erfährt.	Patient*in erfährt ein Klima, in dem er/sie seine/ihre Bedürfnisse ausdrücken kann und sich verstanden und akzeptiert fühlt. Er/sie kann Kontakte nach außen aufrechterhalten.	Patient*in muss sich überwiegend an den Spitalsalltag anpassen. Er/sie bekommt kaum Hilfe in der Auseinandersetzung mit persönlichen und existenziellen Fragen.	Patient*in erleidet psychische Schäden – Angst, Stress, Regression, Isolation.
Kommunikation, Interaktion GuKG §14/1	Patient*in erfährt gezielte Beratung, die ihm/ihr weiterhilft – therapeutische Beziehung.	Patient*in erfährt eine zwischenmenschliche Beziehung, in der Gespräche und Meinungsaustausch möglich sind.	Patient*in erfährt stereotype spitalsbezogene Kommunikation.	Patient*in ist nicht informiert. Er/sie kann seine Meinung nicht anbringen.
Pflegeplanung und Informationslogistik GuKG §14/1	Patient*in (inkl. Vertrauensperson/Angehörige) wird in die Pflegeplanung miteinbezogen. Die interdisziplinäre Zusammenarbeit ist spitalsintern und -extern gewährleistet.	Es ist ein individueller Pflegeplan vorhanden, der nach Bedarf modifiziert wird. Es findet ein regelmäßiger Informationsaustausch im Pflegeteam statt.	Sichere Dienstübergaben und schriftliche Berichte sind gewährleistet.	Das Berichtwesen ist mangelhaft (z.B. Dokumentation).

3.2   Patient*innensicherheit

Aufgrund komplexerer Betreuungssituationen im Gesundheitsbereich erhalten die Themen Sicherheit und Qualität eine maßgebliche Bedeutung.

Patient*innensicherheit geht vielfach mit Patient*inneninformation einher. Ein gutes Beispiel zur Optimierung stellt dazu die folgende Homepage dar: https://www.patientensicherheit-online.at/startseite.html (eingerichtet durch die Plattform Patientensicherheit und vielgesundheit.at [mit Partnern]). Siehe auch Abbildung 10.

3.3   Pflegevisite

Die Pflegevisite ist ein „Krankenbesuch" durch eine Pflegeperson (Visitator*in) mit dem Ziel, das Pflegegeschehen zu betrachten, zu untersuchen. Sie ist eine zielgerichtete, bewusste Zuwendung durch den/die Visitator*in an die Patient*innen und/oder die Mitarbeiter*innen mit dem Ziel der Überwachung, Sicherung und Verbesserung der Pflegequalität, Pflegeorganisation und des Einsatzes der Pflegemittel. Das bedeutet, der/die Visitator*in betrachtet (untersucht) den Pflegeprozess. Es ist dadurch die Möglichkeit gegeben, hemmende und fördernde Faktoren zu erkennen und konstruktiv in den Problemlösungsprozess (Beziehungsprozess) einzugreifen. Die Pflegevisite ist problemlösungsorientiert.

Die Pflegevisite ist ein Qualitätssicherungsinstrument der Pflege. Sie ist eine Form des strukturierten Klient*innenbesuchs mit dem Ziel der Überprüfung von pflegerischen Leistungen und deren Qualität.

Abbildung 10
**Maßnahmen zur
Patient*innensicherheit**

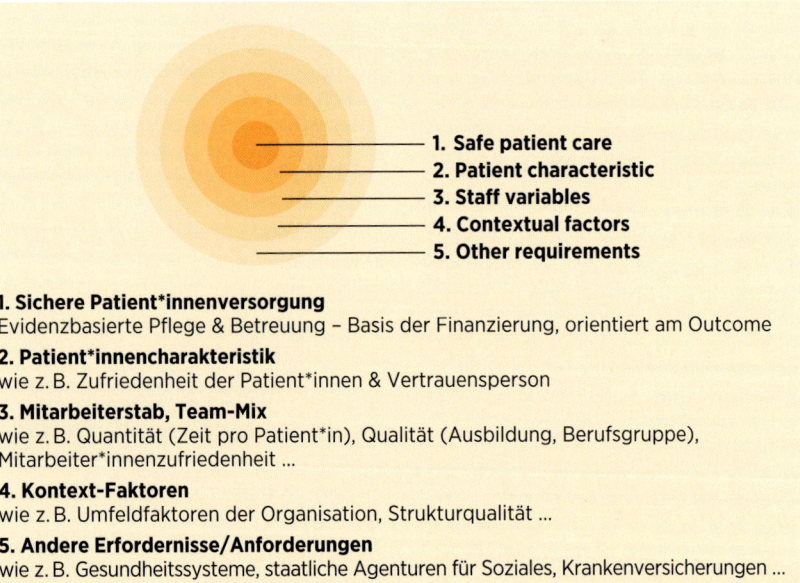

1. Safe patient care
2. Patient characteristic
3. Staff variables
4. Contextual factors
5. Other requirements

1. Sichere Patient*innenversorgung
Evidenzbasierte Pflege & Betreuung – Basis der Finanzierung, orientiert am Outcome

2. Patient*innencharakteristik
wie z. B. Zufriedenheit der Patient*innen & Vertrauensperson

3. Mitarbeiterstab, Team-Mix
wie z. B. Quantität (Zeit pro Patient*in), Qualität (Ausbildung, Berufsgruppe), Mitarbeiter*innenzufriedenheit …

4. Kontext-Faktoren
wie z. B. Umfeldfaktoren der Organisation, Strukturqualität …

5. Andere Erfordernisse/Anforderungen
wie z. B. Gesundheitssysteme, staatliche Agenturen für Soziales, Krankenversicherungen …

Ziele der Pflegevisite

Die Pflegevisite hilft dabei, ein Gleichgewicht zwischen den Bedürfnissen von Patient*innen und Pflegepersonen herzustellen; sie trägt durch das Festlegen von Beurteilungskriterien zur Hebung und Aufrechterhaltung der Pflegequalität bei. Sie unterstützt das selbstständige und professionelle Denken der Mitarbeiter*innen. Die Pflegevisite kann Schwachstellen bei der Pflegeorganisation aufzeigen – sie ist aber keine Fehlersuche! (vgl. Heering 2018) Durch die Pflegevisite kann die gezielte Teilnahme von Mitarbeiter*innen an Fort- und Weiterbildungen gefördert werden. Die Pflegevisite ist ein Instrument, um den Mitarbeiter*innen die Zielsetzung der Organisation näherzubringen und deren Umsetzung zu überwachen. Die Pflegevisite ist keine Dienstübergabe.

„Suche nicht Fehler, suche Lösungen."
Henry Ford

Die Pflegevisite ist

▶ problemlösungsorientiert durch die Beurteilung der ausgeführten Pflegemaßnahmen,

▶ prozessorientiert durch die Beurteilung des Pflegeverlaufes,

▶ strukturorientiert durch die Beurteilung der Organisation.

Die Pflegevisite erfordert eine **einheitliche Vorgangsweise** bei der Durchführung sowie eine **einheitliche Dokumentation**.

Frequenz der Durchführung der Pflegevisite:

▶ mindestens eine Pflegevisite im Quartal/Monat pro Station durch die Bereichsleitung – abhängig von der Abteilungsgröße

▶ einmal pro Woche durch die Stationsleitung

▶ bei Bedarf durch die Pflegedirektion

Folgende **Inhalte** können bei der Pflegevisite beurteilt werden:

▶ Nachvollziehbarkeit der Einstufung des Patienten/der Patientin (Norton-, Bradenskala, Reaktivierungsstufen, PPR-Einstufung …)

▶ Pflegedokumentationsverlauf

▶ spezielle Probleme der Patient*innen oder der Mitarbeiter*innen

▶ physische Situation der Patient*innen (Hautzustand, Ernährung, Pflegezustand …)

▶ psychische Situation der Patient*innen (Probleme, Fragen, Wünsche …)

▶ Hygiene (Patient*in, Umgebung der Patient*innen, Pflegepersonal …)

▶ Organisationsabläufe (Suchtgiftgebarung …)

Bevor die Pflegevisite durchgeführt werden kann, sind bestimmte Vorarbeiten zu erledigen. Vor Beginn der Pflegevisite sollten folgende Maßnahmen gesetzt werden:

▶ Information der Station, der Mitarbeiter*innen

▶ Schwerpunkte der Visite bekannt geben

▶ Auswahl der Patient*innen (nicht mehr als drei Patient*innen pro Visite)

- Information der Patient*innen, eventuell ihrer Angehörigen
- Auswahl eines geeigneten Raumes
- Wahl des Termins und der Uhrzeit (richtet sich nach dem Tagesablauf der jeweiligen Station)

Durchführung der Pflegevisite:

- Die betreuende Pflegeperson informiert den Patienten/die Patientin.
- Vorinformation ohne Patient*in (die Patient*innen werden anhand des Pflegeprozesses besprochen)
- Visite bei den Patient*innen (am Bett oder in einem geeigneten Raum)
- Evaluation der Pflegevisite
- eventuell Festlegen von Maßnahmen

Die Dauer der Pflegevisite sollte zwei Stunden nicht überschreiten.

Wichtig ist, dass die Ergebnisse der Pflegevisite gut dokumentiert und somit nachvollziehbar gemacht werden:

- Eintragung in der Dokumentation (Durchführungsnachweis oder Berichtblatt)
- Dokumentation der Pflegevisite und ihrer Ergebnisse auf einem eigenen Pflegevisitendokumentationsblatt
- Aufbewahrung des Dokumentationsblattes entweder bei der Bereichsleitung oder an der Station oder bei beiden

Fundiertes Fachwissen, das von einzelnen Pflegekräften in die pflegerische Diskussion eingebracht wird, kann qualitative Defizite in der Versorgung der Patient*innen beheben und zusätzlich einen Weiterbildungseffekt erzielen.

Die Pflegevisite kann somit als Abstimmungsinstrument zwischen pflegerischen Leistungen und den Bedürfnissen der Klient*innen gesehen werden – der/die Betroffene selbst ist die beste Informationsquelle und muss in die Gespräche einbezogen werden. Durch die Pflegevisite werden hierfür die richtigen Rahmenbedingungen gesetzt.

3.4 Qualitätsmanagement

**Organisations-
entwicklung**

Prozess von betrieblichen Veränderungen in den Bereichen Struktur, Kultur, Kommunikation und Strategie, an dem die Mitarbeiter*innen beteiligt sind

Gesetzliche Grundlage für die Qualitätssicherung ist eine Änderung des Krankenanstaltengesetzes vom 26.11.1993 Bundeskrankenanstaltengesetz § 5b. Die Landesgesetzgebung hat die Träger von Krankenanstalten zu verpflichten, im Rahmen der Organisationsentwicklung Maßnahmen der Qualitätssicherung vorzusehen und dabei auch ausreichend überregionale Belange zu wahren. Die Maßnahmen sind so zu gestalten, dass vergleichende Prüfungen mit anderen Krankenanstalten ermöglicht werden und haben weiters die Struktur-, Prozess- und Ergebnisqualität zu umfassen.

Weiters schreibt das Gesetz vor, dass die kollegialen Führungen die Durchführung umfassender Qualitätssicherungsmaßnahmen sicherzustellen haben. In jeder bettenführenden Krankenanstalt ist eine Kommission für Qualitätssicherung einzusetzen, die unter der Leitung einer fachlich geeigneten Person steht. Aufgabe der Kommission ist es, Qualitätssicherungsmaßnahmen zu initiieren, zu koordinieren, zu unterstützen, die Umsetzung der Qualitätssicherung zu fördern und die kollegiale Führung zu beraten.

Qualitätssicherung ist einerseits gesetzlich vorgeschrieben, andererseits eine Möglichkeit, Transparenz und Vergleichbarkeit (Benchmarking) in den Einrichtungen des Gesundheitswesens zu schaffen und damit zur Standortsicherung beizutragen.

> Qualitätssicherung in der Pflege bedeutet, die Handlungen und Leistungen einer professionellen Pflege im Moment und in der Zukunft zu garantieren. Zur Sicherung qualitativer Pflegeleistungen ist ein strukturierter Prozess erforderlich.

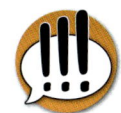

Unter **Qualitätsmanagement (QM)** versteht man die Summe aller Ansätze als Gesamtsystem der Qualitätsentwicklung. Qualitätsmanagement stellt unternehmerisches Wertesystem, strategisches Instrument und Zusammenspiel von Methoden und Instrumenten zur Bearbeitung von Qualitätsfragen auf verschiedenen Ebenen dar.

Total Quality Management (TQM) baut darauf auf, das Thema Qualität zu fokussieren und gleichzeitig die Entwicklung der Organisation zu fördern. Eine Verbesserung der Qualität muss sich nicht nur auf eine Verbesserung der Leistungsqualität (Prozess und Ergebnis) konzentrieren, sondern auch auf eine Veränderung der zugrunde liegenden Organisationsmuster. Qualitätsverbesserung geht mit Organisationsentwicklung einher.

Unter dem Stichwort Kundenorientierung wurde ein Paradigmenwechsel herbeigeführt. Beurteilungskompetenz wird in die Hand der Leistungsempfänger (Kund*in = Patient*in) gegeben. Es wird in den Organisationen zwischen externen (Patient*innen, Klient*innen, ...) und internen Kund*innen (Mitarbeiter*innen) unterschieden.

Am deutlichsten ist das Prinzip der Qualitätsarbeit als Regelkreis am sogenannten **Deming-Kreislauf** zu erkennen. Dieser Kreislauf umfasst die Schritte PLAN – DO – CHECK – ACT. PLAN entspricht dem Planungsschritt, DO bedeutet Umsetzung, CHECK steht für die Evaluation. Auf Grundlage dieser Evaluation finden Steuerungsmaßnahmen statt (ACT). Bei einem **Qualitätsverbesserungsprojekt** wird der Kreislauf zur Gänze durchlaufen.

W. E. Deming
(1900–1993)
US-amerikanischer Physiker, Statistiker sowie Pionier im Bereich des Qualitätsmanagements

> In der Qualitätssicherung werden Leistungen gemessen, Schwachstellen erkannt und Verbesserungsmöglichkeiten aufgezeigt.

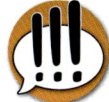

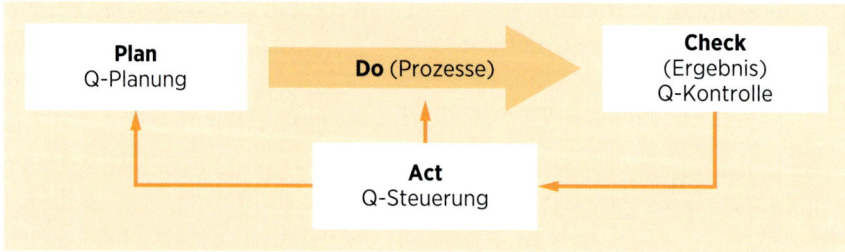

Mögliche Inhalte und Instrumente der Qualitätssicherung in der Pflege:

▸ Praxisgerechtes Pflegemodell

▸ Zeitgemäße Pflege kann nur im Pflegeprozess stattfinden (vgl. Arbeitshilfe für die Pflegedokumentation GÖG 2010)

▸ Pflegedokumentation („Was nicht dokumentiert ist, wurde nicht gemacht", lautet eine Pflegealltagsfloskel – tatsächlich ist es aber auch eine Erfahrung aus dem Pflegerechtsbereich. Im Pflegeskandal 2003 (Horaczek 2003) wurde u.a. das Nichtdokumentieren von Pflegehandlungen als Unterlassung angezeigt.)

▸ Ganzheitlich orientierte Pflege- und Betreuungssysteme

▸ Pflegestandards

▸ Expert*innenstandards: z.B. Dekubitusprophylaxe in der Pflege 2017 (Deutsches Netzwerk für Qualitätsentwicklung in der Pflege, http://www.dnqp.de), EBP-Standards (www.wienkav.at/)

▸ Normen (ON-Regel), z.B. ON-Norm PPR

▸ Guidelines

▸ Standard Operating Procedures (SOPs)

▸ Selbstüberprüfung und -kontrolle als Teil einer positiven Fehlerkultur: Meldung von Fehlern und Beinahefehlern in Fehlerberichtsystemen wie CIRS = Critical Incident Reporting System (CIRSmedical, Erfahrungsdrehscheibe/CIRS im Wr. Krankenanstaltenverbund)

▸ Pflegevisite

▸ Personalplanung (Personalausstattung, Personalauswahl, Personalentwicklung, Personaleinsatz)

▸ Gewährleistung eines adäquaten Informationsflusses

▸ (Multiprofessionelle) Kooperation

▸ Qualifizierte und strukturierte Einführung/Anleitung neuer Mitarbeiter*innen, Auszubildender, ...

▸ Gewährleistung einer kontinuierlichen Fort- und Weiterbildung der Mitarbeiter*innen

Um die Wirkung qualitätssichernder Maßnahmen zu überprüfen, wurden mehrere Zertifizierungssysteme erarbeitet: die ISO-Normenreihe 9000, der Malcolm Baldridge National Quality Award (MBNQA) und der European Quality Award (EQA).

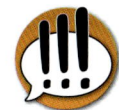

> Qualität in der Pflege heißt, die physischen und psychosozialen Bedürfnisse der Patient*innen zu erkennen. Sie setzt Engagement, Verantwortung und Professionalität voraus – nur durch qualifizierte Arbeit und durch die Sicherung ihres Niveaus kann Qualität garantiert werden.

Hohe Qualität der Pflege hängt auch von der Zusammenarbeit der Pflegenden und des therapeutischen Teams ab. Die Pflegenden spielen dabei eine zentrale Rolle in der Kommunikation zwischen allen Mitgliedern des Teams. Eine entsprechende Kommunikation fördert die Kontinuität der Pflege, Effektivität und Effizienz der Therapie, verbessert die Patient*innenzufriedenheit und reduziert den medizinischen Aufwand (Aiken et al. 2002).

Vertiefung des Lernstoffes

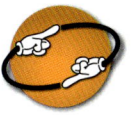

Zum Wiederholen

▶ Strukturqualität

▶ Prozessqualität

▶ Ergebnisqualität

▶ Stufen der Pflegequalität

▶ Pflegevisite

▶ Qualitätssicherung

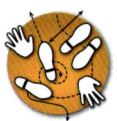

Zum Üben

1. Wie kann Qualität im Bereich Pflege eingestuft/gemessen werden?

2. Unterscheiden Sie mind. 3 Instrumente der Qualitätssicherung in der Pflege.

3. Definieren Sie den Begriff „Pflegevisite" in eigenen Worten.

4. Skizzieren Sie die wesentlichen Inhalte und beschreiben Sie die Zielsetzungen der Pflegevisite.

5. Wenden Sie den Expert*innenstandard „Dekubitusprophylaxe in der Pflege" beispielhaft anhand einer konkreten Situation (aus dem Praktikum) an.

4   Öffentlichkeitsarbeit

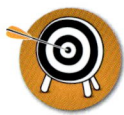

Nach dem Studium dieses Kapitels sollten Sie ...

... verschiedene Formen des Marketings kennen.

... die Funktionen von Vereinen und Stiftungen kennen.

... über die Bedeutung von Öffentlichkeitsarbeit für die Gesundheits- und Krankenpflegeberufe Bescheid wissen.

Ein wichtiges Instrument einer wirksamen und zielführenden Marketingpolitik ist die Öffentlichkeitsarbeit. Während bei der Werbung und der Verkaufsförderung eine unmittelbare Beeinflussung der Absatzchancen angestrebt wird, zielt die Öffentlichkeitsarbeit (**Public Relations**) vornehmlich auf die Schaffung einer für das Unternehmen wohlwollenden Atmosphäre ab. Deren Zielgruppe sind somit nicht nur die unmittelbaren Marktpartner, sondern die Gesamtheit jener Personen, die einen Einfluss auf den Unternehmenserfolg haben können. Diese Personen werden über das Unternehmen als Ganzes sowie über dessen wirtschaftliche und gesellschaftliche Aktivitäten informiert. Dabei wird versucht, in der Öffentlichkeit ein positives Image der Organisation herzustellen, was für die Erreichung der Organisationsziele beträchtliche Bedeutung haben kann. Vielfach übersehen wird die Wichtigkeit der „eigenen Berufsgruppe" als Werbeträger – die Angehörigen der Gesundheitsberufe tragen durch ihr Auftreten und ihre persönliche Einstellung zum Beruf wesentlich zur Imagebildung in der Gesellschaft bei. „Ausgebrannte" Mitarbeiter*innen werden kein positives Bild des Berufes zeichnen können, von dem sich andere angesprochen fühlen oder an dem sie sich orientieren.

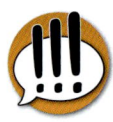

Beispiel „Hitliste der Spitäler":

In einer 1999 veröffentlichten Studie der Stiftung Warentest mit dem Titel „Hitliste der Hospitäler" wurden Ergebnisse zur Qualität in Deutschlands Krankenhäusern erhoben. Interessant dabei erscheint die Tatsache, dass sich die Qualität aus der Befragung von Ärzt*innen und Patient*innen ergibt. Gehring und Meyburg (2000) sind der Meinung, dass es sich dabei um eine schizophrene Situation handle, weil einerseits die professionelle Pflegekraft selbstverständlich zum Krankenhausalltag zählt (und auch lächelnd auf dem Titelblatt der Studie abgebildet ist), aber andererseits in die Befragung nicht einbezogen wurde.

„Onkel Doktor" – er alleine arbeitet professionell und wird alles wieder richten. Die „Schwester" lächelt dazu? (Gehring/Meyburg 2000, S. 24) Die Patient*innen wurden bei der Befragung zur „Hitliste der Hospitäler" zu den angebotenen Komfortleistungen (Hotelleistungen) befragt, Ärzt*innen z.B. zu vorhandenen Standards für Operationen. Das Gelingen einer Operation hängt aber – wie wir wissen – nicht nur vom Können der Operateur*innen ab. Wenn mit der letzten

Wundnaht der operative Eingriff abgeschlossen ist, beginnt die postoperative Phase, in der professionelle Pflege eine wesentliche Rolle spielt. Die Kontrolle der Vitalfunktionen, des Wundgebietes, der Schmerzäußerungen u. v. m. ermöglichen den Patient*innen eine sichere und soweit wie möglich angenehme Situation.

Insgesamt kristallisiert sich bei Beobachtungen im Stationsgeschehen schnell heraus, dass die qualifizierte Pflege die primäre Kontaktperson während des Krankenhausaufenthaltes und damit die Vermittlerin zwischen sich, den Patient*innen und anderen Berufs-/Interessengruppen darstellt – aber offensichtlich nicht wahrgenommen wird. Es steht außer Zweifel, dass professionelle Pflege genauso als Grundpfeiler zählt wie die medizinische Versorgung und die Hotelleistungen zur optimalen Versorgung der Patient*innen und damit Studien zu diesem Themenschwerpunkt den Faktor Pflege nicht außer Acht lassen dürfen.

Folgende Public-Relations-Instrumente stehen zur Erreichung eines harmonischen Bildes der Organisation in der Außenwelt zur Verfügung:

► gute Kontakte zu Presse, Rundfunk und Fernsehen
► Abhaltung von Pressekonferenzen
► Einsatz attraktiv gestalteter Geschäftsberichte, Broschüren und Zeitschriften
► Aufstellung von Sozialbilanzen und Verwertung der Ergebnisse in Sozialberichten
► Organisation von Vorträgen und Symposien
► Durchführung von Betriebsbesichtigungen und ähnlichen Veranstaltungen für die Öffentlichkeit (z. B. Tag der offenen Tür)

Nutzung sozialer Medien

Pflegende müssen lernen, über ihre Arbeit zu sprechen – über den gesamten Aufgabenbereich, inklusive der medizinischen Aspekte. Pflege ist seriöse Arbeit, aber die Pflegenden präsentieren sie vielfach nicht als solche. Buresh et al. (2006) sind der Meinung, dass der Wunsch vieler Pflegender, still und anonym zu bleiben, ein Kernproblem der Pflege darstellt. Es scheint so zu sein, dass Pflegende mit ihren Freund*innen und Angehörigen genauso ungern sprechen wie mit den Medien. 1990 wurde in Amerika eine PR-Kampagne mit dem Titel „Nurses of America" gestartet (vgl. Buresh et al. 2006), welche zum Ziel hatte, hochrangige Kandidaten für die Sache zu gewinnen, um personelle Engpässe für den Pflegeberuf zu kompensieren. Mehr als eine Million Dollar wurde für das Projekt zur Verfügung gestellt, um PR-wirksame Maßnahmen zu setzen. Es wurde die Einstellung der Bevölkerung gegenüber den Pflegenden analysiert und mit Werbung versucht, das Bild in ein günstiges Licht zu rücken.

Pflegepersonen wurden auf öffentliche Medienauftritte professionell vorbereitet, und es wurden Medienevents veranstaltet, um die Berichterstattung über die Pflege zu fördern. Seit wenigen Jahren gibt es auch gezielte Schulungsmaßnahmen für Führungspersonen der Gesundheitseinrichtungen, um auf Medienkontakte entsprechend vorbereitet zu sein.

Buresh et al. untersuchten 1991 im Rahmen dieser Kampagne auch die gesundheitsbezogene Berichterstattung in drei großen Zeitungen, mit dem Wissen, dass in der heutigen Zeit Status und Ansehen (einer Berufsgruppe) in der Öffentlichkeit wesentlich davon abhängen, wie Medien ihre fachliche Kompetenz einschätzen. In der Vorbereitung zur Analyse der drei Zeitungen gingen die Autorinnen von einer eher geringen medialen Präsenz der Pflege aus, das Ergebnis war aber schockierend. Aus 908 Quellen an direkten Zitaten fiel ca. ein Drittel aller Meldungen auf die Berufsgruppe der Ärzt*innen; nicht auf Platz 2 oder 3 war die Pflege vertreten, sondern an 13. Stelle (das entsprach dem letzten Platz) mit 1,1 % der Zitate. Hinzu kommt, dass in öffentlichen Diskussionen meist keine Pflegenden zu Fachfragen Stellung beziehen, sondern sogenannte „Pflegeexperten" – Jurist*innen, Konsumentenschützer*innen, Ärzt*innen („Pflegeombudsmann" Dr. Vogt).

Görres et al. ([2]2010) erarbeiteten auf der Basis empirisch gesicherter Daten Empfehlungen für eine Imagekampagne der Pflegeberufe (in der Alten- und Gesundheits- und Krankenpflege) zur Akquirierung von weiblichen und männlichen Schulabgängern. Es wurde dabei u. a. untersucht:

► welches Image Pflegeberufe derzeit bei Schüler*innen und Eltern haben,
► welche Maßnahmen sich insbesondere zur Akquirierung männlicher Schulabgänger aus den Daten ableiten lassen,
► welche Faktoren zur Attraktivität des Gesundheits- und Krankenpflegeberufes sowie des Altenpflegeberufes beitragen,
► welche Strategien sich benennen lassen, die zu einer Attraktivitätssteigerung der Pflegeberufe führen.

Zentrale Ergebnisse daraus sind u. a.:

► Pflegeberufe haben momentan sowohl für Auszubildende als auch für deren Eltern ein eher negatives Image. Die Motivation zur Wahl eines Pflegeberufes ist dementsprechend äußerst gering ausgeprägt.
► Zentrale Berufswahlhilfen sind die Beratung sowie das Absolvieren eines Praktikums.
► Für männliche Schüler kann die Attraktivität des Pflegeberufes vor allem durch die Hervorhebung des „Spaßfaktors", der Weiterbildungs- und Aufstiegschancen sowie des zukünftigen Technikbezugs erreicht werden.
► Einkommenschancen, die Nachhaltigkeit und Sicherheit des Arbeitsplatzes, die Qualität der Arbeit (interessant und sinnvoll) sowie die Aufstiegsmöglichkeiten zählen zu den zentralen Einflussfaktoren auf die Berufswahl von Schülerinnen.
► Ein frühzeitiger Zugang zu umfassenden Informationen, zielgruppenspezifische Werbematerialien, Stärkung der Zusammenarbeit zwischen Schule und Elternhaus sowie die Bereitstellung von Praktikumsplätzen könnten die Attraktivität des Pflegeberufes positiv beeinflussen (dabei ist inhaltlich vor allem auf eine realistische und differenzierte Darstellung der Aufgabenfelder von Pflegeberufen zu achten, die das Potenzial zu

Selbstständigkeit und Vielseitigkeit, die hohe Arbeitsplatzsicherheit und das Soziale des Berufes hervorheben).

In einer ländervergleichenden Studie konnte Ewers 2019 (Stiftung Münch 2019) nachweisen, dass die Attraktivität des Pflegeberufes u. a. durch Investitionen in Aus- und Weiterbildung, erweiterte Verantwortungsbereiche und den Einsatz von Pflegeexpert*innen im Qualifikationsmix zur Sicherung der Versorgungsqualität beitragen (siehe auch Kap. 6.4).

In der Öffentlichkeit ist das Ansehen der Pflegenden sehr gut (siehe Abbildung 12). Wenn Pflegende hingegen den Eindruck vermitteln, dass ihre Arbeit nichts Besonderes sei, dann kann nach der öffentlichen Meinung ihre Arbeit auch von Hilfskräften übernommen werden oder ganz wegfallen.

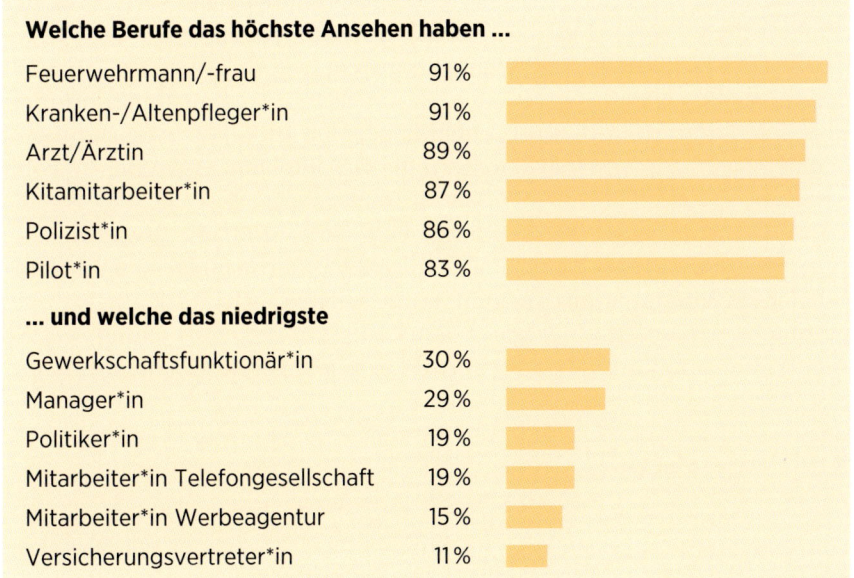

Abbildung 12
Der Ruf des Berufs
(ZDF heute, 25.5.2013)

Eine gezielte und professionelle Öffentlichkeitsarbeit durch die Pflegenden ist eine große Herausforderung für die Berufsgruppe – sie erfordert ein Umdenken und konkrete Maßnahmen wie „Pflege bewegt Deutschland" (vgl. Isfort 2009), bietet aber auch viele interessante Perspektiven. Die Pflegenden vermitteln als primäre und kontinuierliche Kontaktperson den ersten und vor allem bleibenden Eindruck – so werden Erfolg und Image eines Krankenhauses maßgeblich von den Pflegenden beeinflusst. Im Krankenhaus/Geriatriezentrum ist sozusagen **jeden Tag „Tag der offenen Tür"**. Auch im privaten Bereich treten Pflegende als „inoffizielle Repräsentant*innen" auf. Jede/r Pflegende hat täglich mit vielen Menschen Kontakt (ca. 20 Personen pro Tag, vgl. Gordon 2008) – jedes Mal besteht die Möglichkeit, das Bild der Pflege zu prägen. Wenn dies bewusst im Sinne der angesprochenen Imagekorrektur geschieht, ist damit die Gelegenheit gegeben, Einfluss auf die Zukunft der Pflege zu nehmen.

Welch positiven Eindruck Pflegende hinterlassen können, zeigte die Reaktion des Popstars George Michael, der sich im Dezember 2007 mit einem Konzert bei den Krankenschwestern des staatlichen Gesundheitsdienstes NHS (National Health Service) bedankte, die seine Mutter vor ihrem Krebstod betreut hatten (vgl. o. V. 2007). 2000 Karten wurden nur für NHS-Schwestern verlost und während des Konzertes bedankte sich der Sänger bei „den Heldinnen" mit den Worten: „Die Gesellschaft nennt das, was Pflege bedeutet, Berufung, und dementsprechend ist die Entlohnung – deswegen ist dieser Abend mein Dank an euch."

Mittlerweile ist die Notwendigkeit einer professionellen, realitätsnahen Öffentlichkeitsarbeit für die Gesundheits- und Krankenpflegeberufe auch bei der Politik (national und international) angekommen und es werden Imagekampagnen lanciert. In den Medien spricht man aber bereits von der „Zeitbombe Pflege" (profil, 24.2.2019), wo weniger das Image der Pflegeberufe als die Rekrutierungsprobleme im Vordergrund stehen. Christoph Giesinger, der Institutsdirektor des Hauses der Barmherzigkeit, formuliert es mit den Worten: „Mir wird schwindlig, wenn ich an die nächsten Jahre denke – wenn aus den Babyboomern die Gerontoboomer werden" (profil, 24.2.2019, S. 18).

Die demografische Entwicklung einerseits und die beschriebene Imagethematik andererseits (unscharf gelebte Berufsbilder der Pflegeberufe lassen Interpretationsspielräume zu, werden nicht eindeutig wahrgenommen etc.) ergeben insgesamt eine komplexe Problemstellung, welche auch einer komplexen/vielschichtigen Lösung zugeführt werden müssen.

4.1   Marketing

Unter Marketing versteht man die strategischen Aktivitäten um das „Produkt". Bezüglich des Einsatzbereiches lassen sich kommerzielles und nicht kommerzielles Marketing unterscheiden. Während beim **kommerziellen Marketing** sämtliche absatzpolitischen Entscheidungen auf einen möglichst hohen Gewinn und eine stetige Unternehmensentwicklung abzielen, stehen beim **nicht kommerziellen Marketing**, das Non-Profit-Organisationen (z. B. Krankenhaus, Schule für Gesundheits- und Krankenpflege, FH-Studienstandort) betreiben, andere, höchst unterschiedliche und nicht primär gewinnorientierte Beweggründe im Vordergrund, z. B. Kostendeckung, Kapazitätsauslastung, Versorgung von Minderheiten oder Verbreitung kultureller Angebote. Das „Produkt" kann z. B. auch die Bewerber*innenrekrutierung (siehe Personalausstattungsplanung, Kap. 6.5) darstellen.

Social Marketing, meist für Verbände, Hilfsorganisationen und gemeinnützige Vereine, geht noch einen Schritt weiter und stellt öffentliche Anliegen in den Mittelpunkt des Interesses.

Social Marketing
zielt auf gesellschaftlichen Bewusstseinswandel ab, z. B. Kampagnen gegen übermäßigen Alkohol- und Tabakkonsum, Aufklärungsarbeit in Bezug auf Randgruppen der Gesellschaft oder Sensibilisierung für die Notwendigkeit des Umweltschutzes

4.2 Sponsoring-Vereine (Stiftungen)

Vereine sind eine im medizinischen Bereich häufige Organisationsform, um Interessen der medizinischen Forschung und Fortbildung zielgerichtet und unter objektiven Bedingungen zu realisieren. Beispiele sind die „Ludwig-Boltzmann-Gesellschaft – Österreichische Vereinigung zur Förderung der wissenschaftlichen Forschung" mit ihren Fachvereinigungen und diverse Vereine zur Förderung der wissenschaftlichen Aktivitäten und Förderung der Fortbildung verschiedenster medizinischer Fachbereiche. Die Finanzmittel sind dem Vereinsziel zu widmen, ihre zweckgebundene Verwendung ist entsprechend dem Vereinsgesetz nachzuweisen.

Weiters haben sich diverse Fördervereine etabliert, mit dem Ziel, die Lebens- und Versorgungsqualität in sozialen Einrichtungen zu optimieren, wie z. B. der Förderverein für Brandverletztenbehandlung (FBVB).

Erwähnt werden müssen auch **Stiftungen**. Im angloamerikanischen Raum betreiben Stiftungen nicht nur Spitäler, sondern finanzieren auch Teilbereiche ausgewählter Gesundheitsorganisationen. Diese Bereitstellung von Drittmitteln hat in unserem derzeitigen Gesundheitssystem eine völlig untergeordnete Rolle. In diesem Zusammenhang besteht auch die Möglichkeit, Betriebsbereiche (Station, Abteilung ...) in der Organisation nach dem/der Sponsor*in, Stifter*in oder Fördernden zu benennen.

Vertiefung des Lernstoffes

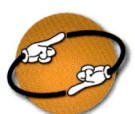

Zum Wiederholen
- ▶ Public Relations
- ▶ Marketing
- ▶ Sponsoring
- ▶ Vereine
- ▶ Stiftungen

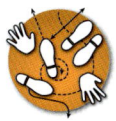

Zum Üben

1. Recherchieren und diskutieren Sie PR-Maßnahmen für die Gesundheits- und Krankenpflegeberufe (z. B. die Kampagne „Ich pflege gern", https://www.ich-pflege-gern.de/) – Vorteile/Nachteile.

2. Erstellen Sie selbst geeignete Werbemaßnahmen (Werbeslogan, Inserat, ...) für die unterschiedlichen Gesundheits- und Krankenpflegeberufe.

3. Diskutieren Sie zur Fragestellung „Welche Faktoren tragen zur Imagebildung der Gesundheits- und Krankenpflegeberufe bei und warum?".

5   Pflegemanagement

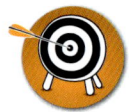

Nach dem Studium dieses Kapitels sollten Sie ...

... unterschiedliche Führungsstile und -konzepte erkennen und bewerten können.

... die Bedeutung von Leitbildern beurteilen können.

„Management ist die Transformation von Ressourcen in Nutzen."
(Fredmund Malik)

5.1   Grundlagen der Führung

In der Literatur wird „Führen" sehr unterschiedlich definiert. Führung als dynamisches Phänomen hängt von Lernprozessen, Erwartungen, Veränderungen, Wert- und Zukunftsvorstellungen der Mitglieder einer Organisation ab und ist damit einer ständigen Veränderung unterworfen.

Führen im Sinne von Menschenführung bedeutet persönliche Beeinflussung in Richtung eines gemeinsamen Zieles – Führen bedeutet letztendlich Macht.

interpersonell
zwischen Menschen

> Führung ist jede zielbezogene, **interpersonelle** Verhaltensbeeinflussung.

Man kann davon ausgehen, dass es kein optimales, für alle Betriebe oder Situationen stets anwendbares Führungsverhalten oder vielleicht sogar die „ideale" Führungspersönlichkeit gibt. Beeinflussend wirkt jeweils auch das zugrunde liegende Menschenbild – wie das ökonomische oder das entwicklungsbezogene Menschenbild (vgl. Kerres/Seeberger 2005). Wichtige Kriterien von Führung sind: Zielgerichtetheit, Zukunftsorientierung, Vorbildfunktion und Motivation.

Darüber hinaus muss den generationensensiblen Ansprüchen auch durch die Führung Rechnung getragen werden, um die Mitarbeiter*innen anzusprechen und auch an das Unternehmen zu binden.

5.2   Führungsstile

Führungsstile treffen Aussagen darüber, wie die Praxis der Führung vollzogen wird. Sie beruhen teils auf wissenschaftlichen Grundlagen, teils sind sie aus praktischen Erfahrungen entstanden. Auch Führungsstile unterliegen dem **Wandel und Trends** – war früher die autoritäre Führungskraft gefragt, so spricht man heute gerne von visionären oder charismatischen Führungspersönlichkeiten.

Babyboomer	Generation X		Generation Y	Generation Z
1946–1964	1965–1979	Geboren	1980–1994	Nach 1994
Wirtschaftswunder, erstmals Bildungszugang für alle Schichten	Steigender Wohlstand, gute Ausbildung	Aufgewachsen	In Wohlstand geboren, Bildung ist Selbstverständlichkeit	Aufgewachsen in Wohlstand, dabei Verunsicherung und Zukunftsangst
Ehrgeizig, ernüchtert bis zynisch, erkennt Pendelbewegungen des Lebens	Ich-bezogen, selbstbewusst, hinterfragt Autoritäten, zielorientiert	Eigenschaften	Idealistisch, kurze Aufmerksamkeitsspanne, benötigt viel Abwechslung	Denkt global ohne geografische Grenzen, Sehnsucht nach Struktur
Persönliche Kontakte, erstmals Frauen mit Karriere- und Kinderwunsch	Ist sich seiner Rechte bewusst, skeptisch gegenüber Systemen	Sozialverhalten	Sicher mit Technologie und Web 2.0, Teil einer weltweiten Community	Ständig mit seinen Peers verbunden, unsicher im persönlichen Kontakt
Skeptisch gegenüber Absolutismen, reagiert sensibel auf Feedback	Partizipativer, zielorientierter Führungsstil, will flexibel arbeiten	Bevorzugter Führungsstil	Alle auf einer Augenhöhe, Du-Kultur, erwartet sofort Feedback	Fordert Flexibilität und Mitsprache, will aber nicht entscheiden
Leistung, Geld, Status, Ehrgeiz, Loyalität, Disziplin, Gesundheit	Freunde ersetzen (fehlende) Familien, finanzielles Auskommen	Werte	Gesellschaftliche Verantwortung, misstraut bestehenden Systemen	Ungeduldig, fordernd, immun gegen traditionelle Medien
Geld, Prämien, Status, persönliches Wachstum, Entschleunigung	Muss an die Mission glauben, (uneingestandenes) Sicherheitsbedürfnis	Motivatoren	Work-Life-Blending, Technologie, Selbstbestimmung	Technologie, Freiheit, 9-to-5-Einstellung
Mehrheitlich Büro, hohe Überstundenbereitschaft	Büro, Home-office, freie Zeiteinteilung	Ideales Arbeitsumfeld	Überall, fluider Wechsel zwischen Arbeit und Freizeit	Klare Grenzen zwischen Arbeit und Leben
Zwei bis fünf Berufe, Arbeitgeberwechsel alle 10–15 Jahre	Kein Interesse an Langzeitkarriere, häufige Job- und Arbeitswechsel	Wechselbereitschaft	Wechselt noch häufiger als Vorgängergeneration, bindungslos	In Ausbildung, überfordert mit der Angebotsfülle
Kaminkarriere, definiert sich über den Beruf	Durchgehende Beschäftigung trotz Brüchen, Sprüngen, Pausen	Karriereziel	Mehrere Jobs und Berufe gleichzeitig, skeptisch gegenüber Konzernen	Sich nicht festlegen müssen
„Leben, um zu arbeiten."	„Was ist für mich drin?"	Zitate	„Lieber arbeitslos als unglücklich im Job."	„Wann fragt endlich jemand, was ich will?"

Abbildung 13
Generationen
(Kurier, 3.9.2016)

Insgesamt lassen sich bei allen Führungsstilen bestimmte **Grundtypen und -ansätze** erkennen. Im Folgenden werden die Vor- und Nachteile der einzelnen Stilrichtungen einander gegenübergestellt bzw. die charakteristischen Merkmale herausgearbeitet.

Pragmatischer Ansatz

Dieser klassische Ansatz geht auf Taylor zurück – der/die Geführte wird als rational handelndes Wesen gesehen, das bei gerechtem Leistungshonorar die Leistung erfüllt, um den Lohn zu maximieren. Der/die Führer*in hat dabei die Verfügungsmacht durch Anweisung, der/die Geführte erbringt die gewünschte Leistung unter Entlohnung als Folge der Anweisung.

rational
vernünftig, vernunftbegabt, einsichtig

Eigenschaftsorientierter Ansatz

Dieser Ansatz versucht, Führungserfolg auf angeborene und/oder erworbene Eigenschaften zurückzuführen. Er geht davon aus, dass Führung durch die besonderen Eigenschaften der Führenden, wie Verantwortungsbewusstsein, Durchsetzungskraft, Initiative, Selbstvertrauen, Urteilskraft, soziale Fähigkeiten, Menschenkenntnis etc., bewirkt wird. Die Persönlichkeit der Führenden steht demnach im Vordergrund.

Empirische Untersuchungen ergeben ein uneinheitliches und teilweise sogar widersprüchliches Bild dieses Ansatzes. Obwohl die Gültigkeit des Ansatzes nicht begründet nachgewiesen ist, wird er in der Praxis des Managements geschätzt, wie immer wieder an der Formulierung von Stellenausschreibungen für Führungspositionen zu sehen ist.

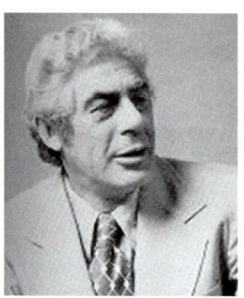

Frederick Herzberg
(1923–2000)
US-amerikanischer
Psychologe

Kontent
engl. *content* = Gehalt,
Inhalt

Kontext
Zusammenhang

intrinsisch
von innen her

Motivationsorientierter Ansatz

Dieser Ansatz versucht, Führung aus der Sicht der Ursachen für ein bestimmtes Verhalten zu erklären.

Frederick Herzberg und seine Mitarbeiter*innen entwickelten die **Zwei-Faktoren-Theorie**, deren Kernannahme besagt, dass Zufriedenheit bzw. Unzufriedenheit mit der Arbeit von zwei Faktorengruppen beeinflusst wird: Die **Motivatoren** (Leistung, Anerkennung der Leistung, die Arbeit selbst, Verantwortung, Aufstieg und Möglichkeit zum Wachstum) bewirken Zufriedenheit, während **Hygienefaktoren** (Führungsstil, Unternehmenspolitik, Arbeitsbedingungen, Beziehung zu Gleichgestellten, Unterstellten, Vorgesetzten, Status, Arbeitssicherheit, Gehalt und persönliche berufsbezogene Arbeitsbedingungen) Unzufriedenheit auslösen können, aber nicht Zufriedenheit bewirken.

Motivatoren hängen unmittelbar mit dem Inhalt der Arbeit zusammen und werden daher auch als „Kontentfaktoren" bezeichnet. Hygienefaktoren beziehen sich auf die Arbeitsumgebung und werden deshalb auch als „Kontextfaktoren" bezeichnet. Während Anerkennung, die Tätigkeit selbst, Verantwortung, Weiterentwicklungs- und Aufstiegsmöglichkeiten intrinsisch motivierend wirken und zu Zufriedenheit führen, aber nicht Unzufriedenheit auslösen, können Bezahlung, Führungsstil, Status, Arbeitsumgebung, Beziehungen zu Kolleg*innen und Unternehmenspolitik bei Frustration zu Unzufriedenheit führen.

Menschen sind dann mit ihrer Arbeit zufrieden, wenn sie interessant und herausfordernd ist. Das Management kann also eigentlich die Mitarbeiter*innen nicht motivieren, aber es kann eine Arbeitsumgebung und Arbeitsbedingungen schaffen, die es Arbeitenden erlaubt, sich selbst zu motivieren.

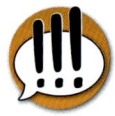

Motivation ist mit der Möglichkeit zu persönlichem Wachstum verbunden und basiert auf dem Bedürfnis ständiger Weiterentwicklung.

Situationsansatz

Dieser Ansatz resultiert aus der Beobachtung, dass unterschiedliche Aufgaben auch unterschiedliche Eigenschaften/Fähigkeiten erfordern. Dabei geht man davon aus, dass Führung nicht ausschließlich von Persönlichkeitseigenschaften abhängt, sondern auch oder sogar besonders von speziellen Situationen.

Drei Parameter beschreiben die Führungssituation:

▶ die Positionsmacht: Inwieweit ermöglicht es die Position dem/der Führenden, zu beeinflussen?

▶ die Strukturierung: Wie ist die Aufgabe strukturiert?

▶ die Führer*in-Mitarbeiter*in-Beziehung: Inwieweit führt die Beziehung zu Zufriedenheit oder Unzufriedenheit?

Klassische Unterscheidung von Führung nach Lewin
Autoritärer Führungsstil: Entscheidungen werden ohne Befragung oder Mitwirkung der Mitarbeiter*innen von den Vorgesetzten getroffen. Vorteile:

- rasche Entscheidung
- eindeutige Rollenverteilung
- höhere Zufriedenheit der autoritätsangepassten Mitarbeiter*innen
- bestmögliche Nutzung von Spezialkenntnissen der Mitarbeiter*innen

Demokratischer Führungsstil: Beim demokratischen oder partizipativen Führungsstil wird die Mitwirkung der Geführten mehr oder weniger realisiert. Vorteile:

- qualifizierte Entscheidung durch Mitarbeiter*innen
- Fachverständnis
- bei engagierten Mitarbeiter*innen höhere Innovation
- Förderung von Führungsnachwuchs

Laissez-faire-Führungsstil: auch passiver Stil genannt – in völliger Passivität überlässt der/die Führer*in der Gruppe alle Entscheidungen.

Patriarchalischer Führungsstil: wird durch ein hohes Maß an Mitarbeiter*innenorientiertheit und Wertschätzung, aber auch durch Dominanz, Lenkung und Bevormundung bestimmt.

5.3 Führungskonzepte

Hier wird entsprechend der **Zielrichtung** des Verhaltens von Führungskräften unterschieden.

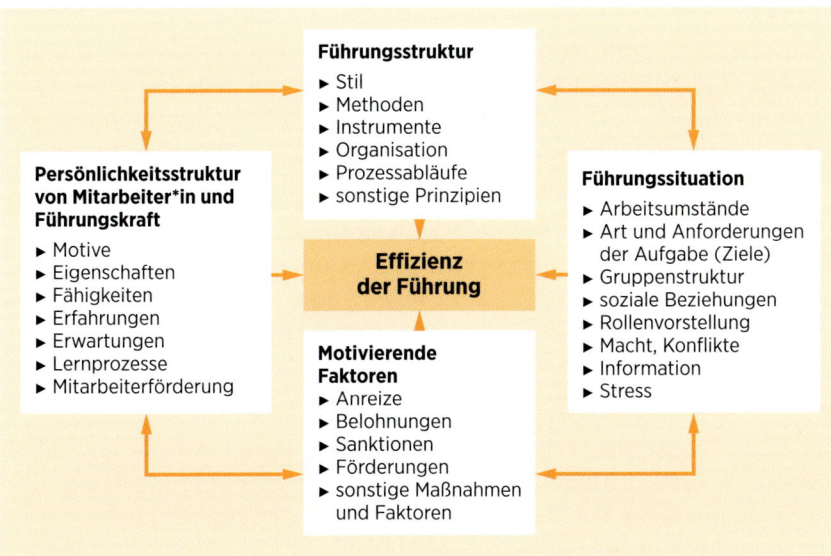

Abbildung 14
Einflussfaktoren auf die Führungskonzepte
(Becker 2005, S. 211)

Aufgabenbezogenes Konzept: Das Hauptaugenmerk gilt dem reibungslosen technischen Ablauf der Aufgabenerfüllung und dem geforderten Leistungsergebnis. Einer leistungsmäßigen Lohndifferenzierung stehen „Antreiben", „Überwachen" und „Kontrollieren" gegenüber.

Management by objectives (Führen durch Zielvereinbarung): Im Vordergrund geht es darum, dass die strategischen Ziele des Gesamtunternehmens und der Mitarbeiter*innen umgesetzt werden, indem Ziele für jede Organisationseinheit und auch für die Mitarbeiter*innen vereinbart werden.

Mitarbeiter*innenbezogenes Konzept: Persönliche Belange der Mitarbeiter*innen sowie Interesse und Hilfe bei Schwierigkeiten (auch außerhalb der Arbeit), individuelle Entwicklung und Sorge für das berufliche Fortkommen stehen im Vordergrund.

Die Bedürfnishierarchie nach Maslow: Maslow teilt die verschiedenen Bedürfnisse in hierarchische Stufen: niedrige, fundamentale und höhere Bedürfnisse. Ein Bedürfnis wird nach Maslow erst dann aktiviert, wenn die in der Rangordnung niedrigeren Bedürfnisse weitgehend befriedigt sind.

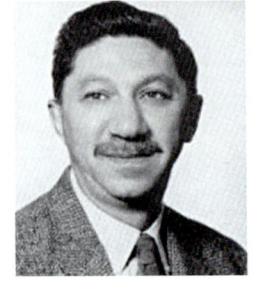

Abraham Maslow
(1908–1970)

Abbildung 15
Maslow'sche
Bedürfnispyramide
(Kirchler 2005, S. 101)

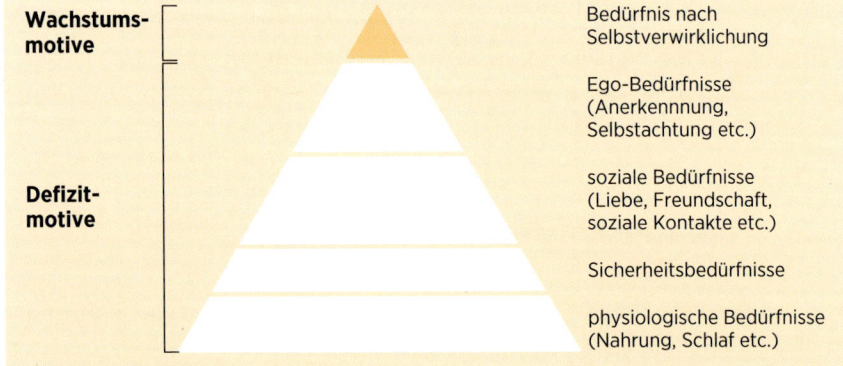

„**Consideration**" und „**Initiating structure**": Dieses Begriffspaar stammt aus den Ohio-State-Studien, einem Instrument zur Kategorisierung von Führungsverhalten. Führungspersönlichkeiten können demnach zwei Kategorien zugeordnet werden:

engl. *consideration* =
Berücksichtigung, Rücksicht; Erwägung; Überlegung

engl. *initiating structure*
= Aufgabenorientierung

Consideration ist – ähnlich wie die mitarbeiter*innenbezogene Führung – gekennzeichnet durch gegenseitiges Vertrauen, Wertschätzung und Unterstützung. Bei **Initiating structure** geht es um zielbezogenes Verhalten: Der/die Vorgesetzte plant, grenzt ab, regelt und überwacht. Es entsteht eine Mischform aus aufgabenbezogenem und mitarbeiter*innenbezogenem Konzept. Die beiden Kategorien werden als „Paar" begriffen und beliebig zu Führungsstilen kombiniert.

Der Verhaltensansatz: Es geht um Motive und um die Aktivierung durch Anreize, woraus sich ein bestimmtes Verhalten oder Handeln ergibt. Darüber hinaus hängt das individuelle Verhalten von Einstellungen, Kenntnissen und Fähigkeiten der Einzelperson ab.

Leadership: Bis in die 1990er-Jahre dominierten Führungsmodelle, die auf einem sozialen Austauschprozess basierten („Du gibst mir und ich gebe dir"). Der Führungserfolg wurde an Kostenminimierung und Produktinnovation gemessen. Erfolgreicher Führung liegt dabei ein sogenanntes „Leadership Motive Pattern" zugrunde. Es geht um ein Zusammenspiel aus ausgeprägtem Machtstreben, mittlerem Leistungsstreben und einer Tendenz zur Selbstüberwachung. Letzteres bedeutet, imstande zu sein, das eigene Verhalten zu kontrollieren und an die Erfordernisse der jeweiligen Situation anzupassen. Dominiert das Leistungsstreben, kann die Delegationsfähigkeit darunter leiden (vgl. Steyrer [4]2009).

In Österreich wurde die Untersuchung von Steyrer 2008 auch bei Führungspersonen im Krankenhausbereich (Medizin/Pflege) durchgeführt. Es wurden dabei nicht nur die Idealbilder von Führung ermittelt, sondern auch gefragt, inwieweit die Führungskräfte diesem Idealbild entsprachen. Es ließen sich Unterschiede im Führungsstil von Mediziner*innen und Pflegepersonen feststellen. Ärzt*innen werden von ihren Mitarbeiter*innen als integrer, leistungs- und zielorientierter sowie weniger autokratisch als Führungskräfte in der Pflege wahrgenommen. Erklärungen dazu lassen sich in der organisationalen Struktur finden (Qualifikationen von Führungspersonen sind oft auf fachliche Erfordernisse, nicht auf Managementinhalte fokussiert; auch die Doppelfunktion Fach- und Personalfunktion spielt eine Rolle). Darüber hinaus scheinen aber auch die stark patriarchalisch/matriarchalisch geprägten Strukturen, welche in den Berufsgruppen unterschiedlich gelebt werden, ein Grund für diese Ergebnisse zu sein.

Mittlerweile hat sich ein beständiger Wandel in Unternehmen und Organisationen etabliert. Es ist ein Führungsverhalten gefragt, das die Mitarbeitenden ermutigt und sie zu zusätzlichen Anstrengungen motiviert. Dieses transformationale Führungsverhalten – oft mit Charisma oder Soft Skills umschrieben – ist mitverantwortlich für Zuversicht, Schwung und Energie aller Beteiligten und damit für den Erfolg des Unternehmens.

Die Managementforscher Bass und Avolio (1993, S. 112–122) haben Organisationen weltweit untersucht und unterscheiden vier entscheidende weitere Merkmale, über die die besten Leader neben soliden Führungstechniken verfügen:

▸ **Sie führen individualisierend:** Sie kennen die Stärken und Schwächen ihrer Mitarbeitenden gut. Und sie wissen, was diese brauchen, um an ihrem Arbeitsort ihr Bestes zu geben.

▸ **Sie führen inspirierend:** Sie haben Ideen – oft auch unkonventionelle – und sind offen für Denkanstöße von anderen.

▸ **Sie haben eine Idealvorstellung** von der Zukunft ihrer Organisation oder Unternehmung. Und sie kommunizieren diese begeisternd und überzeugend.

▸ **Sie sind integer:** Sie machen sich und den Mitarbeiter*innen nichts vor und tun selber das, was sie von anderen verlangen.

Die GLOBE-Studie (Global Leadership and Organizational Effectiveness Program) untersuchte 1991 in 62 Ländern aller Kontinente ca. 17.000 Personen aus allen Kulturkreisen zur Fragestellung: Welche Idealerwartungen haben Mitarbeiter*innen gegenüber ihren Führungskräften und existieren Unterschiede zwischen den Kulturen? Auf einer 7-stufigen Skala mussten dazu die Befragten Eigenschaften/Verhaltensweisen ankreuzen, welche sie mit einer herausragenden Persönlichkeit verbanden. Es ist der GLOBE-Studie gelungen, eine Art Weltatlas der Führungskulturen zu erstellen, „der aufzeigt, welches Managementverhalten wo akzeptiert und für effektiv erachtet wird und wo nicht" (Brodbeck 2005).

5.4   Buurtzorg

Buurtzorg (niederländischer Begriff für Nachbarschaftshilfe) ist kein Führungsstil oder Führungskonzept, sondern eine Organisationsform, in welcher die Pflegepersonen nicht „vertikal", sondern „horizontal" – unterstützt durch schlanke Leitungsstrukturen – arbeiten, d. h. die Pflegekräfte organisieren sich selbst. Seit der Gründung vor 12 Jahren durch Jos de Blok wurden auch in anderen Ländern wie in den USA, in Japan, Schweden und Belgien Homecare-Projekte nach dem Vorbild von Buurtzorg gegründet. Mittlerweile arbeiten ca. 14.000 Pflegekräfte zu je max. 14 Pflegepersonen in ca. 1000 Teams in dieser Organisationsform. Ein Team betreut dabei ca. 50 Patient*innen/Klient*innen. Es werden die Arbeitsplanung, Personalangelegenheiten, Weiterbildung und Finanzen selbst organisiert. Durch die höhere Flexibilität und andere Faktoren wurde Buurtzorg bereits wiederholt zum beliebtesten Arbeitsgeber gewählt. Darüber hinaus ziehen die attraktiven Arbeitsbedingungen von Buurtzorg besonders gut ausgebildete Pflegekräfte an: Ca. 70 Prozent sind examiniert, davon etwa 40 Prozent mit akademischer Ausbildung (vgl. de Blok/Weber 2018).

Buurtzorg ist damit mehr als ein ambulantes Pflegeorganisationsmodell mit entsprechender Führungsphilosophie.

5.5   Leitbild

Ein Unternehmensleitbild stellt die Erklärung der allgemeinen Grundsätze eines Unternehmens dar, die sich nach innen an die Mitarbeiter*innen und nach außen an Kund*innen bzw. die gesamte Öffentlichkeit wenden. Es formuliert in knappen und plastischen Bildern die Werte, Ziele und Aufgaben einer Organisation. Besonders im Gesundheitswesen entstand durch den Strukturwandel und die Orientierung am Wirtschaftlichkeitsprinzip das Bedürfnis sowohl des Managements als auch der Mitarbeiter*innen nach einem einheitlichen Auftreten der Organisation nach innen und außen. Damit konnten Leistungsprofile sichtbar gemacht und Vergleiche ermöglicht werden, Patient*innen wurde Orientierung geboten. Erfolgreich implementierte Leitbilder haben in der Belegschaft einen hohen Wiedererkennungswert und sind inter- und multiprofessionell erstellt.

> Leitbilder, die „top down", d. h. von der Leitung „verordnet" werden, sind in der Umsetzung weniger erfolgreich als solche, die „bottom up", d. h. unter Beteiligung der Mitarbeiter*innen, erstellt werden.

Corporate Identity
ist das Gesamtbild, das ein Unternehmen seinen Kund*innen, Zulieferern sowie Angestellten gegenüber vermittelt. Daraus folgt, dass die Corporate Identity sich so genau wie möglich an den Zielen und dem Selbstverständnis eines Unternehmens ausrichten muss.

Corporate Design
einheitliches visuelles Erscheinungsbild, z. B. Logos

Häufig wird der Begriff „Leitbild" mit Corporate Identity gleichgesetzt. Die Corporate Identity wird durch das Corporate Design noch verstärkt.

Leitbilder ...

...**motivieren** Mitarbeiter*innen und Kund*innen.

...**bieten Identifikationsmöglichkeiten**: Die Formulierung von Zielen, Werten und Aufgaben bietet Mitarbeiter*innen und Kund*innen die Grundlage, sich mit dem Unternehmen/der Organisation zu identifizieren. Dieser Effekt ist umso höher, je mehr sie in die Entwicklung eines Leitbildes eingebunden sind.

...**formulieren ein Profil**: Über ein Leitbild entsteht auch eine Abgrenzung zu vergleichbaren Unternehmen/Organisationen, das Besondere und das Profil der Organisation werden deutlicher. Dies ist auch ein Ergebnis des Leitbildentwicklungsprozesses.

...**stiften Einheit**: Über die Erarbeitung einer gemeinsamen Zielsetzung wird bestimmten Konflikten innerhalb einer Organisation die Grundlage entzogen.

...**geben Orientierung**: Sowohl auf Management- wie auf Mitarbeiter*innenebene haben Leitbilder die Funktion, Orientierung im täglichen Handeln zu geben. Die Ableitung von Prioritäten in der täglichen Arbeit wird erleichtert. Dies kann unterstützt werden, wenn Leitbilder auf die einzelnen Abteilungen/Einrichtungen einer Organisation bezogen werden und mit Mitarbeiter*innen die Frage bearbeitet wird: „Was bedeutet das Leitbild für unsere Station/Schule/unser Krankenhaus?"

Inhalte von Leitbildern

Was im Einzelnen in Leitbildern beschrieben wird, unterscheidet sich zum Teil sehr stark und ist natürlich vom jeweiligen Unternehmen bzw. der Organisation abhängig. Im Allgemeinen enthalten Leitbilder Aussagen über folgende Punkte:

Tabelle 3
Inhalte von Leitbildern

Wer sind wir, was wollen wir?	Was tun wir wie für wen?
Wer sind wir, was ist unsere gemeinsame Identität?	Produkte, Leistungsprofil, Positionierung auf dem Markt
Welche Ziele haben wir?	Welche Kunden haben wir, wie gehen wir mit ihnen um?
Wie wollen wir die Ziele erreichen, welche Werte sind uns wichtig?	Rahmenbedingungen/rechtliche Grundlagen
Unsere Vision	Fachliche Grundlagen/Konzepte
Verhaltensgrundsätze für Führung und Zusammenarbeit	**Unternehmensstruktur**
Führungsgrundsätze und Führungsstil	Strukturgrundsätze für Verfassung, Organisation und System
Wie treffen wir Entscheidungen?	Hierarchie
Was ist uns in der Zusammenarbeit wichtig?	Entscheidungsstrukturen
Verantwortung	
Mitarbeiter*innen	
Weiterbildung/Qualifikation	

Stolpersteine beim Erstellen und Einführen von Leitbildern

▸ Unternehmensleitbilder werden von der Unternehmensleitung aufgezwungen

▸ Unzureichende Beteiligung der Mitarbeiter*innen

▸ Fehlende Akzeptanz des Leitbildes durch die Unternehmensleitung

▸ Vernachlässigung von Tradition und Kultur

▸ Unrealistische Formulierungen

▸ Fehlende oder fehlerhafte Organisation

▸ Falsche oder unzureichende methodische Hilfsmittel

▸ Fehlende Maßnahmen der unternehmensinternen und -externen Verbreitung

▸ Fehlende Maßnahmen der Information und Aufklärung

Vertiefung des Lernstoffes

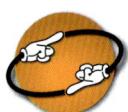

Zum Wiederholen

▸ Führungsstile

▸ Führungskonzepte

▸ Leitbilder

▸ Corporate Identity

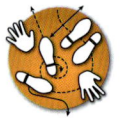

Zum Üben

1. Wie würden Sie die „ideale" Führungsperson in den Pflegeberufen charakterisieren?

2. Wie lässt sich generationssensible Führung im Pflegealltag umsetzen?

3. Gehen Sie anhand verschiedener Leitbilder die einzelnen Bereiche (Inhalte, Ziele, Zielgruppen ...) durch und überlegen Sie, welche Konsequenzen sich für Sie als Mitarbeiter*in bzw. Kund*in davon ableiten lassen.

4. Stellen Sie die Vor- und Nachteile – generell – von Leitbildern gegenüber bzw. formulieren Sie Alternativen dazu.

6 Personalmanagement

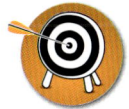

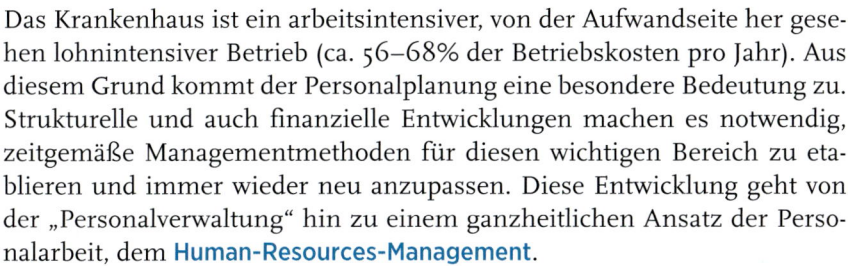

Nach dem Studium dieses Kapitels sollten Sie ...

... Hauptfunktionen und Aufgaben des Personalmanagements benennen können.

... Arbeitsplatzberechnungen durchführen können.

... unterschiedliche Formen der Personaleinsatzplanung, die im Gesundheits- und Spitalswesen eingesetzt werden, beschreiben können.

... einzelne Werkzeuge der Personalentwicklung kennen.

Das Krankenhaus ist ein arbeitsintensiver, von der Aufwandseite her gesehen lohnintensiver Betrieb (ca. 56–68% der Betriebskosten pro Jahr). Aus diesem Grund kommt der Personalplanung eine besondere Bedeutung zu. Strukturelle und auch finanzielle Entwicklungen machen es notwendig, zeitgemäße Managementmethoden für diesen wichtigen Bereich zu etablieren und immer wieder neu anzupassen. Diese Entwicklung geht von der „Personalverwaltung" hin zu einem ganzheitlichen Ansatz der Personalarbeit, dem Human-Resources-Management.

Diese Feststellung gilt im Besonderen auch für den Pflegedienst (ca. 40% des Gesamtpersonalanteils), wo die Qualität der Aufgabenerfüllung ein Mindestmaß an entsprechend qualifizierten Mitarbeiter*innen bedingt. Es gilt, das richtige Maß für die jeweilige Organisationseinheit unter ökonomischen Gesichtspunkten zu ermitteln. Im Krankenanstaltengesetz (und seinen Novellen) haben die Personalplanung (Stellenpläne, Personaleinsatz) und die Qualitätssicherung einen entsprechenden Stellenwert.

> **Human-Resources-Management**
> bezeichnet jenen Bereich der Betriebswirtschaft, der sich um den planmäßigen Umgang mit dem Produktionsfaktor Arbeit bemüht

6.1 Ziele und Aufgaben des Personalwesens

Folgende Ziele und Aufgaben hat das Personalmanagement zu erfüllen:

▶ Bedarfs- und zeitgerechte Bereitstellung personeller Kapazitäten in quantitativer und qualitativer Hinsicht zur Erreichung des Unternehmenszieles

▶ Nutzen und Leistungen sollen mit einem „sparsamen" Personalaufwand (in quantitativer Hinsicht) optimal erbracht werden (ökonomisches Minimalprinzip)

▶ Erfüllung der Bedürfnisse der Mitarbeiter*innen im Hinblick auf Arbeitsbedingungen, soziale Sicherheit, Entwicklungs- und Karrieremöglichkeiten, Förderung sozialer Kontakte ...

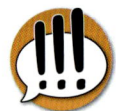

Zu den Hauptfunktionen und Aufgaben des Personalmanagements zählen die Personalbedarfs-, -einsatz-, -ausstattungs- und -entwicklungsplanung. Weitere Funktionen sind die Personaladministration und das Controlling sowie die Personalführung.

Die Hauptfunktionen sind in unterschiedlicher Ausprägung in den Organisationen des Gesundheitswesens implementiert und von verschiedenen Faktoren beeinflusst, z. B. von gesellschaftlich-politischen Schwerpunkten, dem Arbeitsmarkt, der Zielsetzung des Trägers der Gesundheitseinrichtung und des Managements. Die üblicherweise im Vordergrund stehenden Funktionen sind die **Personalbedarfsplanung** in Verbindung mit der **Personaleinsatzplanung**, dies vor allem aus ökonomischen Sachzwängen. Dabei wird der betrieblich notwendige Personalbedarf, unterschieden in Berufsgruppen und Bereiche, für eine bestimmte Planungsperiode (z. B. das Jahr) in Stellenplänen zusammengefasst (und vom Träger der Gesundheitseinrichtung finanziert). Der Personaleinsatz wird entsprechend dem betrieblichen Bedarf gesteuert und in Dienstplänen dokumentiert.

Das Personalmanagement ist Aufgabe der Führungskräfte in jeder Ebene der Organisation und der Personalabteilung, jedoch mit unterschiedlichen Schwerpunkten. Das strategische **Personalmanagement** wird von der oberen Führungsebene wahrgenommen (Direktion). Inhalte sind z. B. grundsätzliche Entscheidungen, längerfristige Personalplanung in qualitativer und quantitativer Hinsicht, Personalkostenanalysen und -optimierung im Abgleich mit den Zielen der Trägerorganisation (Eigentümer).

Das operative **Personalmanagement** liegt im Aufgabenbereich der nachgeordneten Führungskräfte, der Bereichsleitung (mittleres Management) und auf der Ebene der Betriebsstellen (erste Führungsebene, Stationsleitung). Inhalte sind z. B. dispositive Aufgaben, Umsetzung von kurz- und mittelfristigen Zielvorgaben und damit verbundene Einzelentscheidungen wie Diensteinteilung, innerbetrieblicher Personalausgleich, individuelle Förderung und Schulung, Beurteilung.

strategisch
zielgerichtet, gezielt, planvoll, durchdacht

operativ
konkrete Maßnahmen betreffend

dispositiv
anordnend, verfügend

6.2   Personalbedarfsplanung

Primäre Aufgabe der Personalbedarfsplanung ist die Ermittlung der notwendigen Mitarbeiter*innen (Arbeitskräfte), die zur Leistungserbringung in den Gesundheitseinrichtungen notwendig sind.

Die Berechnung des Soll-Personalstandes zur Erreichung des jeweiligen Organisationszieles (Krankenhaus, Pflegeheim) stellt somit die quantitative Dimension des Personalmanagements dar.

Die Funktionen der Personalbedarfsplanung können wie folgt dargestellt werden:

▶ Sicherstellung der notwendigen Personalressourcen (Stellenplanung – Personalbudget, Personalkosten, Personalcontrolling)

▶ Erreichen des Organisationszieles (Sicherstellung der Patient*innenversorgung auf adäquatem Qualitäts- und Leistungsniveau)

▶ Überprüfung der Personalausstattung im Rahmen der Budgetplanung (Personalbudgetverhandlungen), im Besonderen bei Begehren von zusätzlichen Stellen und zur Feststellung des Personalneubedarfs bei Leistungserweiterung

Generelle Berechnungsmethoden sind die Basis der Verfahren zur Bemessung personeller Kapazitäten. Praktisch allen Arten und Methoden der Personalbedarfsplanung liegen Elemente genereller Berechnungsmethoden, im Besonderen der Leistungseinheits- und Arbeitsplatzberechnung zugrunde.

6.2.1 Arbeitszeitberechnung

Bei der Berechnung der Arbeitszeit geht man von der zeitlichen Verfügbarkeit der Mitarbeiter*innen in einem Jahr bzw. in einer bestimmten Periode aus. Basis dafür ist die in Deutschland und Österreich als gesetzlicher Rahmen definierte (Normal-)Wochenarbeitszeit von 40 Stunden bzw. die vertraglich vereinbarte Arbeitszeit (38,5 Stunden, Teilzeit, ...) – man spricht auch von Vollzeitäquivalent (VZÄ).

Zu den Ausfalls-/Fehlzeiten zählen: Erholungsurlaub, Pflegefreistellung, Mutterschutzzeiten (Beschäftigungsverbot), Sonderurlaube, Dienstreisen, diverse Ausfallszeiten (Arztbesuche, Amtswege ...), Krankheitsabsenz, Kuraufenthalte, sonstige Absenzen, Zeitgutschriften nach dem Nacht-Schwerarbeitergesetz (so sie nicht anders berücksichtigt wurden).

> Arbeitszeit ist eines der wesentlichsten Betriebsmittel in Gesundheitseinrichtungen; die Arbeitszeit macht personenbezogene Dienstleistung erst möglich und garantiert die Verfügbarkeit von Mitarbeiter*innen in Gesundheitsberufen.

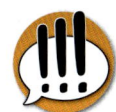

Begriffe zur Arbeitszeit

▶ **Bruttoarbeitszeit**: die vertragliche Wochenarbeitszeit, berechnet als Jahresarbeitszeit (theoretische Verfügbarkeit der Mitarbeiter*innen pro Jahr, abhängig vom Arbeitseinsatz – Regelarbeitszeit, Turnusdienst ...).

▶ **Nettoarbeitszeit**: die um die Ausfalls-/Fehlzeit reduzierte Bruttoarbeitszeit. Die berechnete Jahres-Nettoarbeitszeit ist das Zeitausmaß, in welchem Mitarbeiter*innen zur dienst- bzw. arbeitszeitlichen Disposition zur Verfügung stehen. Die im Rahmen des Personalcontrollings errechnete Fehlzeitenquote beträgt ungefähr 17–24%; 20% sind derzeit bei Personalbudgetverhandlungen vereinbarungsgemäß zu kalkulieren.

▶ **Produktivarbeitszeit**: Darunter versteht man die Nettoarbeitszeit abzüglich „unproduktiver Zeiten" im Rahmen des Arbeitsprozesses (die Mitarbeiter*innen sind am Arbeitsplatz anwesend, erbringen aber keine konkrete Arbeitsleistung im Sinne der sonst üblichen Arbeitsinhalte). Zu unproduktiven Zeiten zählen der persönlich bedingte Arbeitsausfall – persönliche Verteilzeit (Ess- und Regenerationspausen, wenn sie Bestandteil der Arbeitszeit sind, Sanitärzeiten, private Gespräche) und auf die Organisation oder Führung zurückzuführende unproduktive Arbeitszeit – ablaufbedingte Verteilzeit (Störungen im Arbeitsfluss, unkoordinierte Arbeitsabläufe, unklare Arbeitsanweisungen, Warte- oder Stehzeiten).

6.2.2 Pflegepersonalregelung (PPR)

Die Pflegepersonalregelung ist ein Einstufungsinstrument zur Erfassung des Pflegebedarfes und wurde 1993 in Deutschland (PPR-D) von einer Expertenkommission entwickelt. 1995 modifizierte eine Expertengruppe in Krankenhäusern des Wiener Krankenanstaltenverbundes die PPR-D zu PPR-W (vgl. Dorfmeister 2001). Die Erfassung aus den Bereichen „Allgemeine Pflege" (A) und „Spezielle Pflege" (S) dient der nachvollziehbaren und transparenten Darstellung von pflegerischen Leistungen in jeweils 3 Kategoriemöglichkeiten A1–A3 und S1–S3.

Abbildung 16
Kategorien der PPR

3 = Besondere Leistungen
2 = Erweiterte Leistungen
1 = Grundleistungen

Kategorien der PPR3-Leistungsstufen

PPR ASI Evaluierung 2012	A1	A2	A3
S1	50	96	177
S2	68	114	195
S3	106	152	233

9 Gruppen/Kategorien

Minuten für 14 Stunden des Tages

ON-Regel
ON-Regeln sind rasch verfügbare normative Dokumente, die in ihrem Entwicklungsprozess nicht alle Anforderungen an eine „klassische" Norm erfüllen müssen

ASI
Austrian Standards Institute – vormals ON, Österreichisches Normungsinstitut

Zusätzlich wird täglich ein Pflegegrundwert und einmalig für Aufnahme von außen u. Ä. ein Fallwert ermittelt. Die Ergebnisse aus der PPR können dem Pflegemanagement zusätzlich als Diskussionsgrundlage für Personalausgleich, Benchmarking und Personalcontrolling dienen.

Seit 2001 wurde die PPR in eine **ON-Regel** überführt. Mit 2012 erfolgte am **ASI** die letzte Evaluation (PPR ONR 116150, 2012). Durch die GuKG-Novelle 2016 mussten auch die Zeiten, welche der PPR zugrunde liegen, adaptiert werden – die Überarbeitung dazu ist gegenwärtig aber noch nicht abgeschlossen.

Es werden dafür Zeitwerte für disponierbare Tätigkeiten/Leistungen zu den PPR-Daten analysiert, wie z. B. bei:

▶ Zytostatikatherapie

▶ Port-à-Cath

▶ Transfusionen inkl. Bedside-Test

▶ EKG

▶ Wundmanagement – hoch aufwendige Verbände u. Ä.

▶ Kommunikationsaufwand erheblich erhöht, bei kognitiv eingeschränkten, deliranten und demenziell Erkrankten bzw. Palliativ-Patient*innen

6.2.3 Arbeitsplatzberechnung

Bei der Arbeitsplatzberechnung, der Berechnung der Mindestpersonalbesetzung, wird die tägliche und/oder wöchentliche mindeste Anwesenheit von Arbeitskräften zur Ausführung bestimmter Leistungen festgestellt. Dabei wird davon ausgegangen, dass die als Mindestpräsenz definierte Anzahl von Mitarbeiter*innen dem Leistungsumfang einer Betriebsstelle entspricht oder eine bestimmte Mindestpersonalbesetzung gewährleistet sein muss, z. B. die Mindestpersonalbesetzung in Notfalleinrichtungen, Intensivstation, OP, Kreißsaal, Ambulanz, Telefonzentrale, Portier-, Transportdienst – dieser Sachverhalt wird auch als Vorhalteleistung bezeichnet. Die genannten Funktionseinheiten bzw. Betriebsbereiche müssen im Sinne des Versorgungsauftrages betriebsbereit sein (Personal, Räume, Geräte) – ungeachtet des tatsächlichen Arbeitsaufkommens.

Folgende Informationen sind für die Berechnung der Mindestbesetzung einer Betriebsstelle erforderlich (je nach Berechnungsperiode, zumeist eine Woche):

▶ Anzahl der notwendigen Arbeitsplätze (Station, OP, ...)

▶ Anzahl der notwendigen Arbeitskräfte pro Arbeitsplatz

▶ notwendige Betriebs- und Arbeitszeiten pro Tag (Anwesenheitszeit)

▶ Betriebstage pro Woche

▶ Berücksichtigung des Personalersatzbedarfs (wenn primär mit der Bruttoarbeitszeit gerechnet wird)

Folgende Formel wird zur Arbeitsplatzberechnung angewendet:

$$\frac{\text{MA pro Arbeitsplatz x Anwesenheitszeit pro Tag x Arbeitstage pro Woche}}{\text{Wochenarbeitszeit}} = PB$$

MA: Anzahl der Mitarbeiter*innen (MA) pro Arbeitsplatz (Station, Notfallaufnahme, OP ...), PB: Personalbedarf

6.3   Personaleinsatzplanung

Konkret bezieht sich die Einsatzplanung auf eine kapazitätsorientierte, dynamische und auf einen Zeitraum bezogene Personalzu- und -einteilung. Daraus lassen sich Begriffe wie z. B. Diensteinteilung, Schicht- oder Dienstplan ableiten. Die betriebliche Notwendigkeit an den meisten Betriebsstellen einer Gesundheitseinrichtung, auch zu unattraktiven Zeiten wie nachts, sonn- und feiertags den Betrieb zu gewährleisten, stellt eine Herausforderung dar.

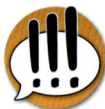

> Bei der Personaleinsatzplanung geht es darum, in jeder Tagesperiode personelle Ressourcen bereitzustellen und dabei die Bedürfnisse und Wünsche der Mitarbeiter*innen möglichst zu berücksichtigen.

Um diese Sachverhalte zu objektivieren, finden auch Arbeitsanalysen und -studien Anwendung.

Für die Einteilung der Dienste hilfreich und zielführend ist es, wenn nicht nur die Zahl der Mitarbeiter*innen berücksichtigt wird, die zur Leistungserbringung an der Betriebsstelle zur Verfügung stehen, sondern die Arbeitszeit der Mitarbeiter*innen pro Tag (Woche oder Monat) kalkuliert und in Relation zur anfallenden Arbeit gebracht wird (Pflegeminuten, Pflege- und Betreuungsabhängigkeit – abhängig vom Patient*innenklientel; Soll-Ist-Vergleiche). Sind dazu keine Arbeitszeitstudien oder Patient*inneneinstufungen als Zeitorientierung möglich, so ist die Expert*innenmeinung (Erfahrungswerte, Einschätzung der Stationsleitung) ein Faktor zur ökonomischen Personalressourcenplanung. Hilfestellung dabei bieten die in den stationsspezifischen Rahmenbedingungen festgelegten Mindestpersonalpräsenzen und einfache Berechnungen.

Der **Dienstplan**, als konkretes Ergebnis der Personaleinsatzplanung für die einzelnen Mitarbeiter*innen(-Gruppen), ist ein wesentliches Organisationsinstrument im Gesundheits- und Spitalswesen. Ebenso bedeutend ist dieser für die Mitarbeiter*innen: Lebensalltag und Privatleben sind von der beruflichen Arbeitszeit abhängig – die Zeitorganisation des Arbeitsbereichs beeinflusst somit die Zeitorganisation des persönlichen Lebensbereichs. Es ist also nicht verwunderlich, dass hohe Emotionalität das Thema Dienst- und Arbeitszeitgestaltung begleitet.

Die Gestaltung von Dienstplänen ist weit mehr als nur Einteilung und Verwaltung von Arbeitszeit, sie berührt die Themenbereiche der Mitarbeiter*innenmotivation, Gesundheitsförderung, Leistung, Produktivität und Qualitätssicherung.

Regelarbeitszeit: Unter Regelarbeitszeit versteht man eine „normale" Arbeitszeit an Wochentagen, bei 40 Wochenarbeitsstunden im Durchschnitt zwischen 8 und 9 Stunden an 5 (Montag bis Freitag) bzw. 6 Tagen (auch Samstag). Die Arbeitszeit kann auch durch eine längere Pause unterbrochen werden (z. B. geteilter Dienst im Hauskrankenpflegebereich oder Mittagssperre im Handel).

Turnusdienst („Touren- oder Radldienst"): Unter Turnusdienst ist eine regelmäßige Aufeinanderfolge von Arbeitstagen (Tag-, Nachtdienste) und freien Tagen zu verstehen, deren Rhythmus sich nach einer bestimmten Anzahl von Tagen wiederholt (z. B. „4er-Radl", „5er-Radl"). Turnusdienste sind im Krankenpflegebereich wohlbekannt und haben eine jahrzehntelange Tradition. Üblicherweise werden Reserve- oder „Springer"-Dienste zum Ausgleich bei Fehlzeiten berücksichtigt.

Schicht-, Wechseldienst: Der Begriff der Schichtarbeit ist inhaltlich nicht eindeutig festgelegt. Sie beinhaltet aber eine Art der Diensteinteilung, bei der sich an einem Arbeitsplatz verschiedene Mitarbeiter*innen abwechseln, um den Betrieb zumeist 24 Stunden aufrechtzuerhalten. Die Arbeitsaufteilung erfolgt in gleichmäßigen Zeitabschnitten von üblicherweise je 8 Stunden; Frühschicht 6:00–14:00 Uhr, Spätschicht 14:00–22:00 Uhr, Nachtschicht 22:00–6:00 Uhr. Die Dienstabfolge ist in der Regel nach einem rhythmischen Plan von Arbeits- und Freizeit festgelegt. Im Pflegedienst findet die klassische Schichteinteilung nur im Ansatz ihre Anwendung – mit regionalen Unterschieden und Überlappungszeiten. Häufiger wird der Wechseldienst angewandt: Diese Diensteinteilungsform ist dem Schichtdienst vom Konzept her ähnlich, sie weist aber längere Überschneidungszeiten beim Dienstwechsel auf (meistens ca. 2–3 Stunden).

Flexible Diensteinteilung: Im Sinne der Arbeitszeitflexibilisierung ist die flexible Dienstplaneinteilung (flexDE) ein zeitgemäßes Instrument, um einerseits den individuellen Bedürfnissen der Mitarbeiter*innen und andererseits den Leistungsansprüchen der Dienst-/Arbeitgeber*innen gerecht zu werden. Die Einführung der flexDE an einer Betriebsstelle sollte auf der Basis überwiegend freiwilliger Zustimmung durch die Beteiligten erfolgen.

Klare Zielvorgaben im Sinne der notwendigen Personalpräsenz in den Tagesphasen (Früh-, Spät-, Tag-, Nachtdienste) nach Maßgabe des Betriebes (Arbeitsprofil) ebenso wie die Verteilung und Abfolge von Dienst- und freien Tagen sind wesentlich. Rahmenbedingungen zur flexDE müssen für jede Betriebsstelle definiert werden. Die Dienstplanerstellung soll zwei Monate im Voraus weitgehend abgeschlossen sein. In der Praxis liegt bereits mehrere Monate vorher der „Wunschdienstplan" des entsprechenden Kalendermonats auf. Urlaube, Fortbildungen etc. sind – soweit bekannt – zur Orientierung bereits eingetragen. Auf diesem Dienstplanungsformular planen alle Mitarbeiter*innen ihre Dienste selbstständig und notieren spezielle Wünsche (Zeitausgleich, kurzfristige Urlaube, ...). Es empfiehlt sich, je nach Teamgröße monatlich wechselnde Prioritäten zu bestimmen (Mitarbeiter*innen, deren Dienstwünsche bevorzugt behandelt werden). Nach Überprüfung durch die Stationsleitung werden eventuelle „Dienstlücken" gefüllt und notwendige Dienständerungen vorgenommen. Zeiten für Teamqualifikation, ein zu hohes Arbeitsstunden-Soll, Zeitausgleich, Abbau von Zeitgutschriften aufgrund des Nacht-Schwerarbeitergesetzes müssen Berücksichtigung finden.

> **Priorität**
> Vorrecht, Vorrang

6.4 Skill- & Grade-Mix

Eine angespannte Personalsituation und die Schaffung neuer Berufsbilder tragen zum Entstehen neuer Berufssituationen bei. Es geht darum, Aufgaben neu zu ordnen oder zwischen Berufen anders zu verteilen, statt der „Alle-machen-alles-Kultur" (vgl. Ludwig 2009, 2015) eine Form der Zusammenarbeit zu etablieren, in der jede/r das tut, wofür er/sie am besten geeignet ist. Dabei ist die Berücksichtigung des Pflegebedarfes ein zentrales Anliegen.

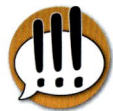

> Skill-Mix beschreibt die unterschiedlichen Berufserfahrungen und individuellen Fähigkeiten der Mitarbeitenden – Grade-Mix beschreibt die unterschiedlichen Ausbildungen und Zusatzausbildungen der Mitarbeiter*innen (vgl. OdA Gesundheit beider Basel 2007, S. 5).

Skill- & Grade-Mix bedeutet damit die Integration neuer Berufsgruppen und eine klare Rollen- und Aufgabenverteilung innerhalb der Berufsgruppen.

Ein optimaler Qualifikationsmix dient dazu, Herausforderungen wie Personalmangel und ungleiche Personalverteilung zu bewältigen, steigenden Kosten der Gesundheitsversorgung oder beruflicher Weiterentwicklung durch die Sicherung einer differenzierten Ausbildung für neue und erweiterte Berufsbilder zu begegnen (vgl. WHO 2008).

Abbildung 17
Buchan/Dal Poz 2002.
In: Grundsatzpapier:
Wie kann ein optimaler Qualifikationsmix effektiv verwirklicht werden – und warum?
WHO 2008

Beweggrund/Thema	Mögliche Maßnahmen
Personalknappheit in bestimmten Positionen und Berufsgruppen	▶ Qualifikationen ersetzen ▶ Vorhandene Qualifikationen besser nutzen ▶ Neue Berufsbilder entwickeln
Bessere Beherrschung der Betriebskosten – insbesondere Personalkosten	▶ Senkung der Lohnstückkosten oder Erhöhung der Produktivität durch Änderung von Personalmix oder Belegschaftsstärke
Bessere Versorgungsqualität	▶ Bessere Ausnutzung und Verwendung der Qualifikationen durch optimierten Personal- und Aufgabenschlüssel
Kostenwirksame Nutzung neuer medizinischer Technologien und Interventionen	▶ Personalschulung ▶ Qualifikationserwerb anbieten ▶ Anderer Personalschlüssel, neue Aufgabenverteilung oder neues Berufsbild

Maximaler gesundheitlicher Nutzen aus Programmen und Initiativen durch adäquat ausgebildetes Personal	▶ Abschätzung des erforderlichen kostenwirksamen Qualifikationsmixes ▶ Weiterqualifizierung des Personals ▶ Neue Aufgaben einführen
Gesundheitsreformen für u. a. Kostendämpfung, mehr Versorgungsqualität, höhere Leistung und größere Bedarfsgerechtigkeit	▶ Neues Profil oder neue Struktur geben ▶ Arbeit anpassen ▶ Neue Aufgaben einführen ▶ Neue Berufsbilder einführen
Spielraum für geänderte (oder eingeschränkte) Kompetenzen unterschiedlicher Positionen oder Berufe	▶ Kompetenzen ändern oder erweitern ▶ Neue Qualifikationen ▶ Neue Berufsbilder einführen
Geänderte rechtliche Rahmenbedingungen, z. B. erhöhte Haftungskosten bei Behandlungsfehlern	

Das Thema der Mitarbeiter*innenbindung rückt ebenfalls zunehmend ins Zentrum des Interesses – sowohl aus politischer als auch aus ökonomischer Sicht.

Das International Centre of Nurse Migration (ICNM) hat dazu 2018 ein Strategiepapier herausgegeben (vgl. Buchanan et al. 2018), in dem die Zusammenhänge zwischen der Aufrechterhaltung einer nachhaltig effektiven Gesundheitsversorgung und eines adäquaten und effektiven Pflegefachkraft-Potenzials zur Erreichung der Gesundheitssystemziele aufzeigt werden. Es werden Kernpunkte anhand evidenzbasierter Daten zusammengefasst, welche effektive Strategien zur Fachkräftebindung in der Pflege skizzieren. Es ist zu hoffen, dass das im Papier formulierte Ziel – eine weltweite Relevanz in der Diskussion zu erlangen, Politiker*innen und nationale Berufsverbände mit dieser Synthese von Schlüsselerkenntnissen und Hinweisen zur Politikgestaltung auszurüsten – Realität wird.

In der europäischen Region der WHO wird ein optimaler Qualifikationsmix je nach örtlicher Gegebenheit verwirklicht. Die einschlägigen Initiativen wurden manchmal von der Notwendigkeit oder dem Wunsch geleitet, etablierte Berufsbilder zu ändern bzw. neue Berufsbilder einzuführen. In anderen Fällen war die Veränderung dagegen eine Folge der Notwendigkeit oder des Wunsches, dem Gesundheitssystem eine neue strategische Richtung vorzugeben (vgl. WHO 2008).

Dabei fließen auch die Initiativen des interkulturellen Pflegemanagements ein, welche als Instrument der Personalakquirierung und Personalbindung im Pflegeberuf Einsatz finden (vgl. Neumann-Ponesch 2019, S. 28–30).

6.5   Personalausstattungsplanung

Die Personalausstattung stellt die Vernetzung von Funktionen der Personalplanung dar. Das Ziel ist es, den Anforderungen einzelner Betriebsstellen entsprechende Personalressourcenplanung in quantitativer wie qualitativer Hinsicht gegenüberzustellen (berufsgruppenübergreifend). **Personalmarketingkonzepte** dienen zur Sicherstellung der benötigten Personalressourcen und können nach innen, also innerhalb der Organisation – z. B. als Informationsschreiben oder Rundmails –, aber auch nach außen wirksam werden, etwa in Form von Ausschreibungen in Amtsblättern, Tages- oder Fachzeitschriften. Wesentlich ist aber vor allem im „digitalen Zeitalter", sich der Nutzung des digitalen Marketings in Form von sozialen Medien zu bedienen. Menschen verbringen im Vergleich zu vor 10 Jahren mehr als doppelt so viel Zeit online. Obwohl diese Entwicklung einerseits gewinnbringend (buchstäblich) ist, birgt sie gleichzeitig auch Risiken (mangelnde Trennschärfe von Privatem und Beruflichem, Suchtpotenzial u. Ä.).

Elemente der Personalausstattungsplanung sind unter anderem die Personalrekrutierung, Qualifizierungsmaßnahmen (diverse Schulungsmaßnahmen für Mitarbeiter*innen und Führungskräfte bis hin zur Laufbahnplanung, Förderung und Beförderung), Personalzuteilung und -versetzung und letztlich auch die Freisetzung – hinter dem letztgenannten Begriff verbirgt sich die Tatsache, dass bei einer generellen Leistungsreduktion auch Personal reduziert, das heißt durch Umschulung, Pensionierung oder Kündigung aus dem unmittelbaren Betriebsprozess ausgegliedert werden kann.

Einhergehend mit der Globalisierung des Arbeitsmarktes ergibt sich auch ein neuer Aspekt – die Mobilisierung des Gesundheitspersonals. In der Studie „Migrant Nurses Study" (vgl. Trummer/Novak-Zezula 2013) zeigt sich, dass Migrant*innen z. T. trotz (akademischer) pflegerischer Ausbildung nicht oder nur schwer Zugang zum Arbeitsmarkt finden. Dieses Potenzial ist jedoch unbedingt zu nutzen, weswegen Maßnahmen zur Anerkennung der Ausbildung und Attraktivitätssteigerung der Angebote zu setzen sind. Damit können eine erfolgreiche Integration am Arbeitsmarkt und gleichzeitig eine Sicherstellung der Personalausstattung gelingen.

6.6   Personalentwicklungsplanung

Personalentwicklung ist auch im Zusammenhang mit der Organisationsentwicklung zu sehen. Verhaltensbeeinflussende Maßnahmen von Mitarbeiter*innen im Sinne der gesetzten Ziele einer Organisation bewirken eine entsprechende (Ver-)Änderung. Qualifizierungsmaßnahmen und deren Umsetzung – also der (Lern-)Transfer – haben somit Auswirkungen auf die Entwicklung der Organisation. Immer größere Bedeutung erhalten in diesem Zusammenhang auch Maßnahmen zur (betrieblichen) Gesundheitsförderung. Die demografische Entwicklung der Teams macht Überlegungen zu Themen wie altersgerechtes Arbeiten, „gesunde Zukunft für die Pflege" u. a. notwendig (vgl. Tempel/Ilmarinen 2013 und Abb. 18).

Instrumente der Personalentwicklung sind:

▶ Personalauswahl

▶ Laufbahnplanung

▶ Fort-, Weiterbildungsmaßnahmen

▶ Mitarbeiter*innen-(Orientierungs-)gespräch (MOG)

In Organisationen des Gesundheitswesens ist die Arbeit wesentlich von der Kommunikation zwischen Menschen (Führungskräften–Mitarbeiter*innen, Mitarbeiter*innen–Patient*innen) beeinflusst. In der täglichen Arbeit gibt es wenig Zeit und Gelegenheit für Gespräche, die über die aktuellen Aktivitäten hinausgehen. Das systematische Mitarbeiter*innengespräch, häufig auch als **Mitarbeiter*innen-Orientierungsgespräch (MOG)** bezeichnet, ist ein Instrument, um strukturierte Kommunikation zu institutionalisieren und kann als Teil der Personalführung und -entwicklung im Rahmen des Personalmanagements gesehen werden.

Personalauswahl

z. B. mittels eines Assessment Centers (AC): systematisches Verfahren zur Personalauswahl, bei dem mehrere Teilnehmer*innen über einen oder mehrere Tage verschiedene Übungen absolvieren. Dabei werden ihre Verhaltensleistungen von mehreren Beobachter*innen (Assessor*innen) in Bezug auf vorher definierte Kriterien eingeschätzt.

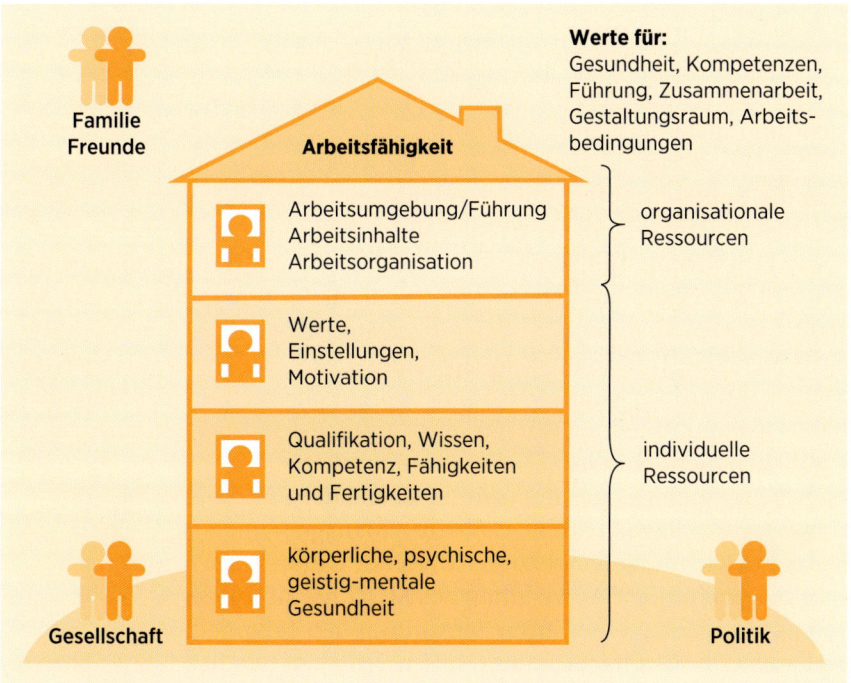

Abbildung 18
Das Haus der Arbeitsfähigkeit
(nach: Juhani Ilmarinen)

Das MOG ist ein strukturiertes Gespräch zwischen Mitarbeiter*in und Führungskraft, das in bestimmten Abständen, zumeist jährlich, durchgeführt wird. Inhaltlich bezieht es sich auf die Vergangenheit (was war, wie wurde die Arbeitssituation empfunden, Verbesserungsvorschläge etc.), vor allem aber auf die Zukunft (berufliche Veränderungswünsche, Planung von Aufgaben und Arbeitsschwerpunkten, Definieren von Zielen etc.). Als Beratungs- und Förderungsgespräch zum Thema Aufgabenerfüllung, Qualität und Art der Zusammenarbeit, Erwartungen, Reflexion des Fremd- und Selbstbildes, zum Erfassen von Entwicklungsmöglichkeiten, Weiterbildungs- und Schulungsmaßnahmen bietet es die Möglichkeit, die Vertrauens- und Wertschätzungsbasis zwischen den Gesprächspartner*innen zu fördern.

> Das Ergebnis eines Mitarbeiter*innengesprächs ist eine gemeinsam erzielte Vereinbarung zwischen Führungskraft und Mitarbeiter*in, die beiderseitige Verbindlichkeit erzeugt.

Das MOG bietet die Chance der **Weiterentwicklung**: Der Führungskraft bietet es die Möglichkeit, die Leistungen zu besprechen; die Aufgabenstellung kann besser an den Stärken und Schwächen und dem Entwicklungspotenzial der Mitarbeiter*innen ausgerichtet werden. Das gegenseitige Verständnis bei Problemen und Schwierigkeiten im Arbeitsalltag wird gefördert und Motive der Mitarbeiter*innen werden transparenter. Die Mitarbeiter*innen erfahren, ob ihre Einschätzung der Aufgabenerfüllung mit der der Vorgesetzten übereinstimmt, Stärken und Schwächen werden thematisiert. Mitarbeiter*innen setzen sich mit den eigenen beruflichen Zielen auseinander, der Kontext zu den Organisationszielen wird dargestellt und diskutiert. Durch Vereinbarungen werden Arbeitsschwerpunkte und Handlungsspielräume klarer, Entwicklungspotenzial wird erörtert und die Benennung besonderer Fähigkeiten, aber auch etwaiger Defizite führt zu Einigungen über Fort- und Weiterbildungsmaßnahmen.

Die Einführung und Implementierung des MOG verlangt Engagement der Führungskräfte und kostet Arbeitszeit, die gut investiert ist. Die Auswahl der Personengruppen, der organisatorischen Einheiten sowie eine entsprechende Information der Beteiligten sind die ersten Schritte. Das MOG kann auf verschiedenen Ebenen eingeführt werden, z. B. interdisziplinär in einer Abteilung (Pflegedienst, ärztlicher Dienst, Betriebspersonal – auf allen hierarchischen Ebenen, vom mittleren Management bis zu den Mitarbeiter*innen) oder nur auf der Ebene der Führungskräfte einer Berufsgruppe (Pflegedirektion, mittleres Management, Stationsleitungen). Diese Entscheidung hängt zumeist von der Unternehmensführung ab.

In der praktischen Anwendung des MOG hat sich gezeigt, dass es sinnvoll ist, rechtzeitig einen **fixen Termin** mit den Mitarbeiter*innen zu vereinbaren. Die Gesprächspartner*innen sollen sich anhand eines **strukturierten Fragenkataloges** auf das Gespräch vorbereiten können – so können sie sich bereits vorher persönliche Notizen zu den jeweiligen Inhalten machen, z. B. über (fachliche und persönliche) Stärken und Schwächen, allfälligen Entwicklungsbedarf, darüber, was gut funktioniert oder verändert/optimiert werden soll. Wenn das MOG bereits im Vorjahr durchgeführt wurde, wird Bezug auf die damals getroffenen Vereinbarungen genommen, Gründe für deren Erreichen oder Nichterreichen müssen thematisiert werden. Die wichtigsten Gesprächsinhalte und Vereinbarungen über Ziele und Maßnahmen werden schriftlich dokumentiert, unterzeichnet und sind somit verbindlich für beide Gesprächspartner*innen. Die Mitarbeiter*innen erhalten auf Wunsch eine Kopie dieser Vereinbarung.

Das Mitarbeiter*innen-Orientierungsgespräch ist keine Leistungsbeurteilung. Es hat den Anspruch eines Beratungs- und Förderungsgespräches auf partnerschaftlicher Basis, es dient der Potenzialeinschätzung, der Förderung des Dialogs und der Motivation.

Die **Leistungsbeurteilung** ist hingegen als Bewertung der Leistungen der Mitarbeiter*innen durch die Führungskraft zu verstehen. Dabei herrscht eine klare funktionsbedingte Trennung zwischen Führungskraft und Mitarbeiter*in, das Ergebnis hat zum Teil auch Auswirkung auf die berufliche Zukunft oder auf Anteile des Einkommens.

Die Anwendung des MOG wird zumeist als orientierungsgebend und motivationsfördernd empfunden und birgt Potenzial für Qualitätssicherung und Arbeitszufriedenheit, jedoch ist die Ausarbeitung und Einführung eines noch so guten Mitarbeiter*innen-Orientierungsgespräches noch keine Garantie für eine problem- und störungsfreie Zusammenarbeit und Kommunikation. Konflikte (persönliche/fachliche) und Missverständnisse lassen sich nie generell ausschließen, die Weiterentwicklung und ständige Arbeit an den Maßnahmen und Instrumenten zur Kommunikation und Kooperation sind von großer Bedeutung.

Vertiefung des Lernstoffes

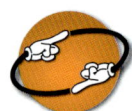

Zum Wiederholen

▶ Personalbedarfsplanung

▶ Soll-Personalstand

▶ Arbeitszeitberechnung

▶ Arbeitsplatzberechnung

▶ Personaleinsatzplanung

▶ Dienstplan

▶ Personalausstattung

▶ Personalentwicklung

▶ Mitarbeiter*innen-Orientierungsgespräch

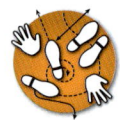

Zum Üben

1. Wenden Sie folgendes Beispiel zur Arbeitsplatzberechnung an:
   Montag bis Freitag sind folgende MA notwendig: 2 MA Frühdienst (je 8 Stunden), 1 MA Spätdienst (8 Stunden), 2 MA Tagdienst (je 12,25 Stunden), 2 MA Nachtdienst (12,25 Stunden). Wie viele Stellen an Personalbedarf sind zu berechnen?
   (Ergebnis: ≈ 9,1 Planstellen Personalbedarf)
   Samstag bis Sonntag sind folgende MA notwendig: 2 MA Tagdienst (je 12,25 Stunden), 1 MA Frühdienst (8 Stunden), 2 MA Nachtdienst (12,25 Stunden). Wie viele Stellen an Personalbedarf sind zu berechnen?
   (Ergebnis: ≈ 2,9 Planstellen Personalbedarf)

2. Welche Dienstplanformen haben Sie bisher kennengelernt? Was sind die Vorteile und Nachteile?

3. Sammeln Sie beeinflussende Faktoren bezüglich der Diensteinteilung.

4. Wie sollte Ihrer Meinung nach das Stationsteam (hinsichtlich Skill- & Grade-Mix) zusammengesetzt sein, um eine effektive und effiziente Arbeitsgestaltung zu ermöglichen?

5. Analysieren Sie die Stellenangebote in Fachzeitschriften hinsichtlich der Zielsetzung, Zielgruppe und ob Sie sich persönlich davon angesprochen fühlen.

6. Führen Sie mit Ihrer Kollegin/Ihrem Kollegen ein MOG (mit Rollenwechsel) durch. Überlegen Sie bereits vorher, welche Bereiche sich in der Gesprächsführung als schwierig erweisen könnten.

Literaturverzeichnis

Aiken, L./Clarke, S./Douglas, M./Sochalski, J./Silber, J. (2002): Hospital Nurse Staffing and Patient Mortality, Nurse Burnout, and Job Dissatisfaction. JAMA. The Journal of the American Medical Association, 288/16, S.1987–1993.

American Nurses Association (2004): Nursing. Scope and standards of practice. Washington D.C.

Bass, B.M./Avolio, B.J. (1993): Transformational leadership: a response to critiques. http://www.bmask.gv.at/cms/site/attachments/9/7/0/CH2081/CMS1356078635988/empfehlungen_der_reformarbeitsgruppe_pflege.pdf.

Becker, M. (2005): Planung, Steuerung und Kontrolle im Funktionszyklus. Stuttgart: Schäfer-Poeschel.

Brodbeck, F. (2015): Internationale Führung. Das GLOBE-Brevier in der Praxis. Berlin, Heidelberg: Springer, S.87–165.

Buchanan, J. et al. (2018): Policy Brief: Nurse Retention. International Center of Nurse Migration. Philadelphia. https://www.intlnursemigration.org/.

Buresh, B./Gordon, S. (2006): Der Pflege eine Stimme geben. Göttingen: Hogrefe.

Chemers, M.M./Ayman, R. (Hg.): Leadership Theory and Research: Perspectives and Directions. San Diego: Academic Press.

de Blok, J./Weber, W. (2018): Keine Furcht vor der Freiheit. https://www.hcm-magazin.de/keine-furcht-vor-der-freiheit/150/10837/379132.

Deutsches Netzwerk für Qualitätsentwicklung in der Pflege (DNQP) (Hg.) (²2017): Expertenstandard Dekubitusprophylaxe in der Pflege. Hochschule Osnabrück.

Donabedian, A. (1980): The definition of quality and approaches to its assessment. Explorations in quality assessment and monitoring. Ann Arbor/Michigan: Health Administration.

Dorfmeister, G. (1999): Pflege-Management: Personalmanagement im Kontext der Betriebsorganisation von Spitals- und Gesundheitseinrichtungen; theoretische Grundlagen und Beispiele aus der Praxis. Wien: Maudrich.

Dorfmeister, G. (2001): Personalplanung für Allgemeinpflegestationen, PPR Wien und PPR Deutschland. Was ist eine ONR (Österreichische Normungsinstituts-Regel)? ÖPZ – Österreichische Pflege-Zeitschrift, 1/01, S.22–25.

Dorfmeister, G. (2019): Vereinbarung – Funktionenmatrix – zur Aufteilung der Kernarbeitsprozesse. Arbeitsprozesse Medizin & Pflege, Administration & Hauswirtschaft. Wilhelminenspital Wien.

European Federation of Nurses Associations: http://www.efn.be/ (16.3.2019).

Fahey, V.A. (2000): Vaskuläre Pflege im 21. Jahrhundert. In: Kozon, V./Fornter, N. (Hg.): Gegenwart und Perspektiven der Pflege. Wien: ÖGVP, S.25–32.

Gehring, M./Meyburg, H. (2000) Pflege – unsichtbar und selbstverständlich? „Hitliste der Hospitäler". In: Dr. med. Mabuse 25/124, S.24–26.

GÖG (2017): Arbeitshilfe für die Pflegedokumentation. Wien.

Gordon, S. (2008): Zeigen Sie den Patienten, dass Sie mit dem Kopf arbeiten. In: Krankenpflege/Soins infirmiers, 100/1, S.22–23.

Görres, S. et al. (²2010): Imagekampagne für Pflegeberufe auf der Grundlage empirisch gesicherter Daten – Einstellungen von Schüler/innen zur möglichen Ergreifung eines Pflegeberufes – Ergebnisbericht. Bremen.

Heering, Ch. (Hg.) (⁴2018): Das Pflegevisiten-Buch. Göttingen: hogrefe.

Herzberg, F./Mausner, B./Bloch-Snydermann, B. (1959): The motivation to work. New York: Wiley.

Horaczek, N. (2003): Kranke Schwestern. In: Falter 38/3, S.8.

ICN/International Council of Nurses (2008): Nursing Care Continuum Framework and Competencies. ICN Regulation Series. Genf: International Council of Nurses.

Isfort, M. (2009): Pflege in den Medien. Die Schwester/der Pfleger 48/07, S.1–4.

Kerres, A./Seeberger, B. (Hrsg.) (2005): Gesamtlehrbuch Pflegemanagement. Heidelberg: Springer.

Kirchler, E. (Hg.) (2005): Arbeits- und Organisationspsychologie. Wien: WUV.

Kühne-Ponesch, S. (2005): Modelle und Theorien in der Pflege. Vorlesung an der Universität Wien WS 2005/06.

Lee, K. (2018): AI Super Powers, China, Silicon Valley and the new World Order. Mariner Books.

Levitt, T. (1980): Marketing Success Through Differentiation of Anything. In: Harvard Business Review, 1.1.1980.

Ludwig, I. (Hg.) (2015): Wir brauchen sie alle – Pflege benötigt Differenzierung. hpsmedia.

Manthey, M. (²2005): Primary Nursing: Ein personenbezogenes Pflegesystem. Aus dem Amerikanischen übersetzt von Gerhard Kelling, hg. von Maria Mischo-Kelling. Bern: Huber.

Maslow, A.H. (²1970): Motivation and personality. New York et al.: Harper & Row.

Neumann-Ponesch, S. (2019): Interkulturelles Pflegemanagement – Antwort auf die zunehmende Vielfalt und vielfältigen Bedürfnisse. ÖPZ – Österreichische Pflege-Zeitschrift, 72/1, S.28–30.

OdA Gesundheit beider Basel (2007): „Der richtige Mix bringts" – Handbuch für Projekte zu Skill- und Grademix im Bereich Pflege und Betreuung, www.oda-gesundheit.ch.

OGH 9 ObA 29/18g 17.5.2018, Umkleidezeiten in Krankenanstalten sind Arbeitszeit. http://www.ogh.gv.at/entscheidungen/entscheidungen-ogh/umkleidezeiten-in-krankenanstalten-sind-arbeitszeit/.

o.V. (2007): George Michael gibt Konzert nur für Krankenschwestern. In: Die Schwester Der Pfleger 2/101.

Pflegekonsilium: https://www.fa-gesundheitsberufe.at/pflegekonsilium/739-gruendung-des-pflegekonsiliums.

Plattform Patientensicherheit: https://www.plattformpatientensicherheit.at/.

Rappold, E. (2011): Kompetenz anstatt Tätigkeitsorientierung. Wie sieht ein zukünftiger Skill- und Grademix im Pflegebereich aus? Konsensuskonferenz 26.9.2011. http://www.goeg.at/cxdata/media/download/wende_rappold_vortrag.pdf.

Statistik Austria: Gesundheit im Überblick 2011. https://www.statistik.at/web_de/statistiken/gesundheit/gesundheitsversorgung/personal_im_gesundheitswesen/index.ht ml (25.5.2013).

Steyrer, J. (⁴2009): Theorie der Führung. In: Kasper, H./Mayrhofer, W. (Hg.): Personalmanagement – Führung – Organisation. Wien: Linde, S. 25–93.

Stiftung Münch (Hg.) (2019): Pflege in anderen Ländern: Vom Ausland lernen? Heidelberg: medhochzwei.

Suppe, F./Jacox, A. (1985): Philosophy of Science and the Development of Nursing Theory. In: Werley et al. (Hg.): Annual Review of Nursing Research, Vol. 3. New York: Springer, S. 241–267.

Tempel, J./Ilmarinen, J. (2013): Arbeitsleben 2025. Das Haus der Arbeitsfähigkeit im Unternehmen bauen. Hamburg: VSA.

Trummer, U./Novak-Zezula, S. (2013): Dringend benötigt. ÖKZ. Österreichische Krankenhauszeitschrift, 54/03, S. 28–30.

Weiss, S./Lust, A. (Hg.) (⁸2017): Gesundheits- und Krankenpflegegesetz. Wien: Manz.

Weltgesundheitsorganisation: World Health Organisation. http://www.who.int/en/ (März 2019).

WHO Regionalbüro für Europa (2008): Wie kann ein optimaler Qualifikationsmix effektiv verwirklicht werden und warum? http://www.euro.who.int/__data/assets/pdf_file/0004/76423/E93413G.pdf.

Register